常见实体肿瘤分子诊断思路

Molecular Diagnosis of Solid Tumors

主编
Chief Editor

张 瞾
Min Zhang

马智勇
Zhiyong Ma

陈壬寅
Renyin Chen

谷晓辉
Xiaohui Gu

郑州大学出版社

图书在版编目(CIP)数据

常见实体肿瘤分子诊断思路 / 张瞖等主编. — 郑州：郑州大学出版社，2021.4
ISBN 978-7-5645-7682-0

Ⅰ.①常… Ⅱ.①张… Ⅲ.①肿瘤-基因诊断-研究 Ⅳ.①R730.49

中国版本图书馆 CIP 数据核字(2020)第 259833 号

常见实体肿瘤分子诊断思路
CHANGJIAN SHITI ZHONGLIU FENZI ZHENDUAN SILU

策划编辑	陈文静	封面设计	张瞖 苏永生
责任编辑	陈文静	版式设计	苏永生
责任校对	薛晗	责任监制	凌青 李瑞卿

出版发行	郑州大学出版社有限公司	地 址	郑州市大学路40号(450052)
出 版 人	孙保营	网 址	http://www.zzup.cn
经 销	全国新华书店	发行电话	0371-66966070
印 刷	河南文华印务有限公司		
开 本	710 mm×1 010 mm 1/16		
印 张	19.5	字 数	369 千字
版 次	2021年4月第1版	印 次	2021年4月第1次印刷
书 号	ISBN 978-7-5645-7682-0	定 价	79.00元

本书如有印装质量问题，请与本社联系调换。

作者名单

主　编　张　啓　马智勇　陈壬寅　谷晓辉
副主编　朱丽蒙　唐　婉　申剑峰　孙　丹
　　　　马新利　王晓南　丁利霞

前 言

随着分子生物学的不断深入研究,医学科学迈入了一个新的分子时代。病理学作为肿瘤诊断的金标准,也经历着深刻的变化并拓展出一个崭新的分支:分子病理学。DNA、RNA和蛋白质等分子检测技术的应用使实体肿瘤诊断水平从组织和细胞的层面跃上分子水平。基于肿瘤基因组学、转录组学、蛋白组学、表观遗传学、代谢组学研究的日新月异,从各种不同层面对肿瘤的发生、发展、转移及治疗机制的研究使得肿瘤的诊断和治疗得到前所未有的长足进展。精准诊断和精准治疗成为临床应用的方向。

精准诊断是精准治疗的基础和依据,实体肿瘤的分子诊断是精准诊断的核心,不仅包括对肿瘤的分子诊断、遗传易感性评估,还涉及肿瘤的预后、肿瘤治疗效果的预测及动态监测等。肿瘤的分子诊断包括基因层面的各种体细胞突变,如DNA相关的SNV、indel、deletion、insertion、duplication、fusion、CNV;RNA表达相关的变异,如mRNA测序,蛋白质及功能相关的非同义突变及各种肿瘤标记物检测;可能与肿瘤起源和侵袭相关的DNA甲基化、乙酰化,组蛋白修饰,lncRNA、miRNA、siRNA,基因印记等表观遗传学改变及肿瘤微环境中的肿瘤代谢物质等,将肿瘤变异的诊断从组织、细胞、通路、受体定位到相关分子,同时指出化疗、靶向治疗(如TKI、受体阻断剂)和免疫治疗的适应证。

高端检测技术从科研到临床的转化和应用是推动精准检测的火车头,从PCR技术到一代测序、二代测序、三代测序的应用使基因检测的准确度、灵敏度及时效性逐渐满足了临床诊断的需求,从核型分析到FISH和染色体微阵列技术使染色体分析从条带,到区段直至碱基水平,质谱技术的应用使得大分子的蛋白质直到各种有机物和无机离子的检测都得以快速实现,多组学诊断已成为趋势。而目前,单细胞测序及空间转录组的科研如火如荼,对实体肿瘤的异质性有了更深刻的理解,对不同肿瘤细胞亚群及肿瘤微环境的分析及立体定位,则可能引发肿瘤分子诊断及精准治疗又一次新的革命性突破。

实体肿瘤的分子诊断解决方案涉及多项高端技术应用和各种数据分析，临床医生对结果的理解成为一大难点。我们参阅和归纳了目前国际国内各种实体肿瘤相关的指南、共识，以及临床相关的科研和专著、学术期刊等，编著了这本《常见实体肿瘤分子诊断思路》，期望帮助临床医生突破实际应用瓶颈。本书共分为三大部分，第一章以分子检测相关技术平台为系列，介绍了各种分子诊断技术原理及在实体肿瘤中的应用；第二章介绍常见实体肿瘤相关的常见分子生物学异常及靶向药物，列表归纳分子诊断要点，帮助临床医生理解基因突变和检测的临床意义及快速合理地选择检测项目；第三章介绍各种分子检测技术指南，归纳分析方法，判读规则，给以描述和定义，帮助临床医生正确理解检测结果。

真诚希望本书能成为临床医生的好帮手。

张　謷（郑州金域临床检验中心有限公司，首席科学官）

2021年1月

目 录

第一章　实体瘤相关的分子检测技术

第一节　一代测序 …… 3
一、概述 …… 3
二、技术原理 …… 3
三、实验流程 …… 4
四、临床应用 …… 5

第二节　二代测序 …… 7
一、概述 …… 7
二、技术原理 …… 7
三、实验流程 …… 7
四、临床应用 …… 8

第三节　三代测序 …… 11
一、概述 …… 11
二、技术原理和步骤 …… 12
三、临床应用 …… 16
四、两种技术的对比 …… 18
五、总结 …… 19

第四节　单细胞测序 …… 20
一、概述 …… 20
二、技术原理 …… 21
三、应用前景 …… 28

第五节　荧光原位杂交 …… 30
一、概述 …… 30
二、技术原理 …… 30
三、实验流程 …… 31

四、临床应用 ··· 31

第六节 染色体微阵列分析 ································· 33
 一、概述 ··· 33
 二、技术原理 ··· 34
 三、实验流程 ··· 35
 四、临床应用 ··· 36

第七节 免疫组化 ··· 37
 一、概述 ··· 37
 二、技术原理 ··· 37
 三、实验流程 ··· 38
 四、临床应用 ··· 38

第八节 飞行时间质谱 ····································· 39
 一、概述 ··· 39
 二、技术原理 ··· 39
 三、实验流程 ··· 40
 四、临床应用 ··· 40

第九节 聚合酶链反应 ····································· 41
 一、概述 ··· 41
 二、技术原理 ··· 42
 三、临床应用 ··· 43

第十节 液体活检 ··· 44
 一、概述 ··· 44
 二、循环肿瘤细胞 ····································· 44
 三、循环肿瘤DNA ··································· 45
 四、外泌体 ··· 46
 五、检测技术 ··· 46

第二章 分子诊断技术在实体肿瘤中的应用

第一节 肺癌 ··· 53
 一、概述 ··· 53
 二、诊断标准 ··· 53
 三、常见分子生物学异常与靶向药物 ····· 56
 四、分子诊断思路和相关基因列表 ········· 62

第二节 乳腺癌 ··· 70
 一、概述 ··· 70

二、诊断标准 ……………………………………………………… 71
　　三、常见分子生物学异常与靶向药物 ……………………………… 72
　　四、分子诊断思路和相关基因列表 ………………………………… 78

第三节　结直肠癌 …………………………………………………………… 85
　　一、概述 …………………………………………………………… 85
　　二、诊疗标准 ……………………………………………………… 86
　　三、常见分子生物学异常与靶向药物 ……………………………… 88
　　四、分子诊断思路和相关基因列表 ………………………………… 92

第四节　胃癌 ………………………………………………………………… 96
　　一、概述 …………………………………………………………… 96
　　二、诊疗标准 ……………………………………………………… 97
　　三、常见分子生物学异常与靶向药物 ……………………………… 99
　　四、分子诊断思路和相关基因列表 ………………………………… 103

第五节　肝癌 ………………………………………………………………… 106
　　一、概述 …………………………………………………………… 106
　　二、诊疗标准 ……………………………………………………… 107
　　三、常见分子生物学异常与靶向药物 ……………………………… 109
　　四、分子诊断思路和相关基因列表 ………………………………… 112

第六节　前列腺癌 …………………………………………………………… 116
　　一、概述 …………………………………………………………… 116
　　二、诊断标准 ……………………………………………………… 117
　　三、常见分子生物学异常与靶向药物 ……………………………… 119
　　四、分子诊断思路和相关基因列表 ………………………………… 120

第七节　宫颈癌 ……………………………………………………………… 123
　　一、概述 …………………………………………………………… 123
　　二、诊断标准 ……………………………………………………… 124
　　三、常见分子生物学异常与靶向药物 ……………………………… 125
　　四、分子诊断思路和相关基因列表 ………………………………… 127

第八节　食管癌 ……………………………………………………………… 129
　　一、概述 …………………………………………………………… 129
　　二、诊疗标准 ……………………………………………………… 130
　　三、常见分子生物学异常与靶向药物 ……………………………… 132
　　四、分子诊断思路和相关基因列表 ………………………………… 134

第九节　甲状腺癌 …………………………………………………………… 138
　　一、概述 …………………………………………………………… 138

二、诊断标准 …… 139
　　三、常见分子生物学异常及靶向用药 …… 141
　　四、分子诊断思路和相关基因列表 …… 144

第十节　膀胱癌 …… 148
　　一、概述 …… 148
　　二、诊断标准 …… 149
　　三、常见分子生物学异常与靶向药物 …… 150
　　四、分子诊断思路和相关基因列表 …… 152

第十一节　胰腺癌 …… 155
　　一、概述 …… 155
　　二、诊疗标准 …… 155
　　三、常见分子生物学异常与靶向药物 …… 157
　　四、分子诊断思路和相关基因列表 …… 160

第十二节　肾癌 …… 164
　　一、概述 …… 164
　　二、诊断标准 …… 164
　　三、常见分子生物学异常与靶向药物 …… 165
　　四、分子诊断思路与相关基因列表 …… 167

第十三节　黑色素瘤 …… 169
　　一、概述 …… 169
　　二、诊断标准 …… 170
　　三、常见分子生物学异常与靶向药物 …… 172
　　四、分子诊断思路和相关基因列表 …… 173

第十四节　中枢神经系统肿瘤 …… 174
　　一、概述 …… 174
　　二、诊断标准 …… 175
　　三、常见分子生物学异常与靶向药物 …… 176
　　四、分子诊断思路和相关基因列表 …… 179

第十五节　卵巢癌 …… 181
　　一、概述 …… 181
　　二、诊断标准 …… 182
　　三、常见分子生物学异常与靶向药物 …… 184
　　四、分子诊断思路和相关基因列表 …… 186

第十六节　鼻咽癌 …… 188
　　一、概述 …… 188

二、诊断标准 ………………………………………… 189
　　三、常见分子生物学异常与靶向药物 ……………… 190
　　四、分子诊断思路和相关基因列表 ………………… 191
第十七节　软组织肉瘤 …………………………………… 193
　　一、概述 …………………………………………… 193
　　二、诊断标准 ………………………………………… 194
　　三、常见分子生物学异常与靶向药物 ……………… 196
　　四、分子诊断思路和相关基因列表 ………………… 203
第十八节　胃肠间质瘤 …………………………………… 210
　　一、概述 …………………………………………… 210
　　二、诊断标准 ………………………………………… 211
　　三、常见分子生物学异常与靶向药物 ……………… 212
　　四、分子诊断思路和相关基因列表 ………………… 214
第十九节　头颈部肿瘤 …………………………………… 216
　　一、概述 …………………………………………… 216
　　二、诊断标准 ………………………………………… 216
　　三、常见分子生物学常及靶向药物 ………………… 218
　　四、分子诊断思路和相关基因列表 ………………… 221
第二十节　子宫内膜癌 …………………………………… 223
　　一、概述 …………………………………………… 223
　　二、诊断标准 ………………………………………… 224
　　三、常见分子生物学异常与靶向药物 ……………… 225
　　四、分子诊断思路和相关基因列表 ………………… 227
第二十一节　遗传性肿瘤 ………………………………… 232
　　一、概述 …………………………………………… 232
　　二、诊断标准 ………………………………………… 235
　　三、常见分子生物学异常及靶向药物 ……………… 236
　　四、分子诊断思路和相关基因列表 ………………… 237
第二十二节　化疗药物代谢基因组学 …………………… 240
　　一、概述 …………………………………………… 240
　　二、药物基因组学在化疗药中的应用 ……………… 240
　　三、临床应用前景 ………………………………… 246
第二十三节　实体肿瘤免疫治疗相关标志物 …………… 248
　　一、肿瘤免疫治疗的基本原理 ……………………… 249
　　二、免疫治疗相关分子标志物 ……………………… 250

三、诊断相关基因列表 ········· 257

第三章　分析注释规则

第一节　基因序列变异名词解释 ········· 265
一、参考序列 ········· 265
二、以 cDNA 为参考序列的变异类型 ········· 266
三、以蛋白质为参考序列的变异类型 ········· 267

第二节　实体肿瘤 NGS 分析注释 ········· 269
一、NGS 结果分析步骤 ········· 269
二、基于证据的体细胞变异解读标准 ········· 271

第三节　CMA 分析指南注释 ········· 278
一、报告目的 ········· 278
二、报告原则 ········· 279
三、报告流程 ········· 279
四、结果注释（图解） ········· 280
五、临床意义 ········· 283

第四节　FISH 检测结果判读 ········· 284
一、FISH 结果命名 ········· 284
二、FISH 结果判读 ········· 284

第五节　一代测序结果分析 ········· 288
一、测序峰图分析 ········· 288
二、片段峰图分析 ········· 290
三、MLPA 结果分析 ········· 291

第六节　PD-L1 免疫组化染色判读 ········· 293
一、概述 ········· 293
二、结果判读 ········· 294

后记 ········· 298

第一章 实体瘤相关的分子检测技术

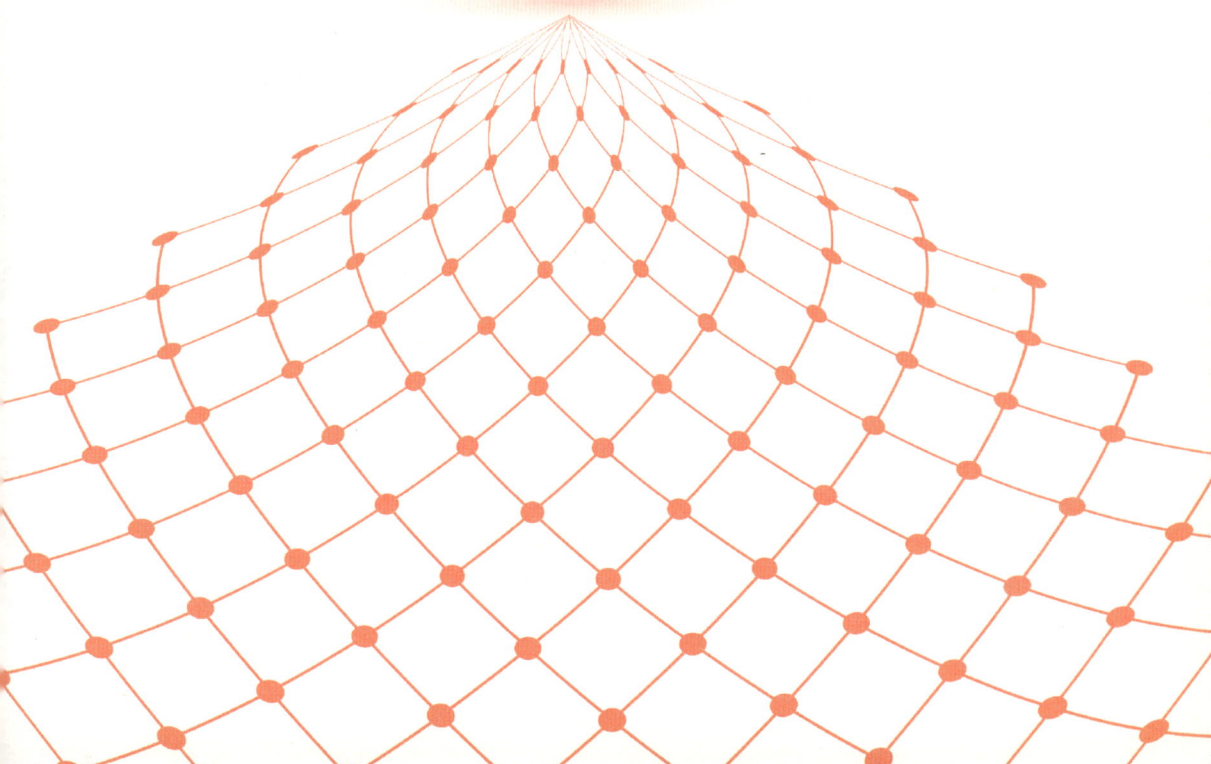

第一节 一代测序

一、概述

DNA 测序（DNA sequencing）是指测定 DNA 片段中 4 种碱基（腺嘌呤 A、胸腺嘧啶 T、胞嘧啶 C 与鸟嘌呤 G）的排列顺序。

20 世纪 70 年代，Sanger 等发明的双脱氧末端终止法和 Gilbert 等发明的化学降解法标志着第一代测序技术的诞生，1980 年两人因此共同荣获诺贝尔化学奖[1-3]。1977 年，Sanger 应用双脱氧末端终止法成功测定了噬菌体 ΦX174 的基因组序列[4]，标志着人类由此步入基因组学时代，能够进一步探索遗传物质的奥秘。在此后 30 多年的时间里，随着荧光标记技术和毛细管电泳技术的出现，一代测序更趋于自动化而被广泛应用。2001 年由多国科学家公布的首个人类基因组图谱就是运用一代测序技术完成的。

一代测序技术具有准确度高、快速简易、结果直观等优点，目前仍被采用以获取高度准确的 DNA 碱基顺序，是测序的金标准。

二、技术原理

Sanger 测序法的原理是：双脱氧核苷三磷酸（ddNTP）可以和脱氧核苷三磷酸（dNTP）一样参与 DNA 的合成。但由于 ddNTP 的 3′端缺少羟基，dNTP 的 5′端磷酸基团不能与之形成磷酸二酯键，故而 ddNTP 可以终止 DNA 的合成。在 DNA 扩增反应中掺入一定比例的 dNTP 和 ddNTP，若干个循环后会产生一系列 DNA 片段，这些片段具有共同的起始点，但终止在不同的核苷酸上。长度相邻的片段彼此相差一个碱基，每个片段末端的双脱氧核苷酸碱基都是与 DNA 模板上对应位置的碱基互补的。因此，只要依次识别出每个片段末端的碱基类别，就可以知道 DNA 模板的碱基顺序了。

早期的测序实验需要 4 个独立的 DNA 合成反应体系，每管各加入一种一定比例带有放射性同位素标记的 ddNTP，扩增反应后通过凝胶电泳分离不同长度的核酸片段，相同时间内，短片段移动的距离远，长片段反之。放射自显影后根据核酸片段的排列顺序推测 DNA 分子的碱基序列[1]。

荧光标记和毛细管电泳技术使得测序更加简便快速。现在普遍使用的测序系统是 ABI 公司的 3500/3730 基因分析仪、配套试剂以及数据分析软件。测序反应试剂包含了 4 种不同颜色荧光基团修饰的 ddNTP,可以在单管反应中区分 A、T、C、G 4 种碱基。在强电场的作用下,荧光标记的 DNA 片段通过毛细管中的高分子聚合物从负极向正极移动;不同长度的核酸片段依次通过检测窗口时,荧光分子被激光激发,由此产生的荧光信号被 CCD 相机(CCD,charge coupled device,电荷耦合器件)扫描,传递给计算机测序数据实时收集软件并转换成原始数据信号,分析软件分析原始数据信号后呈现最终的测序峰图[5](图 1-1-1)。

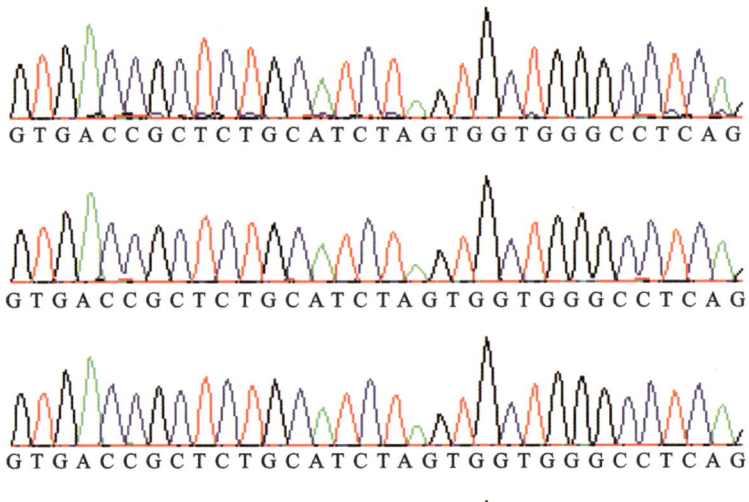

图 1-1-1　Sanger 测序峰图

三　实验流程

一代测序实验流程如下所示:

核酸提取→PCR 扩增→酶消化纯化→测序反应→纯化→电泳→数据分析及发布报告。

1. 核酸提取

(1)石蜡包埋组织样本:切白片、制苏木精-伊红染色片;鉴定肿瘤细胞含量;提取核酸并检测浓度。

(2)血液样本:提取核酸并检测浓度、质量。

2. PCR 扩增 配制 PCR 体系,扩增待测基因片段。扩增后进行琼脂糖电泳,检查待测样本、阴阳性对照是否有特异性扩增条带,空白对照是否被污染。

3. 酶消化纯化

(1) 核酸外切酶 Ⅰ(Exo Ⅰ)消化单链 DNA(PCR 引物)。

(2) 虾碱磷酸酶(SAP)使残留的 dNTP 脱磷酸。

4. 测序反应 配制反应体系一般使用赛默飞 BigDye™ Terminator v3.1 试剂盒(含有荧光标记的 ddNTP 和不带荧光标记的 dNTP、测序酶及缓冲液),每个样本分两个反应管分别加入正、反向测序通用引物,最后加入酶消化后的模板扩增 25 个循环。

5. 纯化 一般应用酒精-EDTA-醋酸钠法纯化测序反应产物,去除游离的荧光物质。

6. 电泳 加甲酰胺变性后置于基因分析仪上,根据目的片段的长度执行相应的测序程序。

7. 数据分析及发布报告 用分析软件查看测序峰图,评估峰图质量,阳性样本突变位点按照人类基因组变异协会(human genome variation society, HGVS)规则命名后发布报告。

四 临床应用

一代测序实验质控环节多,不易污染,测序结果直观,可检测点突变、单核苷酸多态性(single nucleotide polymorphism, SNP)、缺失和插入等变异形式。与二代测序相比,读长长(可达到 800 bp)、实验及分析流程简单、通量小但灵活,可支持广泛的测序应用如从头测序(de novo sequencing)、靶向 DNA 测序、HLA 分型测序(器官移植或骨髓配型前的供/受体相容性检测)、微生物测序、线粒体测序、基因表达分析及甲基化分析、下代测序(next-generation sequencing, NGS)验证等[5]。

由于 Sanger 测序针对明确的基因位点有时间及价格优势,可用于辅助肿瘤诊断、预后评估和靶向用药指导等临床实践中,比如 NCCN 指南提示检测 JAK2 基因外显子 12、13 可辅助诊断真性红细胞增多症;检测 IGH 基因 V 区单克隆是否发生超突变有助于评估慢性淋巴细胞白血病患者预后;对于非小细胞肺癌的患者,在用靶向药吉非替尼/厄洛替尼治疗前必须要检测 EGFR 基因相关热点突变以预估药物有效性。在疑难遗传病诊断方面,Sanger 测序是下代测序筛选出单基因遗传病可疑致病突变后进行家系验证的主要手段。

此外,利用基因测序仪还可检测带荧光标记的 DNA 片段的大小以判断目标片段是否有碱基的插入或缺失(片段分析)[6],还可检测已知基因序列的拷贝数变异(多重连接探针依赖扩增技术, multiplex ligation-dependent probe amplification, MLPA)[7]。

片段分析法在临床检测中也有重要价值,如微卫星不稳定性检测在筛查遗传性非息肉性结直肠癌、评估结直肠癌预后、化疗药物有效性方面具有重要参考价值[8]。MLPA 技术在临床方面多应用于遗传性肿瘤相关基因外显子拷贝数变异的检测,如检测 BRCA 基因拷贝数变异,可筛查乳腺癌、卵巢癌易感人群[9],以便尽早防治。此外也常用来验证下代测序筛查出的拷贝数变异结果。

参考文献

[1] SANGER F, NICKLEN S, COULSON A R. DNA sequencing with chain-terminating inhibitors[J]. Proc Natl Acad Sci USA, 1977, 74(12): 5463-5467.

[2] MAXAM A M, GILBERT W. A new method for sequencing DNA[J]. Proc NatlAcadSci USA, 1977, 74(2): 560-564.

[3] SHENDURE J, BALASUBRAMANIAN S, CHURCH G M, et al. DNA sequencing at 40: past, present and future[J]. Nature, 2017, 550(7676): 345-353.

[4] SANGER F, AIR G M, BARRELL B G, et al. Nucleotide sequence of bacteriophage phi X174 DNA[J]. Nature, 1977, 265(5596): 687-695.

[5] Thermo Fisher Scientific Inc. DNA Sequencing by Capillary Electrophoresis Chemistry Guide, 3rd edition[R/OL]. 2016. https://www.thermofisher.com/content/dam/Life Tech/Documents/PDFs/sequencing_handbook_FLR.pdf.

[6] Thermo Fisher Scientific Inc. DNA Fragment Analysis by Capillary Electrophoresis User Guide[R/OL]. 2014. https://assets.thermofisher.com/TFS-Assets/LSG/manuals/4474504.pdf.

[7] SCHOUTEN J P, MCELGUNN C J, WAAIJER R, et al. Relative quantification of 40 nucleic acid sequences by multiplex ligation-dependent probe amplification[J]. Nucleic Acids Res, 2002, 30(12): e57.

[8] NCCN. Colon cancer[R]. USA: NCCN Guidelines, 2019, Version 1.

[9] CONCOLINO P, CAPOLUONGO E. Detection of BRCA1/2 large genomic re-

arrangements in breast and ovarian cancer patients: an overview of the current methods[J]. Expert Rev Mol Diagn,2019,19(9):795-802.

第二节　二代测序

一、概述

自 2005 年开始,以罗氏的 454、Illumina 的 Solexa、LifeTechnologies 的 Solid 为开端的第二代高通量测序技术(next genaration sequencing,NGS)开始出现。第二代高通量测序以边合成边测序为原理,通过对 PCR 分子簇上碱基连接的荧光信号进行捕获,并转换为碱基信息,与 Sanger 测序相比,具有通量高、单碱基成本低的优势[1]。

目前 454 和 Solid 都已退出市场,Illumina 则在科研服务和临床市场快速发展,如今在测序市场占有率已达 70%,成为测序行业的巨头。技术涵盖靶向测序、全外显子和全基因组测序、基因突变、基因表达、表观遗传学、宏基因组学等应用方向。

二、技术原理

下代测序技术,也被称为高通量测序技术,一次能够同时检测数以百计以上的序列。我们通过物理或是化学的方式将 DNA 随机打断成无数的小片段(250~300 bp),然后通过建库富集了这些 DNA 片段。将构建的 DNA/RNA 文库输入测序芯片中,芯片表面有预先附着 oligo 可以和互补 DNA 片段结合,这样测序仪可以一次检测所有附着的 DNA 序列信息。最后通过生物信息学分析将小片段拼接成长片段,然后和正常的人类 DNA 组序列比对,来判别各种存在的变异。

三、实验流程

实验流程主要步骤见图 1-2-1。
文库构建→杂交捕获→扩增纯化→上机测序→生信分析→变异报告。

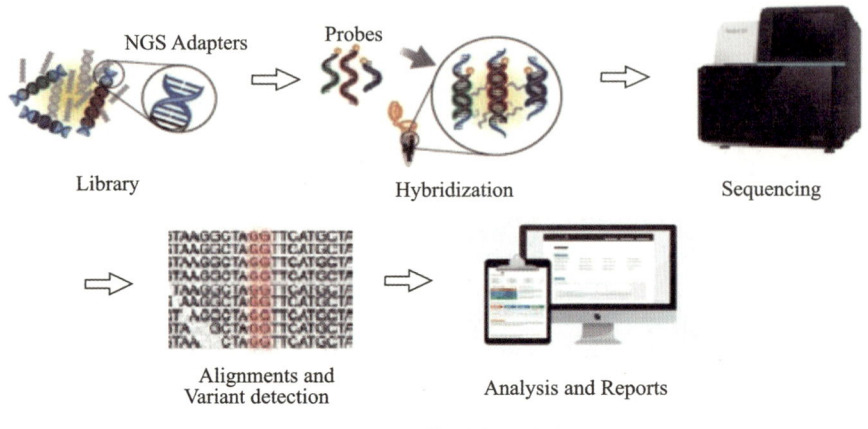

图 1-2-1 二代测序实验流程

四 临床应用

(一) 技术应用范围

1. 靶向区域测序　靶向区域测序 (targeted panel) 指通过扩增子测序或捕获富集靶区域进行测序,主要针对明确表型的相关基因进行测序,不同实验室由于方案制定,检测的基因范围不同。对于肿瘤类检测,可区分为以下方面。

(1) 针对每个基因的编码区域,或者加上 UTR 甚至外显子的边沿 (exon padding,为了更好地发现剪切体变异——splicing mutation)。

(2) 针对某些临床证据或者药物作用靶点/耐药位点的特定热点 (hotspot panel)。可检测的实体瘤组织 DNA/RNA 突变类型包括点突变 (SNV)、小片段入/缺失 (indel)、拷贝数变异 (CNV)、融合 (fusion)、肿瘤突变负荷 (TMB) 等[2]。

2. 全外显子测序与全基因组测序　当靶向测序无法获得与检测者表型相符合的阳性变异时,可选择全外显子组测序 (whole exome, WES) 或全基因组测序 (whole genome, WGS),其技术优点在于能够发现新的致病基因,临床主要用于寻找罕见突变、遗传性突变及癌症相关的体细胞突变,包括临床意义未明突变的研究。全基因组重测序是对基因组序列已知的个体进行基因组测序,并在个体或群体水平上进行差异性分析的方法。随着基因组测序成本的不断降低,人类疾病的致病突变研究由外显子区域扩大到全基因组范围。

对于检测到的突变信息,需要对患者进行跟踪随访,根据随访信息再确定突变位点是否具有临床应用价值。而外显子组和全基因组测序在临床上更广泛应用于筛查潜在致病基因、病原微生物的快速鉴定、产前筛查等方面。目前,全外显子组测序或全基因组测序应用于临床的重点在于如何对得到的变异信息进行有效地解读及和表型的关联性等实际应用。

全基因组重测序寻找个体突变、InDel、CNV、SV 等,需求数据量大,单个样本需求 90 G 数据。全外显子组测序捕获基因组中的全外显子进行测序,测序数据量较 WGS 少[3]。

3. 转录组测序(RNA-Seq) 研究转录水平上的测序,包括 mRNA-Seq、lncRNA-Seq、sRNA-Seq 等。可以高通量分析转录本信息,发现未知的转录本和基因注释。寻找个体间,同一个体不同时期等靶基因表达丰度变化。是明确基因组水平改变和蛋白组表达关系的重要技术手段。

4. ctDNA 深度测序检测 ctDNA(循环肿瘤 DNA)是 cfDNA(游离 DNA)中的一种,占 cfDNA 的 0.01% ~ 10.00%;cfDNA 含量很低,大部分为 1 ~ 100 ng/mL,90% 的健康个体每毫升血浆中的 cfDNA 量不超过 25 ng,而肿瘤发生和进展时 cfDNA 量会明显增高,多数研究认为,在肿瘤细胞坏死、凋亡及自分泌过程中均可释放一定量的 ctDNA 进入血液循环系统。ctDNA 来自肿瘤细胞的体细胞突变,因此,ctDNA 是一种特征性的肿瘤生物标志物,可被定性、定量和追踪。研究发现,结直肠癌患者 cfDNA 升高,与结直肠癌分期和预后密切相关。ctDNA 较影像学检查提前 6.5 个月发现肿瘤复发。

对于无法获取足够的组织标本的肿瘤患者,例如无法进行活检或手术、穿刺受检者严重不适感、取材时间点受限、很难进行多次取样、肿瘤异质性等情况,更适合做 ctDNA 液态活检。深度测序在一定程度有效克服肿瘤异质性、实现实时动态监测、预测耐药及复发、提高全程管理水平[3]。

5. DNA 甲基化 除了 DNA 序列变异,DNA 甲基化状态也可以作为癌症早期诊断的生物标记。DNA 甲基化是一种主要的表观遗传修饰,它不影响基因组序列,但是与基因组表达的生理控制密切相关。在癌细胞中 DNA 甲基化模式存在很大程度上不同,因此可用于区分癌细胞和正常细胞组织[4]。相对于 DNA 序列变异,DNA 甲基化标志物拥有更丰富的多态性,对肿瘤的临床诊断敏感性更高。

MLH1 基因编码一种参与 DNA 错配修复机制的蛋白质,这个编码 MLH1 的基因组区域在结肠癌中经常出现高甲基化及微卫星不稳定(86% 的病例)[5]。这个区域异常的 DNA 甲基化也常发生在子宫内膜癌中(37.5% 的原发性肿瘤和 5.6% 的转移性肿瘤研究的病变)和卵巢癌(8% 的患者)[5-6]。

MGMT 蛋白通过损伤逆转参与基因组 DNA 修复,许多癌症显示 MGMT 的高表达水平与化疗耐药有关。脑肿瘤是研究较多的,表观遗传抑制率约为40%。类似的观察报告在46%的结直肠癌样本中[7]。除此之外作为一种潜在的诊断,MGMT启动子的甲基化对卡莫司汀的反应及疾病的整体生存和进展的增加[8]。

Wen等[9]报道一种甲基化胞嘧啶鸟嘌呤岛短串联扩增与测序方法分析cfDNA以实现在血液中对肝细胞癌的早期诊断;研究者认为,ctDNA甲基化状态很有潜力成为用于肝细胞癌(HCC)早期诊断的生物标记。ctDNA甲基化与HCC的发病、治疗效果、预后以及病程发展,都有较强的相关性,相比于甲胎蛋白(AFP),可以更好地反映治疗效果。ctDNA甲基化分析还可以用来进行HCC患者的危险分级以及预后评估[10]。

6. 其他应用　此外,NGS测序还可应用于线粒体DNA测序、MRD、药物代谢基因组分析等检测。

(二)临床应用范围

NGS检测技术可应用于各种实体肿瘤的基因检测,包括肺癌、结直肠癌、乳腺癌、胃癌、胃肠间质瘤、头颈部肿瘤、中枢神经系统肿瘤、甲状腺癌、膀胱癌、肾癌、胰腺癌、肝癌、黑色素瘤、卵巢癌、宫颈癌、骨与软骨肉瘤、遗传性肿瘤等疾病,详见后文介绍。

参考文献

[1] 观研天下. 中国基因检测行业发展现状与未来前景分析.[EB/OL].(2017)[2021-01-28]. http://tuozi.china-baogao.com/yiyao/1122302F22017.html.

[2] 姜晓峰. 高通量测序在临床分子诊断中的应用与展望[J]. 检验医学,2015,32(4):250-254.

[3] 临床分子病理实验室二代基因测序检测专家共识[J]. 中华病理学杂志,2017,26(3):145-148.

[4] DELPU Y,CORDELIER P,CHO W C,et al. DNA methylation and cancer diagnosis[J]. Int J Mol Sci,2013,14(7):15029-15058.

[5] MENIGATTI M,DI GREGORIO C,BORGHI F,et al. Methylation pattern of different regions of the MLH1 promoter and silencing of gene expression in hereditary and sporadic colorectal cancer[J]. Genes Chromosomes Cancer,2001,31(4):357-361.

[6] BISCHOFF J,IGNATOV A,SEMCZUK A,et al. hMLH1 promoterhypermethylation and MSIstatus in human endometrial carcinomas with and without metastases[J]. Clin Exp Metastasis,2012,29(8):889-900.

[7] SHEN L,KONDO Y,ROSNER G L,et al. MGMT promoter methylation and field defect in sporadic colorectal cancer[J]. J Natl Cancer Inst,2005,97(18):1330-1338.

[8] ESTELLER M,GARCIA-FONCILLAS J,ANDION E,et al. Inactivation of the DNA-repair gene MGMT and the clinical response of gliomas to alkylating agents[J]. N Engl J Med,2000,343(19):1350-1354.

[9] WEN L,LI J,GUO H,et al. Genome-scale detection of hypermethylated CpG islands in circulating cell-free DNA of hepatocellular carcinoma patients[J]. Cell Res,2015,25(12):1376.

[10] XU R H,WEI W,KRAWCZYK M,et al. Circulating tumour DNA methylation markers for diagnosis and prognosis of hepatocellular carcinoma[J]. Nat Mater,2017,16(11):1155-1161.

第三节 三代测序

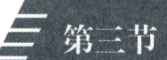

一、概述

分子生物学已经被各种测序技术所主导,第二代测序技术具有较短读长(几百个bps)和高通量(每次运行多达数十亿次读取),可以帮助科学家快速寻找一组疾病病因相关突变、外显子,甚至帮助全人类基因组研究和临床实验的设置条件。然而短读长阻碍读取到基因组中的复杂结构和突变的构象,难以解析重复区,同时从头测序的过程中会引入间隙和两端不确定区域。文库制备和(或)实际测序反应期间的扩增步骤还会引入嵌合读码。这些缺点影响了诊断变异检测的实用性[1]。

第三代测序以单分子测序(single-molecule sequencing)为特征,与基于克隆的第二代测序方法根本不同。第三代测序根据技术原理主要分为两大阵营:第一大阵营是单分子荧光测序,代表性的技术为美国螺旋生物(Helicos)的SMS技术和美国太平洋生物(Pacific Bioscience)的SMRT(single molecule real-time)技术。脱氧核苷酸用荧光标记,显微镜可以实时记录荧光的强度变化。第二大阵营为纳米孔测序,代表性的公司为英国牛津纳米孔公司(ONT)。新型纳米孔测序法(nanopore sequencing)是采用电泳技术,借助电泳驱动单个分子逐一通过纳米孔,通过电信号的差异鉴别碱基类别[2]。

超长的读序列使得从头开始的基因组组装无须准备复杂的配对文库，无须进行 PCR 扩增，也可以用来确定包含长序列的基因组区域序列，还可以研究基因组内部的结构变化，可以直接观察碱基修饰，如甲基化，甚至进行包含 ura-cil 碱基的 RNA 分子的直接测序。本文将分别介绍三代测序两大技术阵营的原理及其应用。

技术原理和步骤

(一) SMRT 测序法

1. 技术原理　PacBio SMRT 技术基本原理是：DNA 聚合酶和模板结合，4 色荧光标记 4 种碱基（即是 dNTP），在碱基配对阶段，不同碱基的加入，会发出不同光，根据光的波长与峰值可判断进入的碱基类型。同时这个 DNA 聚合酶是实现超长读长的关键之一，读长主要跟酶的活性保持有关，它主要受激光对其造成的损伤影响。SMRT 以随机打断的双链 DNA 文库为输入材料，通常需要 ≥5 μg 的量（图 1-3-1A）。由简单地结扎发夹衔接到所述文库的 DNA 分子，从而环化它们放入一个构建体称为 SMRT bell（图 1-3-1B）。接下来，将引物和聚合酶退火至衔接子上，然后将文库加载到 SMRT 单元中，该单元包含用于 RSII 系统的 15 万个纳米级观察室〔零模式波导（ZMW），在最新的芯片平台上可容纳多达一百万个。然后聚合酶结合 SMRT bells 被装入 ZMW 的（图 1-3-1C）。

ZMW 是 PacBio SMRT 技术的一个关键，目的是将反应信号与周围游离碱基的强大荧光背景区别出来。实际的测序反应发生在每个 ZMW 内，ZMW 的直径仅允许最小的可用体积进行光检测。如果直径大于微波波长，能量就会在衍射效应的作用下穿透面板而泄露出来，从而与周围小孔相互干扰。如果孔径小于波长，能量不会辐射到周围，而是保持直线状态（光衍射的原理），从而可起保护作用。同理，在一个反应管（SMRT cell：单分子实时反应孔）中有许多这样的圆形纳米小孔，即 ZMW（零模波导孔），外径 100 多纳米，比检测激光波长小（数百纳米），激光从底部打上去后不能穿透小孔进入上方溶液区，能量被限制在一个小范围（体积 20× 10～21 L）里，正好足够覆盖需要检测的部分，使得信号仅来自这个小反应区域，孔外过多游离核苷酸单体依然留在黑暗中，从而实现将背景降到最低。

每个 ZMW 内的聚合酶结合荧光标记的核苷酸，其发射由相机实时地记录荧光信号（图 1-3-1C）。这些信号被转换为长序列，称为连续长读（CLR），线性阅读或聚合酶阅读。对于短的插入文库，分子的环状结构导致插入序列被 CLR 覆盖多次。原始链的每次通过都称为子读取。另外，从同一分子所有子读取可以组合成一个高度精确的共有序列称为圆形共有序列（CCS）或读入的嵌件（ROI）（图1-3-1F~H），这两个术语通常可以互换使用，但是根据定义，区别在于 CCS 需要插入序列进行两次完整测序，而 ROI 甚至可以从部分通过开始进行定义。

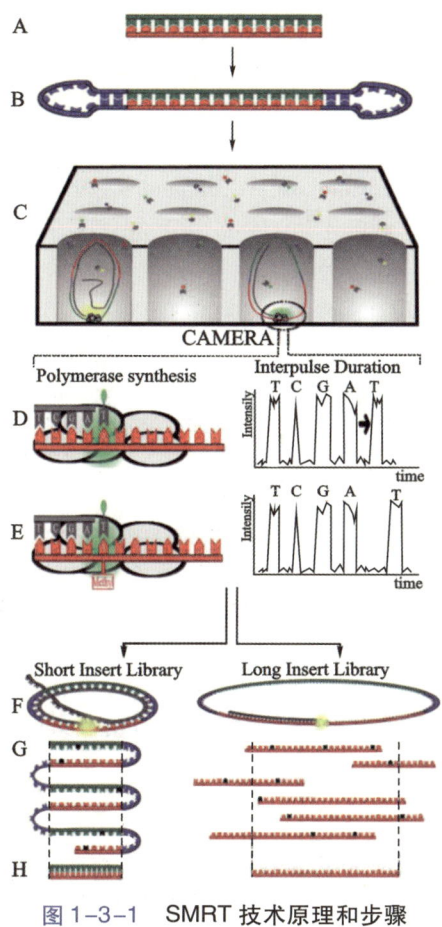

图 1-3-1　SMRT 技术原理和步骤

2. 技术步骤　如图 1-3-1，测序始于从发夹衔接子连接的双链 DNA（A）中制备文库（B）。此后，此库被加载到由纳米级观察室（零模式波导（ZMWs）组成的 SMRT 单元上。文库中的 DNA 分子将被拉至 ZMW 的底部，聚合酶将并入荧光标记的核苷酸（C）。核苷酸发出的荧光由照相机实时记录。因此，不仅可以记录荧光色，还可以记录核苷酸掺入之间的时间[称为脉冲间持续时间（IPD）]（D，右面板）。当测序聚合酶遇到 DNA 链上含有（表观遗传）修饰的核苷酸时，例如6-甲基腺苷修饰（E，左图），则与未甲基化的 IPD 相比，IPD 将被延迟（E，右图）DNA（D，右图）。由于库的圆形结构，连续的长读(CLR)将多次覆盖短插入。原始DNA分子的每次通过均称为亚读,可与一个高度准确的共有序列组合,称为环状共有序列或插入阅读(F-H,左侧面板)。尽管SMRT测序始终使用环形模板,但长插入文库通常只有一次通过,因此会生成具有单次通过错误率(黑色核苷酸)的线性序列(FG,右图)。之后,可以将重叠的单遍图像合并为一个高质量的共有序列(H,右图)。总体而言,CCS读取具有非常准确的优势,而单遍读取的长读取长度(>20 kb)则非常突出[1]。

(二)纳米孔测序

1. 技术原理 Oxford Nanopore Technologies 公司所开发的纳米单分子测序技术与以往的测序技术皆不同,它是基于电信号而不是光信号的测序技术。该技术的关键之一是,他们设计了一种特殊的纳米孔,孔内共价结合有分子接头。当DNA碱基通过纳米孔时,它们使电荷发生变化,从而短暂地影响流过纳米孔的电流强度(每种碱基所影响的电流变化幅度是不同的),灵敏的电子设备检测到这些变化从而鉴定所通过的碱基(图1-3-2)。

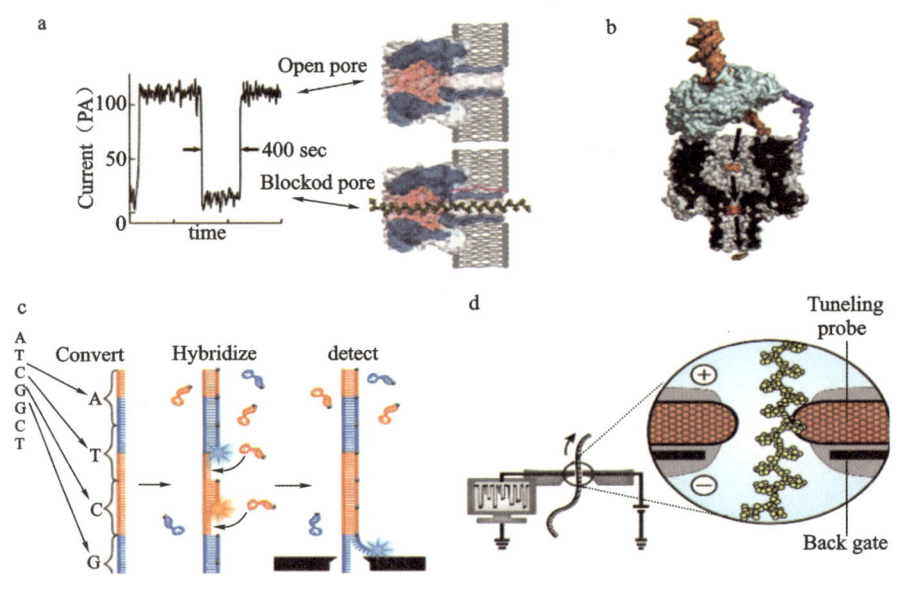

图1-3-2 纳米孔测序原理和步骤

2. 技术步骤 在测序之前,将衔接子连接到基因组DNA或cDNA片段的两端(图1-3-3)。这些衔接子促进链捕获和在一条链的5′端上装载过程性酶。需要这种酶以确保在毫秒时间尺度上沿着链的单向单核苷酸位移。衔接子还将DNA底物集中在纳米孔附近的膜表面,从而将DNA捕获率提高了数千倍。另外,发夹衔接子通过将一条链与另一条链共价连接而允许对双链体分子的两条链进行连续测序。在纳米孔中捕获 DNA 分子后,酶沿一条链进行处理("模板读取")。酶通过发夹后,对互补链重复此过程("互补读码")。

(1)通过纳米孔进行 DNA 易位的步骤,如图 1-3-3A:Ⅰ.开放通道。Ⅱ.纳米孔捕获了带有先导衔接子(蓝色),结合分子马达(橙色)和发夹衔接子(红色)的 dsDNA;捕获。Ⅲ.前导衔接子。Ⅳ.模板链(金)。Ⅴ.发夹衔接子。Ⅵ.补体链(深蓝色)。Ⅶ.尾随衔接子(棕色)的易位。Ⅷ.状态返回开放频道。

(2)单个 48 kb λ dsDNA 构建体通过纳米孔的原始电流轨迹。标记了与步骤Ⅰ~Ⅷ对应的迹线区域,如图 1-3-3B。

(3)对应于步骤Ⅰ~Ⅷ的原始电流迹线的扩展时间和电流刻度。每个适配器都会生成一个独特的电流信号,用于辅助基站呼叫,如图 1-3-3C。

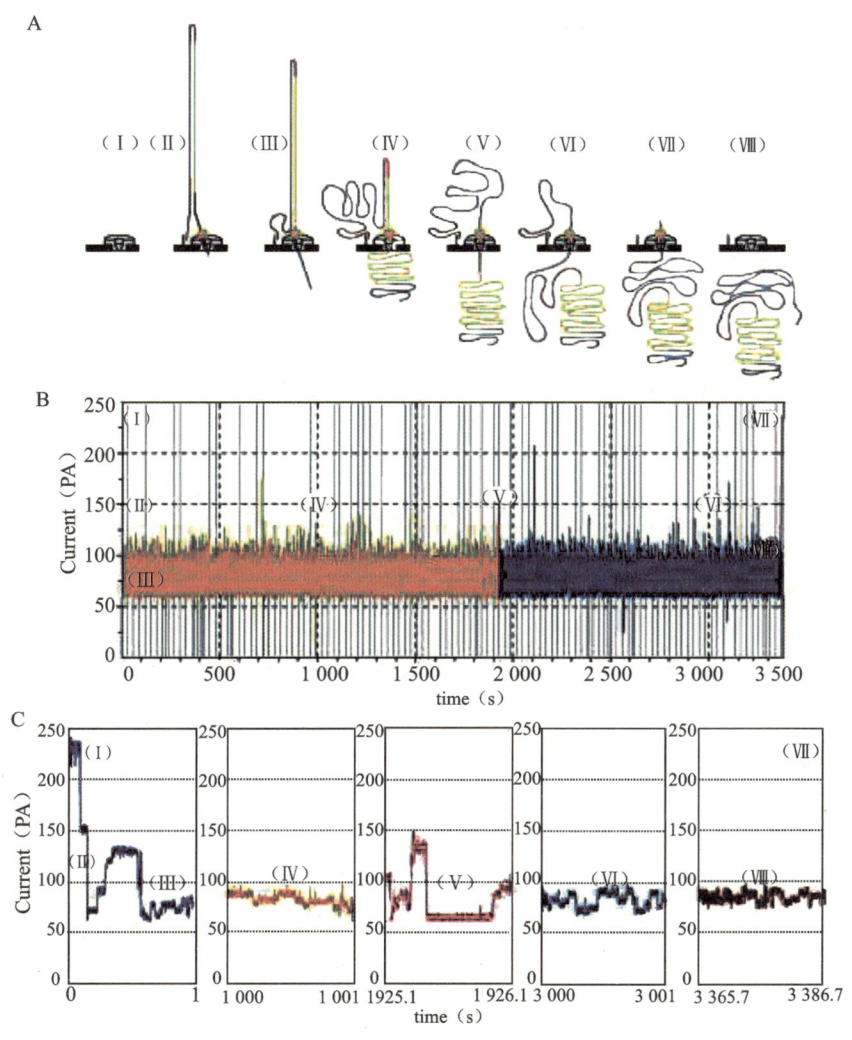

图 1-3-3　纳米孔测序原理和步骤

当 DNA 通过孔时,传感器会检测到离子电流的变化,这些电流是由占据孔中的核苷酸移位序列差异引起的。这些离子电流变化被分割为离散事件,这些离散事件具有相关的持续时间、平均幅度和方差。然后使用图形模型将该事件序列计算为 3～6 个核苷酸长的单词序列。使用事件序列的成对比对,将模板和补体读取中的信息结合起来以产生高质量的"2D 读取"。

另一种文库制备方法不使用发夹连接双链体分子的链。而是,纳米孔仅读取一条链,这产生了模板读取。这允许从流通池获得更高的通量,但是这些"1D 读取"的准确性略低于"2D 读取"的准确性[3]。

 临床应用

(一) PacBio SMRT 技术

1. 串联重复性疾病　串联重复突变导致 40 多种神经系统疾病,神经退行性疾病或神经肌肉疾病[4]。但是在短阅读平台上对这些 DNA 元素进行测序是困难的,因为阅读太短而无法跨越大多数串联重复序列。

通过 SMRT 测序处理串联重复序列的一个例子是 ATTCT 重复序列,该序列嵌入在脊髓小脑性共济失调类型 10 基因(SCA10)的内含子 9 中。首次使用 SMRT 技术对扩展的 ATTCT 重复序列的全长进行完全测序。通过组装重建重复序列,并且检测到已知和新颖的中断[5]。这些中断的存在会影响 SCA10 患者的表型,因此知道确切的重复结构可实现更好的基因型-表型相关性。在不久的将来将 SMRT 测序用于其他串联重复序列,如强直性营养不良和弗里德里希(Friedreich)的共济失调(ataxia),以增加我们对串联重复序列构型及其对重复序列稳定性和个体表型的影响的知识。

2. 多态区域　对人类白细胞抗原(HLA)区域或人类主要组织相容性复合体(MHC)序列的高度可变性使得该区域异常难以短读。在单个 PacBio 读物中对与外显子相对的整个等位基因进行测序成为可能。许多大的 HLA 分型实验室,如安东尼·诺兰研究所[6],被利用或开发自己的 SMRT 测序管道或使用商品试剂盒,如 GenDx(荷兰乌得勒支),这正在迅速扩大已知 HLA 等位基因的数量[7],并正在成为器官移植基因分型和血液干细胞移植的金标准。

3. 假基因　当使用短读技术时,假基因及其同源功能基因之间的高度序列相似性使得区分两者之间的变异极为困难。

通常,跨越实际基因区域的长读段可用于锚定至独特区域和(或)相变体,以区分假基因和实际基因。对于诊断而言,通常有针对性地特定目标基因座或目标位点,这是一种经济有效的方法,可以克服当前一代 SMRT 测序平台有限的通量。富集特定基因座的最简单选择是通过进行(多重)远程PCR(最大 10 kb)来扩增靶标[1]。

4.病毒和微生物医学测序　在感染性疾病,SMRT 测序已经用于分析流感病毒、乙型肝炎病毒(HBV)、丙型肝炎病毒(HCV)和人类免疫缺陷病毒(HIV)。HCV 和 HIV 是长度约为 9 kb 的 RNA 分子,而 HBV 是大小为 3 kb 的环状 DNA 病毒[1]。这些病毒是 SMRT 测序的合适对象,因为整个病毒基因组可以轻松地包含在一次读取中。全长 RNA 测序的优势可用于研究剪接同工型在特定基因中的分布。这些类型的实验结果可能会为传染病带来新的治疗机会。

5.生殖基因组学和癌症　PacBio SMRT 技术的全基因组和转录组测序用于生殖基因组学和癌症领域,目前仅可用于研究,但在不久的将来将成为一种诊断选择。详细应用可见表 1-3-1[1]。

表 1-3-1　人类 SMRT 测序的应用和临床应用

目标	疾病
串联重复测序	
FMR1	脆性 X 综合征
SCA10	脊髓小脑共济失调 10 型,帕金森病
高度多态区域	
HLA	自身免疫性疾病和移植
假基因	
CYP2D6	药物代谢
PKD1	常染色体显性多囊肾病
癌症	
BCR-ABL1	慢性粒细胞白血病(CML)
TP53	骨髓增生异常综合症(MDS)和急性粒细胞性白血病(AML)
生殖基因组学	
TCOF1	特雷彻·柯林斯综合征
PTPN11	努南综合征

(二)纳米孔单分子测序技术

1. 转录组分析与 RNA 直接测序　长读的优点不仅限于基因组 DNA 的研究,而且在 RNA 序列的研究中也很有用。揭示选择性剪接亚型及其表达水平的多样性尤其重要,这些亚型通常很难用简短的阅读来进行线性化。因此,据报道,长读和短读的结合提高了转录组分析性能。与短读相比,长读用于拼接异构体的分析具有明显的优势,因为不需要读取映射或装配来确定异构体结构,但是可以只查看全长序列来确定异构体[8]。

其他平台也可以进行长读 cDNA 测序,但纳米孔测序仪是唯一一种能够直接测序长链 RNA 分子的设备。尽管纳米孔检测 tRNA 的方法已经被预先探索和报道过,ONT 纳米孔测序仪在 2017 年将直接 RNA 测序试剂盒商业化。

2. 核苷酸修饰　未经复制或未经反向转录的直接 RNA 测序的另一个优点是检测核苷酸修饰。由于修饰碱基的存在导致未修饰碱基通过孔时离子电流信号的改变,因此纳米孔测序能够在不需要任何额外样品制备的情况下检测修饰。对于 RNA 修饰,N6-甲基腺苷(m6A)或 5-mC 是 mRNA 中最常见的内部修饰,与各种 RNA 代谢和调节有关,纳米孔测序可以识别这些修饰。

3. 实时检测　可从移动 PC 总线供电的小型设备的出色便携性可在现场排序方面做出重大贡献,比如在极地,甚至国际空间站;MinION 使通过纳米孔测序同时从人类血液样本中检测出基孔肯雅病毒、埃博拉病毒和丙型肝炎病毒成为可能。结合小型设备的便携性和实时性,已被用于监测和监测资源有限地区的病毒外泄[8]。

四　两种技术的对比

1. 设备的大小　PacBio 平台体积庞大,需要大量的初始投资,它们在整个测序过程中需要相当高水平的支持,这也意味着它们更适合于测序中心,然而,PacBio 平台在每个样本的基础上进行评估时,其运营成本相对较低。另一方面,MinION 平台比 PacBio 平台小得多,而且需要的初始投资也更低,这使得小型实验室更容易使用它们[9]。

2. 读取长度　PacBio 和 MinION 平台的读取长度都可以通过实验方法来增加,例如,通过增加输入 DNA 的片段大小。有研究报道 PacBio 的平均读长比 MinION 的要长[3]。需要注意的是,实际长度可能因不同的运行而不同,这取决于许多因素,如 DNA 样本、质量和库准备方法。

3. GC 的偏见　对于 ONT 来说,从 MinION 测序器中得到的 1D 读取的基础准确度为65%~75%,而更高质量的2D读取的基础准确度为80%~88%。PacBio读取的基本错误率稍好一些,据报道在10%~15%的范围内。与非gc偏置区域相比,在gc偏置区域通常会观察到排序困难,在这些区域,基本精度较低,读取覆盖范围与更高的变异或更少的代表性相关[3]。

4. 待提高的准确率　纳米孔测序目前的主要缺点是相对于短读测序有较高的错误率。目前的错误率在5%~20%,这取决于分子的类型和文库制备方法,错误包括插入和删除。与PacBio的SMRT测序不同,纳米孔测序似乎存在系统错误[10],因此错误纠正通常需要额外的短读序列数据。数据产量也因输入的不同而有相当大的差异,这也很难预测。另一方面,生物信息学在基础信号和错误校正方面的积极发展,以及优化文库准备步骤和ONT的新孔隙发展,正在这些问题上迅速改进。

SMRT技术的测序速度很快,每秒约10个dNTP。但是,同时其测序错误率比较高(这几乎是目前单分子测序技术的通病),达到15%,但好在它的出错是随机的,并不会像第二代测序技术那样存在测序错误的偏向,因而可以通过多次测序来进行有效的纠错。

五　总结

长读测序已被认为是某些应用程序的金标准,例如SMRT用于组织移植的HLA基因分型。尽管大规模实施似乎受到成本和专业知识的阻碍,但这可能会迅速改变。系统的降价和不断增长的客户基础也可能推动该领域的发展。

参考文献

[1] ARDUI S,AMEUR A,VERMEESCH J R,et al. Single molecule real-time (SMRT) sequencing comes of age: applications and utilities for medical diagnostics[J]. Nucleic Acids Res,2018,46(5):2159-2168.

[2] DEAMER D,AKESON M,BRANTON D,et al. Three decades of nanopore sequencing[J]. Nat Biotechnol,2016,34(5):518-524.

[3] KONO N,ARAKAWA K. Nanopore sequencing: Review of potential applications in functional genomics[J]. Dev Growth Differ,2019,61(5):316-326.

[4] SCHMIDT M H M,PEARSON C E. Disease-associated repeat instability and mismatch repair[J]. DNA Repair (Amst),2016,38:117-126.

[5] MCFARLAND K N, LIU J, LANDRIAN I, et al. SMRT sequencing of long tandem nucleotide repeats in SCA10 reveals unique insight of repeat expansion structure[J]. PLoS One,2015,10(8):e0135906.

[6] MAYOR N P, ROBINSON J, MCWHINNIE A J, et al. HLA Typing for the Next Generation[J]. PLoS One,2015,10(5):e0127153.

[7] ALBRECHT V, ZWEINIGER C, SURENDRANATH V, et al. Dual redundant sequencing strategy:Full-length gene characterisation of 1056 novel and confirmatory HLA alleles[J]. HLA,2017,90(2):79-87.

[8] LU H, GIORDANO F, NING Z. Oxford nanopore MinION sequencing and genome assembly[J]. Genomics Proteomics Bioinformatics,2016,14(5):265-279.

[9] HESTAND M S, AMEUR A. The versatility of SMRT sequencing[J]. Genes (Basel),2019,10(1):24.

[10] JAIN M, KOREN S, MIGA K. Nanopore sequencing and assembly of a human genome with ultra-long reads[J]. Nature Biotechnology,2018,36(4),338-345.

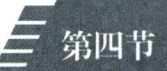

第四节　单细胞测序

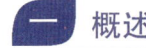

一、概述

目前常用的基因检测技术包括实时荧光定量 PCR、一代测序、下一代测序、基因芯片等均需要从组织中提取大量细胞的核酸进行检测，检测结果仅能反映细胞群体的平均分子特征，不能区分不同细胞的分子表型；仅能明辨数量上占优势的细胞群体的遗传信息，数量占比少的细胞的分子特征往往被忽略。然而，研究发现实体肿瘤组织中细胞类型多样，除肿瘤细胞外还存在非肿瘤细胞，如成纤维细胞、淋巴细胞、巨噬细胞等，不同类型的细胞不但形态不一，分子表型也存在很大差异，这些细胞在基因组和（或）转录组水平上的异质性可能与肿瘤进展及耐药机制相关，进一步明确细胞群体的不同分子特征对实现精准治疗具有重要意义[1-2]。

为了突破传统检测技术的局限性，在高通量测序技术的基础上，单细胞测序技术应运而生。单细胞测序技术是指在单个细胞水平上，对基因组、转录组、表观基因组进行高通量测序分析的一项新技术,旨在揭示单个细胞的基因结构和基因表达状态,辨明细胞间的异质性,更加精准地探究肿瘤发生发展的原因,同时还可应用于发育生物学、微生物学、神经科学等诸多领域。

早在 2013 年,单细胞测序技术就被 *Nature Methods* 评为年度技术。同年,*Science* 将其列为年度最值得关注的六大领域榜首,认为该技术将改变生物界和医学界的许多领域。2017 年 10 月与"人类基因组计划"相媲美的"人类细胞图谱计划"首批拟资助的 38 个项目正式公布,这项大型国际合作项目计划根据独特的分子信息对所有人类细胞种类进行定义,并将这些信息与传统的细胞学表述(如位置和形态)相关联,单细胞测序是其中最关键的技术之一。

 技术原理

单细胞测序可进一步分为单细胞基因组测序和单细胞转录组测序;单细胞基因组测序可研究全基因组变异情况,如基因组结构变异、拷贝数变异、碱基插入和缺失、单核苷酸变异、DNA 甲基化状态等。单细胞转录组测序一般针对的是细胞的调控基因,尤其是针对像早期胚胎细胞和肿瘤干细胞这类具有高度异质性的细胞群体而言,单细胞转录组测序有助于分析细胞分化、基因重组、基因调控等过程。此外,还可分析和转录相关的多种分子改变,如微小 RNA、信使 RNA、长链非编码 RNA、可变剪接等。

单细胞测序的主要实验流程为:①制备单细胞悬液;②单细胞分离;③细胞裂解;④文库制备;⑤测序;⑥生信分析。单细胞基因组测序和单细胞转录组测序的文库制备流程需分别进行(图 1-4-1)。

(一)单细胞分离

单细胞测序的第一个关键步骤是将组织解离成单个细胞并确保其生物完整性不被破坏。目前主要的单细胞分离方法有梯度稀释法(serial dilution)、显微操作法(micromanipulation)、荧光激活细胞分选术(fluorescence activated cell sorting,FACS)、激光捕获显微切割术(laser capture microdissection,LCM)和微流控技术(microfluidics)等(图 1-4-2)[3]。

梯度稀释法是通过将样本进行梯度稀释,最终得到单个细胞。其优点是技术简单、成本低廉、适用于可以培养的样本,如微生物;缺点是在分离过程中容易出现细胞损失。显微操作法是一种借助显微操作仪及可视化界面操作的单细胞分离技术,适用于较小细胞群体中目标细胞的分离,缺点是通量低,易损伤细胞,人工识别容易出错。荧光激活细胞分选术是用激光激发单行流动的与荧光素标记抗体相结合的细胞,根据细胞的大小、粒度、激发

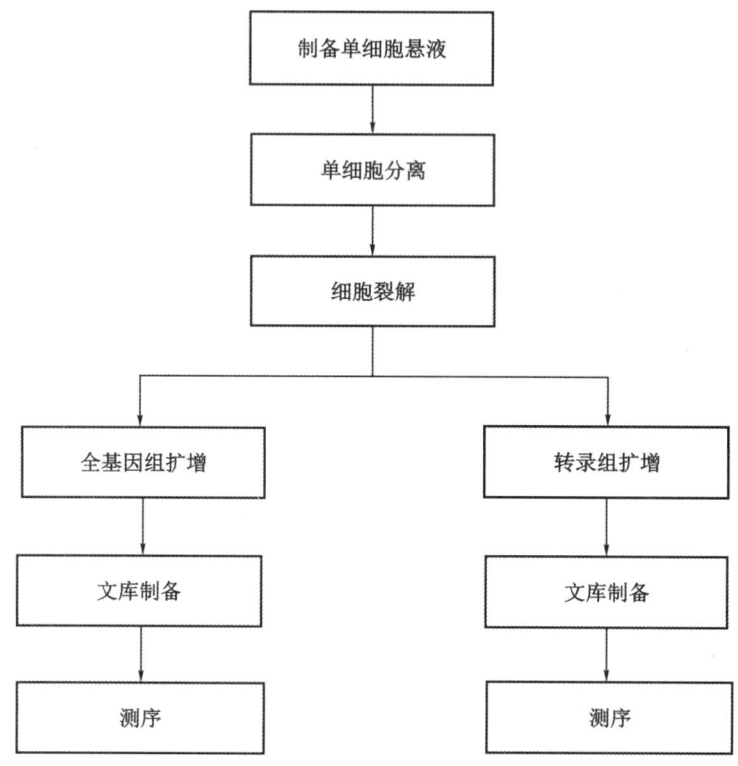

图 1-4-1　单细胞测序实验流程

的荧光信号对细胞进行分选,FACS 的优势是准确度高、灵敏度高、通量高,技术成熟,有统一的操作标准,缺点是过程复杂,需要大量的悬浮细胞作为原始材料,可能影响低丰度细胞亚群的产出。激光捕获显微切割技术是在不破坏组织结构、保存要捕获的细胞、保证其周围组织形态完整的前提下,直接从冰冻或石蜡包埋组织切片中精确地分离单个细胞,大多用在与人类健康相关的单细胞基因组学研究中。该技术的缺点是花费高,切割时可能丢失细胞核遗传物质。微流控技术是在微米级通道内分离、捕获单个细胞,采用微流控芯片进行单细胞转录组测序可节约试剂用量,在反应效率得到提升的同时防止污染的发生,还可减少操作误差,实现更高的可靠性和更好的平行性[3-4]。

(二)细胞裂解与基因组获取

对细胞进行溶解来获取基因组(DNA 或 RNA)应尽量保证基因组的完整性。目前细胞溶解的方法有物理法、化学法和生物酶降解法。

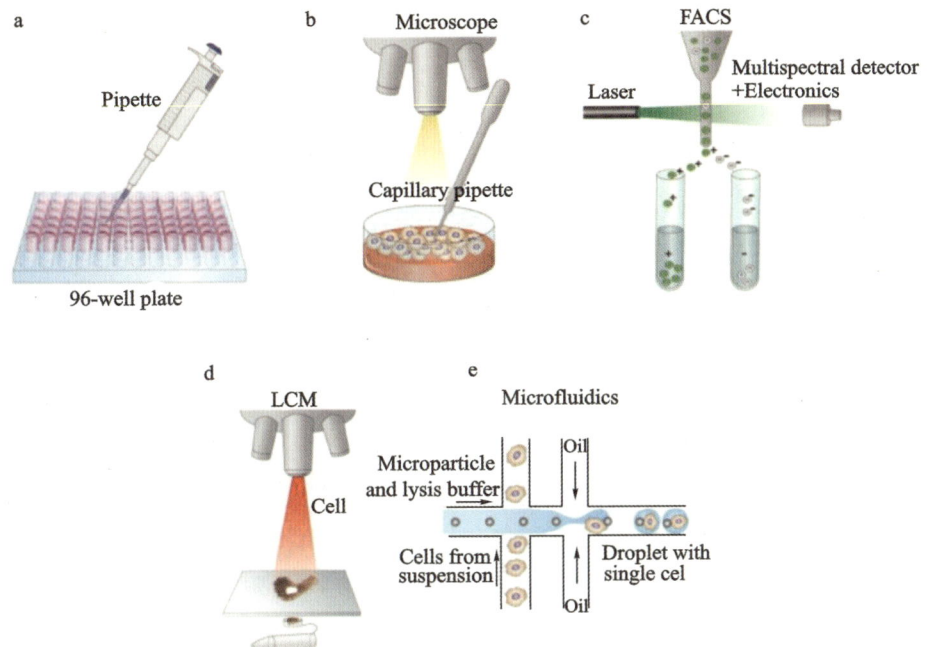

a.梯度稀释法(serial dilution)　b.显微操作法　c.荧光激活细胞分选术　d.激光捕获显微切割术　e.微流控技术。

图 1-4-2　几种主要的单细胞分离技术[3]

(三)单细胞全基因组扩增

单细胞全基因组测序技术是将组织解离后得到的单个细胞的全基因组扩增,对 DNA 扩增产物进行高通量测序和生信分析。获得高覆盖率、高保真性的全基因组扩增产物是准确全面的测序结果的前提。基于 PCR 的全基因组扩增技术有简并寡核苷酸引物 PCR 技术(degenerate oligonucleotide primed PCR,DOP-PCR)、连接反应介导的 PCR 技术(ligation mediated PRC,LM-PCR)和扩增前引物延伸技术(primer extension pre-amplification,PEP),这些技术是早期常用的经典技术;但在 PCR 过程中,DNA 片段的大小、DNA 的二级结构、GC 含量等会影响聚合酶的扩增效率甚至导致酶滑链或者从模板上脱离,不能完整地覆盖全基因组,而且会引入很多错误和非特异性的扩增产物,存在扩增偏倚,最终可导致测序结果不准确。现在最新的技术是基于等温反应但不以 PCR 为基础的全基因组扩增技术,例如多重置换扩增技术(multiple displacement amplification,MDA)和基于引物酶的全基因组扩增技术(primase-based whole genome amplification,pWGA)等。MDA 技术是在恒温下利用具有强模板结合能力的 Φ29DNA 聚合酶和六聚物进行链置换扩增反应。其优点是样本无须纯化、操作简单、产生的 DNA 片段长（10～100 kb）、错误率低、基因组覆盖度较好，但该方法的主要缺陷在于扩增偏倚、嵌合序列及非特异扩增等。为了提高基因组的覆盖度和扩增的均匀度，谢晓亮教授团队发明了多重退火环状扩增循环技术（multiple annealing and looping based amplification cycles，MALBAC），结合 MDA 和 PCR 技术的优势，利用特殊设计的引物，巧妙地使扩增子的结尾互补而成环，很大程度上防止了 DNA 的指数性扩增，可解决初始模板量过低时扩增偏倚大的问题，并显著提高基因组覆盖度。需要指出的是，不同的扩增技术适用于不同的实验目的[4-5]。

DOP-PCR 的原理是应用一个在 3′端含随机六碱基的序列，在 5′端有一个固定序列的引物。扩增初始阶段，引物在较低的退火温度下与 DNA 模板结合。随后在较高的温度下实现链的延伸。在 PCR 扩增的第二阶段，先前的产物被与上述 5′端固定序列结合的引物在较高的退火温度下扩增。引物和聚合酶的浓度直接影响 DOP-PCR 的结果。DOP-PCR 的产物通常全基因组覆盖度低，这与 PCR 的指数扩增有关。不同序列之间扩增因子的任何细微差异都被指数级放大，从而导致基因组中的部分区域的过度扩增或扩增不足，但 DOP-PCR 仍非常适合检测 CNV 等较大的基因组区域（1Mb）（图 1-4-3）[5]。

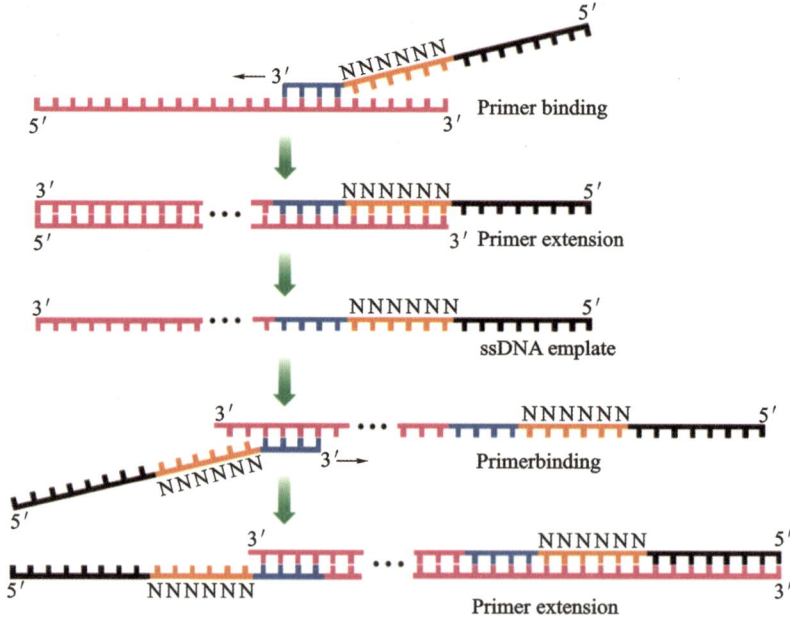

图 1-4-3　简并寡核苷酸引物聚合酶链反应原理[5]

MDA 的主要特征在于使用随机六聚体引物和 Φ29DNA 聚合酶,该聚合酶具有很强的链置换活性,并且由于其具有 3′→5′核酸外切酶活性和校错特性可使扩增产物具有很高的复制保真度。在恒温条件下,随机引物引导模板延伸并产生了支链结构,该支链结构可继续被其他引物延伸,最终形成多支链结构。DNA 片段长度达 50~100 kb。MDA 的基因组覆盖范围比 DOP-PCR 高得多。但是,和 DOP-PCR 一样 MDA 也是指数扩增过程,这导致最终产物有一定的序列偏好性,即基因组某些区域过度扩增而另外一些区域扩增不足(图 1-4-4)[5]。

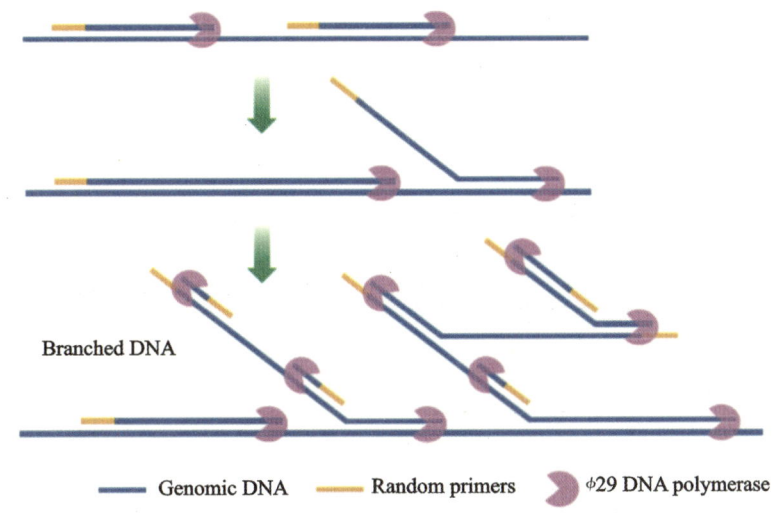

图 1-4-4　多重置换扩增技术原理[5]

MALBAC 技术的原理是具有固定序列的随机引物可在一个温度循环中使用,在该温度循环中,仅原始基因组 DNA 和半扩增子被线性扩增,完整的扩增子由于 3′端和 5′端的固定序列的互补性而免于被扩增。成环的 DNA 仅在最后阶段被扩增。图 1-4-5 中,m 是温度循环数($m = 0~10$),n 是结合的引物数;$(m+1) \times n$ 是在第 m 个周期中存在的半扩增子的数量,$m \times n^2$ 表示在第 m 个周期中生成的完整扩增子的数量。MALBAC 方法具有拟线性扩增的独特特征,可减少由于指数扩增加剧的序列依赖性偏倚。最近,它也已应用于单细胞转录组测序[6]。经过特殊设计的 MALBAC 引物在 5′端具有相同的 27 个核苷酸序列,在 3′端的序列有 8 个随机核苷酸,当温度降低(降至 15~20 ℃)时,它们可以与模板均匀杂交。当温度升高(70~75 ℃)时会形成长度为 0.5~1.5 kb 的半扩增子。在 95 ℃时,半扩增子从模板上分离,完整的扩增子因末端互补而生成,当温度降低至 58 ℃时会形成发夹结构,阻止其进一步扩增。这样的循环重复 8~12 次。在最初的几个循环中,准线性扩增对于避免因指数扩增而加剧的序列依赖性偏倚至关重要。在预扩增阶段之后,再对整个全扩增子进行指数扩增,生成下一代测序所需的 DNA 量。MALBAC 并不仅仅是 DOP-PCR 和 MDA 技术的融合,而是由于其拟线性(而不是指数)扩增而有本质区别,这带来了两个主要优势:CNV 检测更为准确,SNV 检测的假阴性率低。MALBAC 并非没有序列依赖性偏差。但是,与 MDA 不同,MALBAC 的序列依赖性偏倚在整个细胞的基因组中都是可重现的。因此,可以进行用于 CNV 降噪的信号归一化。在使用参考单元对信号进行归一化之后,MALBAC 提供了最佳的 CNV 精度,MALBAC 呈现出的 SNV 误报率最低。但是,MALBAC 的 SNV 检测假阳性率比 MDA 高,因为当前使用的 DNA 聚合酶的保真度低于 p29 聚合酶[5]。

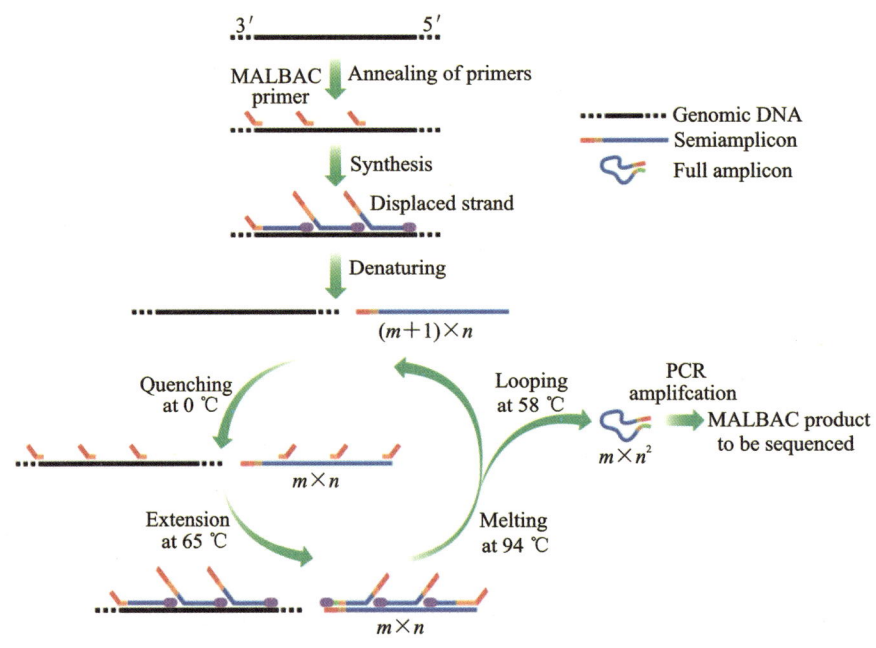

图 1-4-5　多重退火环状扩增循环技术原理[5]

(四)单细胞转录组扩增

单细胞转录组扩增,需要通过 PCR 将 mRNA 逆转录成 cDNA。由于 mRNA 在细胞内的拷贝数要多于 DNA,单细胞转录组扩增的关键在于如何高效、低偏倚地将 mRNA 逆转录并形成双链 DNA。有的方法是对整个转录子进行测序,有的方法只对转录子的 5′和 3′端进行测序。但不论采用何种方法,目的都是捕获原始的 mRNA 分子,然后均一地、准确地对其进行扩增。转录组建库的关键在于去除 rRNA 干扰和尽量减少 PCR 导致的扩增偏倚性,单个细胞含有约 10 pg 总 RNA,而约 80% 以上的 RNA 为 rRNA,如果不加区分地进行逆转录、扩增、建库,很可能测序得到的绝大部分信息都是 rRNA 的,而不是 mRNA——编码蛋白的序列。此外,在单个细胞中从 mRNA 到文库意味着核酸的扩增量要达到百万倍以上,如何避免产生扩增偏倚是关键点[3]。

2009 年,汤富酬团队首次报道了基于高通量测序的对单细胞转录组的研究方法[6],但该方法转录组覆盖率和扩增效率不够理想。2011 年,Islam 等报道了单细胞标记的逆转录测序方法,即 STRT-seq(single-cell tagged reverse transcription sequencing)[7],这一方法能够实现在逆转录过程中给每个细胞加上标签,从而能够高效地检测高度异质性的肿瘤组织样本。2012 年,Ramsköld 等报道了一种新的单细胞测序技术 Smart-seq(switching mechanism at 5′ end of the RNA transcript),这种技术能够对 mRNA 进行全长测序,在转录本的序列覆盖度上有所改善,因此在详细分析不同转录本亚型和鉴定单核苷酸多态性方面具有一定优势[8]。同一年,Hashimshony 等开发出了另一种单细胞测序方法 CEL-seq(cell expression by linear amplification and sequencing),此方法是一种采用线性扩增方式的测序方法,与基于 PCR 的扩增方法相比,CEL-seq 的结果显示重现性更好、灵敏度更高,此方法添加标签后也可实现混合细胞样本的多重分析,但这种方法的缺点是具有强烈的 3′ 端偏好[9]。2017 年后,10×Genomics 公司和 FredHutchinson 癌症研究中心开发出一种新的单细胞 RNA 测序方法,可实现数千个免疫细胞的分析。10×Genomics 平台基于微滴的核酸标签分配系统,这个系统提供了数以百万计的携带唯一分子标签的微滴,通过微流控技术,将带有标签和引物的凝胶珠与单个细胞包裹在油滴中。在每个油滴内细胞裂解释放 mRNA,通过逆转录产生用于测序的带标签的 cDNA,液体油层破裂后,后续可同时进行基因表达分析和免疫组库文库构建[10]。

(五)生信分析

单细胞测序的生信分析简要流程见图 1-4-6。

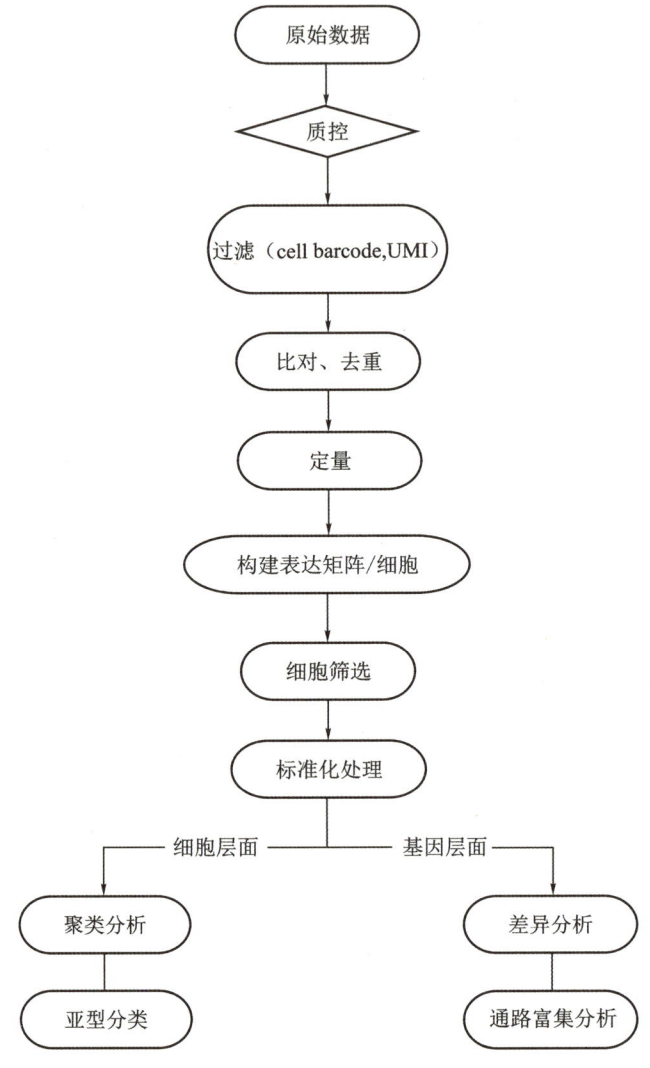

图1-4-6 单细胞测序生信分析流程

三、应用前景

研究者们可运用单细胞测序技术确定成千上万个细胞的基因表达模式,分析细胞的遗传信息异质性,从而更为精准地研究生物进化和疾病的发生发展过程,如肿瘤进化和癌变、早期胚胎发育、神经细胞基因组异质性等,而研究成果也在一定程度上刷新了人们对这些生命现象的认知。单细胞测序技术已广泛应用于发育生物学、肿瘤生物学、免疫学、微生物学等多个科研领域。

单细胞测序在肿瘤领域的应用前景可以概括为以下几个方面。

1. 依据分子特征对肿瘤组织内细胞亚群分类。
2. 探索肿瘤细胞免疫微环境。
3. 探究肿瘤进展机制、挖掘治疗靶点。
4. 发现稀有细胞类型及新的肿瘤预后预测因子。
5. 人群肿瘤免疫基因组特征的全面分析。
6. 揭示肿瘤血管生成标志物。
7. 干细胞移植后不同时间点细胞图谱。
8. 空间转录组的研究。

参考文献

[1] MARTE B. Tumour heterogeneity[J]. Nature,2013,501(7467):327.

[2] ALVIN J X L, CHARLES S. Tumour heterogeneity and drug resistance:personalising cancer medicine through functional genomics[J]. Biochem Pharmacol,2012,83(8):1013-1020.

[3] HWANG B, LEE J H, BANG D. Single-cell RNA sequencing technologies and bioinformatics pipelines[J]. Exp Mol Med,2018,50(8):96.

[4] 朱忠旭,陈新. 单细胞测序技术及应用进展[J]. 基因组学与应用生物学,2015,34(5):902-908.

[5] HUANG L, MA F, CHAPMAN A, et al. Single-cell whole-genome amplification and sequencing:methodology and applications[J]. Annu Rev Genomics Hum Genet,2015,16:79-102.

[6] TANG F, BARBACIORU C, WANG Y, et al. mRNA-Seq whole-transcriptome analysis of a single cell[J]. Nat Methods,2009,6(5):377-382.

[7] ISLAM S, KJÄLLQUIST U, MOLINER A, et al. Characterization of the single-cell transcriptional landscape by highly multiplex RNA-seq[J]. Genome Res,2011,21(7):1160-1167.

[8] RAMSKÖLD D, LUO S, WANG Y C, et al. Full-length mRNA-Seq from single-cell levels of RNA and individual circulating tumor cells[J]. Nat Biotechnol,2012,30(8):777-782.

[9] HASHIMSHONY T, WAGNER F, SHER N, et al. CEL-Seq:single-cell

RNA-Seq by multiplexed linear amplification[J]. Cell Rep,2012,2(3):666-673.
[10] ZHENG G X,TERRY J M,BELGRADER P,et al. Massively parallel digital transcriptional profiling of single cells[J]. Nat Commun,2017,8:14049.

第五节 荧光原位杂交

一 概述

1969年,Pardue和John等采用放射性标记DNA发明了原位杂交技术(ISH),但鉴于放射性同位素自身特性的局限,如安全性、空间分辨率低、不稳定性等问题,这项技术仅限于实验室研究方面的应用。1986年科研工作者开始利用异硫氰酸盐荧光素来标记探针,并在荧光显微镜下进行观察分析,建立了荧光原位杂交(fluorescence in situ hybridization,FISH)[1]。

FISH技术是细胞遗传学与DNA技术的结合,因其具有敏感度高、信号强、背景低、快速、探针可长期保存等优点,目前已广泛应用于细胞遗传学、肿瘤生物学和产前诊断等领域,尤其在肿瘤筛查、早期诊断及指导临床用药方面具有很好的应用价值[2-3]。

二 技术原理

(一)FISH基本原理

采用已知核酸序列制作荧光探针,利用探针与检测样本中DNA碱基对的互补性,在探针与标本的DNA杂交后,通过荧光显微镜检测荧光信号而得出结果,从而检测细胞、组织样本中的染色体和基因异常。参考图1-5-1。

(二)FISH探针分类

FISH检测探针按设计原理可分为以下3类。①计数类探针:可检测染色体片段缺失、拷贝数变异。②重排类探针:可检测染色体片段断裂[4]。③融合类探针:可检测染色体易位。

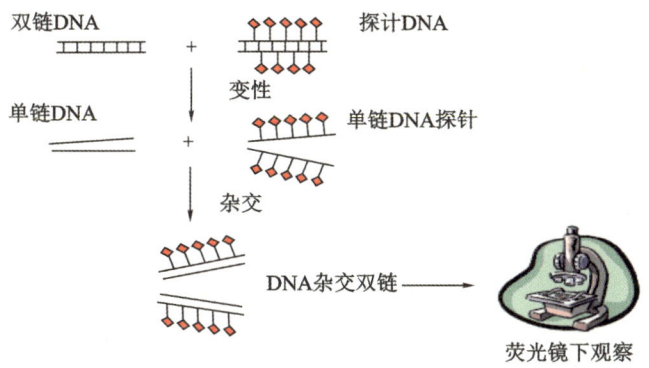

图 1-5-1　FISH 原理

三　实验流程

FISH 检测样本包括血液、骨髓、石蜡切片。

FISH 实验流程如图 1-5-2 所示。

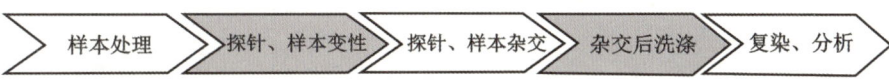

图 1-5-2　FISH 实验流程

临床样本检测具体流程如下。

1. 样本制备　石蜡包埋组织样本：切白片、制苏木精-伊红染色片；标记肿瘤区域。

血液样本：提取，制备悬液。

2. 处理消化　NaSCN 预处理；胃蛋白酶消化。

3. 变性杂交　原位杂交仪进行。

4. 洗涤复染　SSC、NP40 洗涤，DAPI 复染。

5. 结果分析　荧光显微镜观察计数。

四　临床应用

1. 诊断和鉴别诊断。
2. 治疗及预后分层。

3. 监测疗效(微小残留病灶检测)[5-6]。

参见表1-5-1,收集了目前市场可用的商业化实体肿瘤FISH探针[7]。

表1-5-1 常用的商业化实体肿瘤FISH探针

组织类型	目标区域	基因	组织类型	目标区域	基因	组织类型	目标区域	基因
中枢神经系统	1p36.2 and 3q25	CAMTA1/WWTR1	肺	1q32	MDM4	肺	3q26	PIK3CA
	1p36	MEGF6		2p23 and 2p21	ALK/EML4		8q24	CMYC
	1q25	ABL2		3p14	FHIT		9p21	P16
	1q41	CENPF		3q12	TFG		10q26	FGFR2
	2p24	NMYC		3q26	SOX2		11q13	CCND1
	3p25	VHL		4q12	PDGFRA		12p12	KRAS
	3q26	SOX2		5q32	Cd74		17p13.1	P53
	6q22	ROS1		19q13	ROS1		19q13	CRX
	7p11.2	EGFR		7p12	EGFR		20q13	NCOA3(AIB1)
	9p21	CDNK2A		7q34	BRAF	子宫	3p26	PIK3C4
	10q23	PTEN		10p11.2	KIF5B		5q32	CSF1R
	12q13~q14	CDK4		10q26	FGFR2		6p21.3	PHF1
	15q25	NTRK3	结直肠	3q26	SOX2		7p15	JAZF1
	17p13	P53		6q23	MYB		8q24	CMYC
	19q13	ZNF44/ZNF		6q24.3	RREB1		9p21	P16
	19q13	CRX		7q34	BRAF		10q23	PTEN
骨和软组织	1p36.2 and 3q25	CAMTA1/WWTR1		10q23	PTEN		10q26	FGFR2
	1p36	PAX7		12p12	KRAS		12p12	KRAS
	2q33	CREB1		17p13.1	P53		12q14	YWHAE
	2q36	PAX3		18p11.32	TYMS		17p13.1	P53
	3q12	TFG	食管	8q24	C-MYC		17q12	HER2/NEU1/ERBB2
	6p21	PHF1		9p21	P16 or CDKN2A	肾	Xp11.23	TFE3
	7p21	ETV1		17p13.1	P53		3p25	VHL
	9q21	NR4A3		17q11.2-12	HER2/NEU1/ERBB2		3p14	FHIT
	11p15.5	CARS		18p11.32	TYMS		6p21	TFEB
	11p13	Wt1		20q31	ZNF217		7q31	MET
	11q24 and 22q12	FLI1/EWSR1	胃	3q26	SOX2		10q23	PTEN
	12q13	DDIT3		4q12	KIT		12q14	YWHAE
	12q13~q14	CDK4		4q12	PDGFRA	膀胱	9p21	P16 or CDKN2A
	12q14	HMGA2		7q31	MET		17p13	P53
	12q15	MDM2		8q24	CMYC	前列腺癌	Xq12	AR
	13q14	FOXO1		10q23	PTEN		3p14	FHIT
	16p11	FUS		11q22 and 18q21	BIRC3/MALT1		3q27	ETV1
	17q21 and 22q13	COLIA1/PDGFB		17q21	ERBB2		7p21	ETV1
	18p11.2	Ss18		18p11.32	TYMS		8q24	C-MYC
	21q22	ERG	肝	4q12	KIT		9p21	P16
	22q12	EWSR1		8q24	CMYC		10q23	PTEN
乳房	1q32	MDM4		9p21	P16		12p13	FOXM1
	1q41	CENPF		11q13.3	FGF3,4,19		12q13q14	CDK4
	3q26	SOX2		12p12	KRAS		17p13.1	P53
	5q31.2	EGR1		17p13.1	P53		21q22	ERG
	6q23	MYB		18q21	BCL2	甲状腺	1q22~q23	NTRK1
	6q25	ESR1	胰腺	5q32	CD74		2q13	PAX8
	7p12	EGFR		6q24.3	RREB1		3q12	TFG
	8p11.2	FGFR1		7q34	BRAF		7q34	BRAF
	8q24	C-MYC		9p21	P16		10q11.2	RET
	10q23	PTEN		11q22.3	AMT		10q23	PTEN
	10q26	FGFR2		12p12	KRAS	头颈	1q41	CENPF
	11q13	CCND1		17p13	P53		3p25	VHL
	11q22.3	ATM	皮肤黑色素瘤	6q23	MYB		5q32	CD74
	12p12	KRAS		6p25	RREB1		11q21	MAML2
	12q14	HMGA2		7p21	ETV1		12p13	FOXM1
	15q25	NTRK3		7q34	BRAF		19p13.2	BRD4
	17p13.1	P53		9p21	P16	其他	1p36	SRD
	17q11.2-12	HER2/NEU1/ER		10q23	PTEN		1p32 and 1q21	CKS1B/CDKN2C
	17q21~22	TOP2A		11q13	CCND1		3p14	FHIT
	20q13	ZNF217		22q12	EWSR1		3q26	TERC
眼	1q32	MDM4					5p15	TERT
	13q14	Rb1					6q22	MET
							7q31	ROS1
							12p13.3	FOXM1

参考文献

[1] 王玲,宁顺斌,宋运淳,等.荧光原位杂交技术的发展与应用[J].植物学报,2020,42(11):1101-1107.

[2] NATH J, JOHNSON K L. A review of fluorescence in situ hybridization

(FISH): Current status and future prospects[J]. Biotech Histochem, 2000, 75(2), 54-78.

[3] GOZZETTI A, LE BEAU M M. Fluorescence in situ hybridization: uses and limitations[J]. 2000, 37(04): 320-333.

[4] MARTIN-SUBERO J J, GESK S, HARDER L, et al. Interphase cytogenetics of hematological neoplasms under the perspective of the novel WHO classification [J]. Anticancer Research: International Journal of Cancer Research and Treatment, 2003, 23(2A): 1139-1148.

[5] 卢建,章钧,何蕴韶. 荧光原位杂交技术及其临床应用[J]. 分子诊断与治疗杂志,2009,1(01):38-42.

[6] WOLFF A C, HAMMOND M E, SCHWARTZ J N, et al. American Society of Clinical Oncology/College of American Pathologists guideline recommendations for human epidermal growth factor receptor 2 testing in breast cancer[J]. Journal of Clinical Oncology, 2007, 131(1): 18-43.

[7] LIEHR T, OTHMAN M A, RITTSCHER K, et. al. The current state of molecular cytogenetics in cancer diagnosis[J]. Expert Rev Mol Diagn, 2015, 15(4): 517-526.

第六节　染色体微阵列分析

概述

(一)染色体微阵列分析简介

染色体微阵列分析(chromosomal microarray analysis, CMA)技术是一项高分辨率的全基因组筛查技术,可以检出大多数通过传统核型分析可以检出的染色体不平衡性改变,以及被称为拷贝数变异的微小缺失和重复。随着基因数量的不断增加,拷贝数变异的重要性也越来越被重视,拷贝数变异的数量和复杂程度是许多实体肿瘤的预后指标,亚克隆突变检测和克隆演变评估是制订治疗方案的关键。有效的干预治疗要求了解全基因组的改变,包括驱动肿瘤生长的因素和代谢/信号通路之间的相互作用等[1]。染色体微阵列平台提供了一个完整的细胞遗传学芯片解决方案,它包括经过优化和简化的配套试剂、业内唯一一款获得 FDA/SFDA/CE-IVD 认证的 GSC

3000Dx v.2 芯片扫描平台、易用的 ChAS 软件,以及全面的售后服务和技术支持组成。

基因芯片是指通过微阵列技术将高密度 DNA 片段通过高速或原位合成方式以一定的顺序或排列方式使其附着在如膜、玻璃片等固相表面,以同位素或荧光标记的 DNA 探针,借助碱基互补杂交原理,进行大量的基因表达及检测等方面研究的最新革命性技术,生物芯片技术最早是由 Fordor 等于 1991 年提出,2001 年人类基因组计划完成后,结合染色体分析的需要,产生的一种新的染色体分析技术。

(二) The OncoScan CNV Array

由于 FFPE 样本存在高度降解、获得的 DNA 数量有限的问题,从实体瘤组织中获得全基因组拷贝数和杂合性缺失(LOH)信息,一直是一个巨大的挑战。从 FFPE 组织中一般提取到的 DNA 较少,利用多种技术耗时耗力,更加要求一个整合了多种需求的全基因组的技术,来保证病人得到正确诊断、正确评估和治疗。虽然下一代测序技术也能用于突变检测,但要从异质性的 FFPE 样本中获得基因组拷贝数信息,仍面临目标富集和深度测序的重大的挑战。

OncoScan™ FFPE 是一种大规模单核苷酸多态性分析的有效技术。该技术利用分子倒置探针(MIPS)产生倒置的序列,该序列经过单分子重排,然后用普通引物进行 PCR 扩增,并使用通用序列标记 DNA 微阵列进行分析,从而产生高度特异性的基因分型。全基因组扫描的方法避免了传统的 FISH 和 PCR 技术低分辨率、单位点的瓶颈。OncoScan™ FFPE 检测试剂盒基于分子倒置探针技术,针对大约 900 个癌症基因加密设计探针,提高了分辨率。在一个试验中轻松完成拷贝数变异和杂合性缺失检测,并能检测常见的获得性突变。从 80 ng 的起始 DNA 量到结果只需要 48 h[2]。

 技术原理

分子倒置探针原理:一个探针包含 7 个部分:两个与目标基因组同源的 DNA(图 1-6-1 中 genomic homology region 1 and 2)部分,在探针的末端,这两段是探针上特异性的部分,两个 PCR 引物区域 PCR Primer site 1 和 PCR Primer site 2(这部分在所有的探针上都是一样的),一个特异性的 barcode 区域 Tag 区域和两个剪切区域 Cleavage site 1 和 Cleavage site 2 区域。tag 区域会被扩增并用于与芯片进行杂交。剪切区域分别用来从基因组 DNA 中释放环形探针和用于后续扩增处理。分子倒置探针经过退火(annealing)、填补缺口(gap fill)、连接(ligation)、外切酶消化和反转(exonuclease digestion and inversion)4 个过程形成可进行后续扩增与芯片结合的探针,参考图 1-6-1。

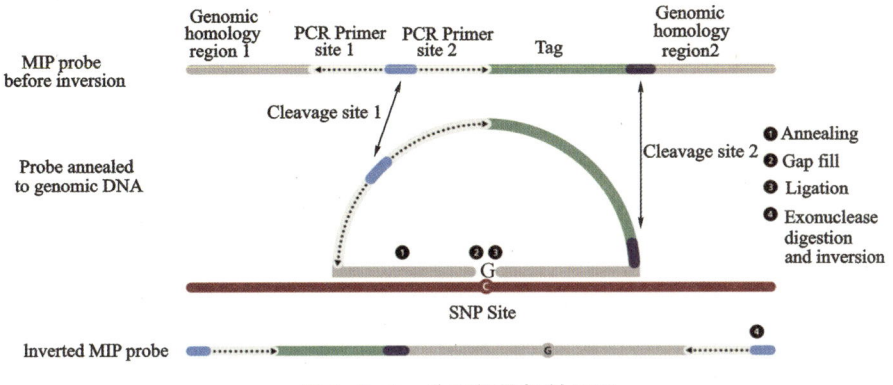

图 1-6-1　分子倒置探针原理

*捕获的探针在这一步骤中被放大,而不是原始的基因组 DNA。这是 MIP 分析与降解的 FFPE DNA 良好结合的主要原因之一。CMA 实验流程见图 1-6-2。

三　实验流程

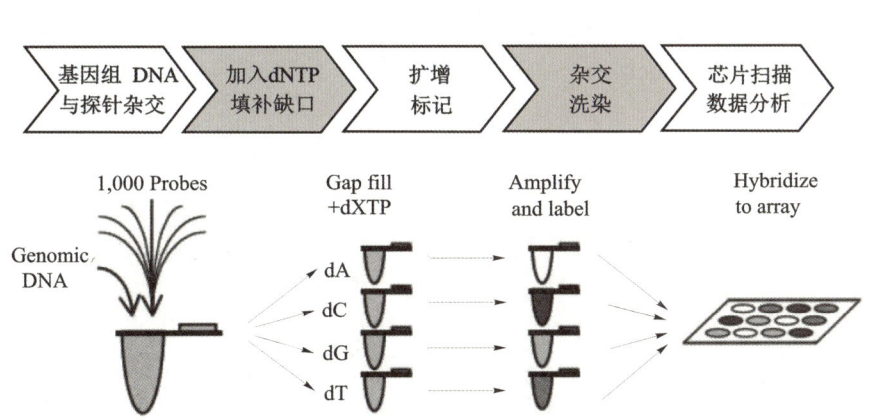

图 1-6-2　CMA 试验流程

分子倒置探针退火至基因组 DNA。
1. 一个互补的单核苷酸填补单核苷酸多态性位点的缺口。
2. 核酸外切酶破坏反应中的单链物质。
3. 环状探针释放出来。

4. 探针被切开呈倒置状态。

5. 使用通用引物来扩增。

6. 标记,杂交,洗染。

7. 扫描,结果分析。

注意:混合发生在第 1 天,分析工作在第 2 天,检测第 3 天。每个样本使用两个微阵列芯片,整个过程总共需要 2 天半才能完成[3]。

四 临床应用

1. 检测全基因组的 LOH 缺失。

2. 检测全基因组 50~100 kb 以上的拷贝数变异,拷贝数检测范围可达 10 拷贝以上。

3. 目前已应用于所有的实体肿瘤:如肝癌,心脏血管肉瘤,黑色素瘤,结直肠癌,神经胶质瘤,结直肠癌,乳腺癌,卵巢癌,前列腺癌和肺癌,肾细胞癌,浅表食管鳞状细胞癌等[4-5]。

参考文献

[1] CIRIELLO G, MILLER M L, AKSOY B A, et al. Emerging landscape of oncogenic signatures across human cancers[J]. Nat Genet, 2013, 45(10): 1127-1133.

[2] WANG Y, COTTMAN M, SCHIFFMAN J D, et al. Molecular inversion probes: a novel microarray technology and its application in cancer research[J]. Cancer Genetics, 2012, 205(7-8): 341-355.

[3] HARDENBOL P, BANÉR J, JAIN M, et al. Multiplexed genotyping with sequence-tagged molecular inversion probes[J]. Nature Biotechnology, 2003, 21(6), 673-678.

[4] PETER J, ULINTZI, JOEL K. et al. Lymph node metastases in colon cancer are polyclonal[J]. Clin Cancer Res, 2018, 24(9): 2214-2224.

[5] WANG P, SHAN L, XUE L, et al. Genome wide copy number analyses of superficial esophageal squamous cell carcinoma with and without metastasis[J]. Oncotarget, 2017, 8(3): 5069-5080.

第一章　实体瘤相关的分子检测技术

第七节　免疫组化

一、概述

免疫组化(IHC)是用标记的特异性抗体对组织切片或细胞标本中某些化学成分的分布和含量进行组织和细胞原位的定性、定位或定量的检测方法。它把免疫反应的特异性、组织化学的可见性巧妙地结合起来,借助显微镜的显像和放大作用,在细胞、亚细胞水平检测各种抗原物质。

自1941年,Coons首先用荧光素标记抗体——检测肺组织内的肺炎双球菌获得成功[1],20世纪70年代Stemberger建立辣根过氧化物酶——抗过氧化物酶(PAP)技术,使免疫细胞化学得到广泛应用,2000年各种免疫组化技术更加成熟,使免疫组化技术成为当今生物医学中形态、功能代谢综合研究的一项有力工具,其应用范围深达医学各个学科[1]。

免疫组化技术具有特异性强,敏感性高,定位准确,形态与功能相结合的特点,使其在常规病理及病理学深入研究等领域具有重要意义。

二、技术原理

(一) IHC 基本原理

采用带显色剂标记的特异性抗体[2],在组织细胞原位通过抗原抗体反应及组织化学呈色反应,通过显微镜观测信号,从而检测组织细胞中的各种抗原成分。参考图1-7-1。

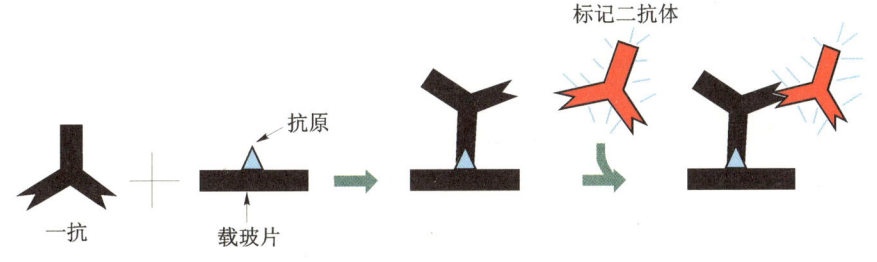

图 1-7-1　IHC 原理

三 实验流程

IHC 检测样本包括组织样本和细胞样本。

IHC 实验流程:脱蜡、水化→细胞通透→抗原修复→封闭蛋白→一抗孵育。

二抗孵育→SP 反应→显色反应→复染脱水→结果观察。

四 临床应用

1. 恶性肿瘤的诊断与鉴别诊断。
2. 确定转移性恶性肿瘤的原发部位[3]。
3. 肿瘤进一步的病理分型。
4. 发现微小转移灶,确定肿瘤来源[4]。
5. 指导临床用药。

参考文献

[1] COONS A H. Immunological propeifies of an anfibody confairing a fluorescent group[J]. Proc Soe Exp Biol Med,1941,47:200.

[2] MANNING C F, BUNDROS A M, TRIMMER J S, et al. Benefits and pitfalls of secondary antibodies: why choosing the right secondary is of primary importance[J]. PLoS ONE,2012,7(6):e38313.

[3] 张卫琴. 免疫组化技术在病理诊断中的应用[J]. 安徽医药,2012,16(11):1700-1702.

[4] 倪灿荣,马大烈,朱明华. 免疫组化技术在病理诊断中应用的新进展[J]. 临床与实验病理学杂志,2007,23(3):346-349.

第一章 实体瘤相关的分子检测技术

第八节 飞行时间质谱

 概述

20世纪80年代出现的基质辅助激光解析飞行时间质谱(MALDI-TOF MS)打破了以往质谱可进行小分子物质分析的传统,使得核酸、蛋白质等生物大分子也可应用质谱进行研究,极大推进了基因组学、蛋白质学的发展,并且给生命领域及医学领域带来了革命性的突破,由此其奠基人田中耕一和内特芬恩于2002年获得诺贝尔化学奖,美国食品药品监督管理局(FDA)于2014年批准MALDI-TOF MS可用于临床核酸检测[1]。

飞行质谱独特的多重PCR技术,稳定准确的检测结果,经济的检测成本可满足临床越来越多对中等通量位点SNP及基因突变等定性和定量检测的需求,再加上方便快捷的DNA甲基化及CNV检测,更使得飞行质谱在基因检测领域具有自己的特色和极大的竞争力。

 技术原理

飞行质谱的原理是样品分析物与芯片基质(硅化合物)共价结合形成结晶后在质谱仪的真空腔中经高能激光激发,核酸分子解吸附为单电荷离子;在电场中离子飞行时间与离子的质量成反比相关,通过检测解吸的核酸分子在真空腔中飞行的时间从而计算获得样品分析物的精确分子量,进而得到分析物的基因型信息。

IPLEX检测基因分型的原理是对PCR扩增的目标序列,进行单碱基延伸反应,该反应是紧挨着SNP位点设计一段探针,在反应体系中以ddNTP替代dNTP,使得探针在SNP位点处延伸一个碱基即终止,在反应体系根据SNP位点的不同,探针将结合不同的ddNTP,生成不同分子量的产物。延伸的产物与芯片基质结合形成化合物后再通过飞行质谱进行基因型分析。

DNA甲基化检测原理是末端带有T7启动子的引物进行PCR扩增,产物经虾碱性磷酸酶(SAP)处理后,转录并进行碱基特异性的酶切反应,最终生成不同分子量的检测产物。酶切后DNA片段的大小和分子量取决于亚硫酸盐处理后碱基的变化,DNA中的未甲基化的胞嘧啶(C)转为尿嘧啶(U),

而甲基化的胞嘧啶不会发生改变,甲基化的胞嘧啶和未甲基化的胞嘧啶(转变成 U)由于分子量不同,因此可以区分。

三 实验流程

飞行时间质谱实验流程如下:

PCR 扩增→SAP 纯化→单碱基延伸→树脂脱盐→点样→图谱采集→分析报告。

四 临床应用

飞行质谱是一种功能强大的综合性技术平台,除可进行蛋白质多肽检测、微生物鉴定、糖基化检测外,还可进行基因的 SNP、突变、甲基化及 CNV 分型。

1. 单核苷酸多态性检测　单核苷酸多态性在遗传疾病的诊断和筛查以及用药种类及剂量指导等方面有着极其重要的作用。目前临床对 SNP 检测的需求正从单基因的几个位点(如氯吡格雷用药指导的两个位点的检测)逐步转移至多基因多位点(如耳聋基因 21 位点基因检测)。目前,MALDI-TOF MS 采用多重 PCR 扩增技术,1 个反应孔可检测多个 SNP 位点(最大可同时检测 52 个位点)[2],大大提高了多基因多位点的检测效率以及降低样本用量,满足临床新需求。

2. 基因突变检测　基因突变最大的特点是突变碱基所占比例不一,如:肿瘤表皮生长因子受体(EGFR)突变,飞行质谱可通过突变型和野生型峰面积之间的比值获得该突变位点的比例,目前质谱法可检测到的最低基因突变比例为 0.5%[3]。

3. DNA 甲基化检测　近年来,DNA 甲基化在肿瘤研究领域受到了极大的关注,特别是 CpG 岛高甲基化所导致的抑癌基因转录失活及异常低甲基化所致原癌基因的激活已成为肿瘤研究中的热点问题。质谱平台灵敏度高,可检测低至 5% 的甲基化水平,特异性良好。

4. 基因拷贝数鉴定　拷贝数变异在临床上除了与罕见病和单基因并相关外,还与肿瘤等复杂疾病相关,飞行质谱可通过单核苷酸多态性等位基因比例检测技术对待测样本中目标基因的拷贝数进行定量分析。

参考文献

[1] 陈琛,刘昕超,张海燕.中国核酸质谱应用专家共识[J].中华医学杂志,2018,98(12):895-900.

[2] MILLIS M P. Medium-throughput SNP genotyping using mass spectrometry: multiplex SNP genotyping using the iPLEX® Gold assay[J]. Methods Mol Biol,2011,700:61-76.

[3] MOSKO M J, NAKORCHEVSKY A A, FLORES E, et al. Ultrasensitive detection of multiplexed somatic mutations using MALDI-TOF mass spectrometry[J]. J Mol Diagn,2016,18(1):23-31.

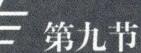

第九节　聚合酶链反应

一、概述

聚合酶链反应(polymerase chain reaction,PCR),简称PCR技术[1],是由美国PE Cetus公司的Kary Mullis在1983年(1993年获诺贝尔化学奖)建立的。这项技术可在试管内经数小时反应就将特定的DNA片段扩增数百万倍,这种迅速获取大量单一核酸片段的技术在分子生物学研究中具有举足轻重的意义,极大地推动了生命科学的研究进展。它不仅是DNA分析最常用的技术,而且在DNA重组与表达、基因结构分析和功能检测中具有重要的应用价值。

20世纪90年代荧光定量PCR(QPCR)技术产生,由于该技术实现了PCR从定性到定量的飞跃,能够对PCR反应的全过程进行实时监控[2],并且自动化程度高,所以该技术从产生到现在短短的二十几年时间,在科研及检验领域获得了广泛的应用,成为分子生物学领域不可或缺的一项重要技术。

二 技术原理

1. PCR 3 个基本反应步骤　变性→退火→延伸。

(1) 模板 DNA 的变性　模板 DNA 经加热至 94 ℃左右一定时间后,DNA 双链或经 PCR 扩增形成的双链 DNA 解离,使之成为单链,以便它与引物结合,为下轮反应做准备。

(2) 模板 DNA 与引物的退火(复性)　模板 DNA 经加热变性成单链后,温度降至 55 ℃左右,引物与模板 DNA 单链的互补序列配对结合。

(3) 引物的延伸　DNA 模板-引物结合物在 Taq 酶的作用下,以 dNTP 为反应原料,靶序列为模板,按碱基配对与半保留复制原理,合成一条新的与模板 DNA 链互补的半保留复制链。

重复循环变性→退火→延伸 3 个过程,就可获得更多的"半保留复制链",而且这种新链又可成为下次循环的模板。每完成一个循环需 2～4 min,经过 2～3 h 就能将待扩目的基因扩增放大几百万倍。参考图 1-9-1。

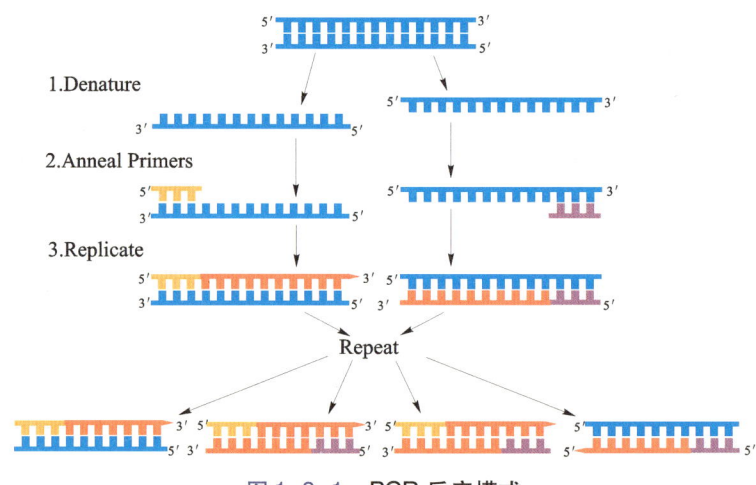

图 1-9-1　PCR 反应模式

2. QPCR 技术原理　5′端标记荧光基团,3′端标记淬灭基团,探针完整时,没有荧光,探针断裂后,在激发光的作用下,荧光基团产生荧光。

探针本身序列与目的基因序列互补,特异性高,退火后探针与目的基因互补序列结合,随着 PCR 反应的进行,在 Taq 酶 5′→3′外切酶的作用下,探针水解断裂,荧光产生,参考图 1-9-2。

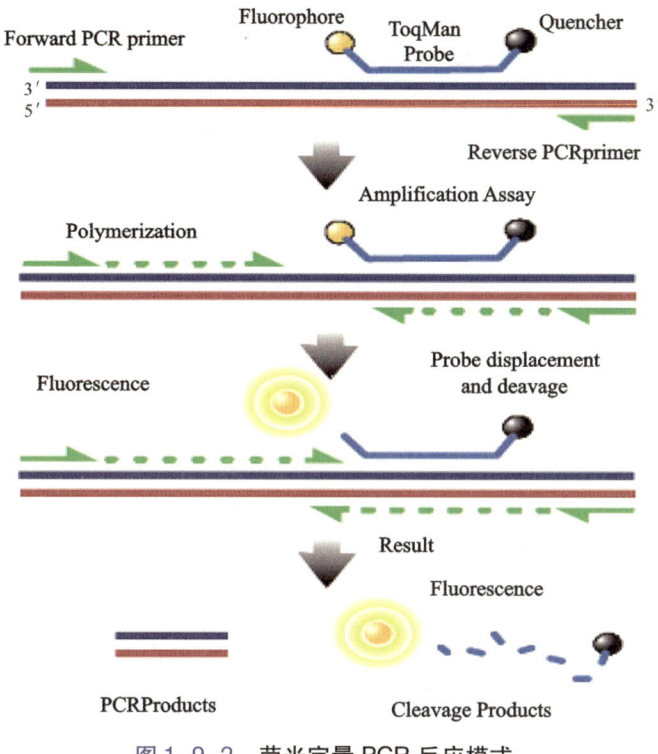

图 1-9-2 荧光定量 PCR 反应模式

3. 实验流程　配置酶 MIX→加引物→加探针→加模板→上机检测分析。

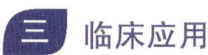

1. 实体瘤组织 DNA/RNA 突变基因检测[3],包括点突变[4],基因融合。
2. DNA 甲基化水平检测。
3. mRNA 表达水平。

参考文献

[1] MULLIS K B,FALOONA F A. Specific synthesis of DNA in vitro via a polymerase-catalyzed chain reaction[J]. Methods Enzymol,1987,155(87):335-350.

[2] PEIRSON S N,BUTLER J N. Quantitative polymerase chain reaction[J].

Methods Mol Biol,2007,362(25):349-362.
[3] BACHMAN J. Reverse – transcription PCR (RT – PCR) [J]. Methods Enzymol,2013,530(6):67-74.
[4] CADWELL R C,JOYCE G F. Randomization of genes by PCR mutagenesis [J]. PCR Methods Appl,1992,2(1):28-33.

第十节　液体活检

 概述

液体活检(Liquid Biopsy)技术是一种体外诊断技术,能够对人体各种分泌及排出物(血液、尿液和积液)进行肿瘤检测分析。根据检验的生物标志物不同,液体活检技术包括循环肿瘤细胞(circulating tumor cell,CTC)检测、循环肿瘤DNA(circulating tumor DNA,ctDNA)检测和外泌体(exosome)检测3种,其中CTC检测与ctDNA检测是目前最受关注的两类液体活检技术。从技术优势来看,与组织活检相比,液体活检是一种非侵入式检测技术,样本易获得并且可以多次采样进行动态监测,液体活检不局限于原发肿瘤是否存在,还能够克服肿瘤异质性和反映肿瘤的整体变异情况。

液体活检在肿瘤的预测、诊断和预后有很大的潜在价值。在肿瘤发生发展的早期、复发和进展时,能够动态实时监测基因突变和肿瘤突变负荷的变化,调查复发风险,协助复发诊断,进行预后评估,提供靶向治疗的依据。液体活检可以比影像学提前6个月发现肿瘤的证据,真正意义上实现早发现、早治疗[1]。

 循环肿瘤细胞

在1869年,Thomas Ashworth第一次观察到从实体肿瘤转移到血液的肿瘤细胞,首次提出了循环肿瘤细胞(CTC)的概念。他提出这些转移的肿瘤细胞很可能就是癌症治疗失败或复发的原因之一,CTC这个概念从此渐渐形成。循环肿瘤细胞的定义是自发或因诊疗操作由实体瘤或转移灶释放进入外周血循环的肿瘤细胞,而其中大多数不能存活,只有个别肿瘤细胞凭借高活力等特性生存下来,成为CTC甚至进一步聚集形成微小癌栓——循环肿瘤微栓（circulating tumor microemboil，CTM）。其成分可能包括癌细胞、白细胞及血小板等。但因为CTC数量少且分离检测手段的缺乏，直到20世纪90年代CTC的价值才慢慢被认识到。1889年，英国病理学家Paget提出了著名的"种子和土壤"假说（seed and soil hypothesis），该学说中"种子"是指处于活跃状态的肿瘤细胞。

"土壤"是指合适的器官、组织的基质环境，"种子"就会在适宜的"土壤"中定居、生长，也就是发生了肿瘤的转移，形成了转移灶。但原发部位的肿瘤（种子）是如何到达远处器官或组织（土壤）的问题一直困扰着人们。

三 循环肿瘤DNA

临床上很大一部分被诊断为癌症的患者可以仅依靠手术和辅助治疗手段缓解病症，但是经过一段时间的潜伏期后会有超过80%的癌症患者死于肿瘤细胞的转移和复发。原因在于经过初步的治疗后肿瘤细胞的暂时性休眠，同时肿瘤细胞会发生一系列的表观改变，如上皮间质转化（EMT）过程，从而使其逃避免疫监测和对药物发生耐药，进而实现转移。肿瘤细胞的逃逸无疑给临床治疗造成了很大的困扰，因此，很多医生和临床科研人员都希望有一种快捷、精确的技术方法能够有效地克服该难题，而游离循环DNA无疑就是辅助治疗的有效方法之一。血浆中游离循环肿瘤DNA是由肿瘤细胞释放到血浆中的单链或者双链DNA，携带有与原发肿瘤组织一致的分子遗传学信息。

早在1947年Mandel和Metais就发现了循环核酸；随后Leon等人的研究结果表明肿瘤患者外周血清DNA水平大大高于正常人，之后的研究者在肿瘤患者的血浆和血清中检测到了癌基因突变，并且与原发肿瘤相一致。2013年 *The New England Journal of Medicine*，*NEJM* 研究结果发现：ctDNA检测作为一种无创的检测方法，能够真实地反映实体瘤组织中的基因突变图谱与频率，是治疗效果的评估及治疗后临床随访的重要监测指标。ctDNA是来自肿瘤细胞凋亡或坏死后进入循环系统或经肿瘤细胞主动分泌的DNA片段，保留了较为完整的基因信息。因此，ctDNA是一种特征性的肿瘤生物标记物，并且还可以被定性、定量和追踪。

ctDNA作为一种新的肿瘤标志物，在对肿瘤的早期诊断、治疗及预后检测等方面发挥着重要的作用，尤其是对于无法获得肿瘤组织或不具有典型临床症状、检查无特异性和诊断困难的肿瘤，检测ctDNA可避免复杂的、具有创伤性的活检，而提供诊断相关的信息。

由于ctDNA提取的质量和数量较为复杂困难，对其的检测具有很大的挑战,不同个体的 ctDNA 水平差异较大,ctDNA 的检测要求较高的灵敏度和特异性。

全血中血浆和血清均能分离出 ctDNA,但研究显示,相对于血清标本,血浆中 ctDNA 有更高的检出率[2]。另外,对同一患者,血浆量越多所提取的 DNA 量就越多,其中含有的 cfDNA 量就越多,对检测越有利[3],因此按照专家共识[4]建议采集 10 mL 全血(可分离 4~5 mL 血浆),采集完成后需缓慢颠倒混匀,以便于抗凝剂或保护剂充分与血液接触。

由于肝素使得 DNA 抽提得率降低并在 DNA 提取过程中难以去除,肝素也会导致 PCR 效率降低,因此 cfDNA 检测血液采集禁用肝素抗凝管。

10 mL 全血分离出的 4~5 mL 血浆用于 cfDNA 的提取,所提取的 cfDNA 建议马上使用,若不能立即进行后续检测而需要储存 cfDNA,首选 -80 ℃ 冰箱冻存。若无 -80 ℃ 冰箱,可选择 -20 ℃ 保存,应尽可能缩短冻存时间,尽快进行后续检测。冻存时注意密封及标记完整,避免反复冻融。

四 外泌体

外泌体是一类胞外囊泡,大小 40~100 nm,细胞利用外泌体来交换蛋白质、脂质以及核苷酸,外泌体作为细胞间的重要媒介,在肿瘤发生发展过程中起决定性的作用。外泌体存在于体液、血液当中,包括 mDNA、miRNA、DNA、蛋白质等,其能够将这些遗传信息或肿瘤信号通路转移至肿瘤微环境中,促进血管生成,肿瘤转移、恶化甚至抑制免疫应答等[5]。由于外泌体能够作为细胞间互相交换蛋白质核酸的媒介,这种特性为肿瘤诊断治疗提供了新的途径。研究发现脑肿瘤患者的外泌体中存在多种导致基因异常表达的分子,包括同源性磷酸酶-张力蛋白(PTEN)、EGFR[6]。

相关研究表明,在外泌体中筛选出 miR-375 和 miR-141,是潜在的前列腺肿瘤标志位物。外泌体 miRNA 在前列腺肿瘤分期中也起到一定作用,miR-21 在肿瘤早期呈上升趋势,miR-16 在早期呈下降趋势,在晚期呈上升趋势[7]。

五 检测技术

(一) ARMS-QPCR

组织检测是肿瘤分子分型的常规手段。常用的肿瘤组织检测技术包括 PCR、测序、分子杂交等,其中 ARMS-PCR 技术以其简单、快捷、低成本、灵敏度高等特点而得到广泛认可,已成为肿瘤组织分子分型的主流检测技术。一部分病人由于各种原因无法提供检测的肿瘤组织,ctDNA 作为补充。

扩增受阻突变系统(ARMS)又称等位基因特异性扩增(alleles specific amplification,ASA)利用 PCR 引物的 3′端末位碱基必须与其模板 DNA 互补才能有效扩增的原理,设计等位基因特异性 PCR 扩增引物,在严格的条件下,只有在引物 3′碱基与模板配对时才能出现 PCR 扩增带,从而检测出突变。血液 ctDNA 检测能否真正落实到临床应用,主要看检测技术的临床普及度及临床受益率。ARMS 技术已成为目前欧盟及中国 CFDA 批准用于临床的血液检测方法,同时获得专家共识的推荐。然而 ARMS 技术检测灵敏度仅为 1%,其检测敏感度为 50%~70%,约有 30% 的组织阳性患者漏检。

(二)数字 PCR

数字 PCR(dPCR)的原理是在 PCR 扩增前对样品进行微滴化处理,即将含有核酸分子的反应体系分成成千上万个纳米级的微滴,其中每个微滴或不含待检核酸靶分子,或者含有一个至数个待检核酸靶分子。经 PCR 扩增后,逐个对每个微滴进行检测,有荧光信号的微滴判读为 1,没有荧光信号的微滴判读为 0,根据泊松分布原理及阳性微滴的个数与比例即可得出靶分子的起始拷贝数或浓度。

ctDNA 在外周血中的含量非常低,尤其是与正常 DNA(normal DNA,nDNA)相比,其相对含量极低,每 10 mL 全血平均只能提取到 50 ng 左右的游离 DNA,目前的检测技术还难以达到直接检测外周血中 ctDNA 的水平。

dPCR 技术可用在对 ctDNA 的检测上,实现肿瘤标记物的有效检测,指导用药并实时监控疾病进展。在临床多种肿瘤如非小细胞肺癌、乳腺癌和肠癌的治疗中都取得了一定的成果。与其他常规指标的变化相比,ctDNA 的丰度和突变都会更早出现,虽然血液中仅有微量 ctDNA,dPCR 技术也能在正常体细胞 DNA 的背景下检测到病人状况的变化,协助医生调整治疗方案,给患者提供更有效的治疗。

dPCR 的高灵敏度、高准确度以及绝对定量的能力能够给研究人员提供更可靠的数据,在早期肿瘤检测的敏感度、准确性及癌症分类等方面都有巨大的发展潜力,将在癌症的早期预防和早期发现中发挥巨大的作用。

(三)下代测序

下代测序,又称高通量测序技术(high-throughout sequnencing)是一次对几十万到几百万核酸分子进行序列测定,使得对一个物种的基因组、转录组和表观遗传改变进行细致全貌的分析成为可能,同时也是对传统 Sanger 测序(又称为一代测序技术)革命性的改变。

由于肺癌、结直肠癌和乳腺癌等驱动基因较为明确,可以通过 NGS 检测指导临床用药,所以是 ctDNA NGS 检测的首要适用对象。当然,对于其他瘤种的研究也在探索当中。ctDNA NGS 检测主要适用于多次进展、多重耐药、组织难获取的晚期肿瘤的精准用药指导,也可应用中早期监测肿瘤基因的动态变化、测定未知罕见基因,以及进行临床研究。同时由于 NGS 整个实验流程相比 ARMS 与数字 PCR 更为复杂,因此对结果产生干扰的因素也会更多,导致各个实验室的回报结果差异最大,因此要普及 NGS 检测 ctDNA 技术需要对实验操作流程与数据处理以及标准化提出更高的要求。

(四)小结

随着医学手段的多样化,肿瘤发生发展的分子机制变得越来越清晰,液态活检技术作为一种非侵入式的方法,可以实现多次采样,较之传统的组织切片病理观察有很大的优势,能够实现早发现,动态监测,实时评估以及预后判断,液态活检在临床应用上会变得越来越广泛,成为精准医学领域不可或缺的重要组成部分。

参考文献

[1] POULET G,MASSIAS J,TALY V,et al. Liquid biopsy:general concepts[J]. Acta Cytol,2019,63(6):449-455.

[2] VALLÉE A,MARCQ M,BIZIEUX A,et al. Plasma is a better source of tumor-derived circulating cell-free DNA than serum for the detection of EGFR alterations in lung tumor patients[J]. Lung Cancer,2013,82(2):373-374.

[3] SHERWOOD J L,CORCORAN C,BROWNH,et al. Optimised pre-analytical methods improve KRAS mutation detection in circulating tumour DNA(ctDNA)from patients with non-small cell lung cancer(NSCLC)[J]. PLoS One,2016,11(2):e0150197.

[4] 吴一龙,张绪超,王洁. 非小细胞肺癌血液 EGFR 基因突变检测中国专家共识[J]. 中华医学杂志,2015,95(46):3721-3726.

[5] COLOMBO M,RAPOSO G,THERY C,et al. Biogenesis, secretion, and intercellular interactions of exosomes and other extracellular vesicles[J]. Annu Rev Cell DevBiol,2014,30:255-258.

[6] SHAO H, CHUNG J, BALAJ L, et al. Protein typing of circulating microvesicles allows real-time monitoring of glioblastoma therapy[J]. Nat Med,2012,18(12):1835-1840.

[7] ENDZELINŠ E, MELNE V, KALNINA Z, et al. Diagnostic, prognostic and predictive value of cell-free miRNAs in prostate cancer: a systematic review[J]. Mol Cancer,2016,15(1):41.

第二章

分子诊断技术在实体肿瘤中的应用

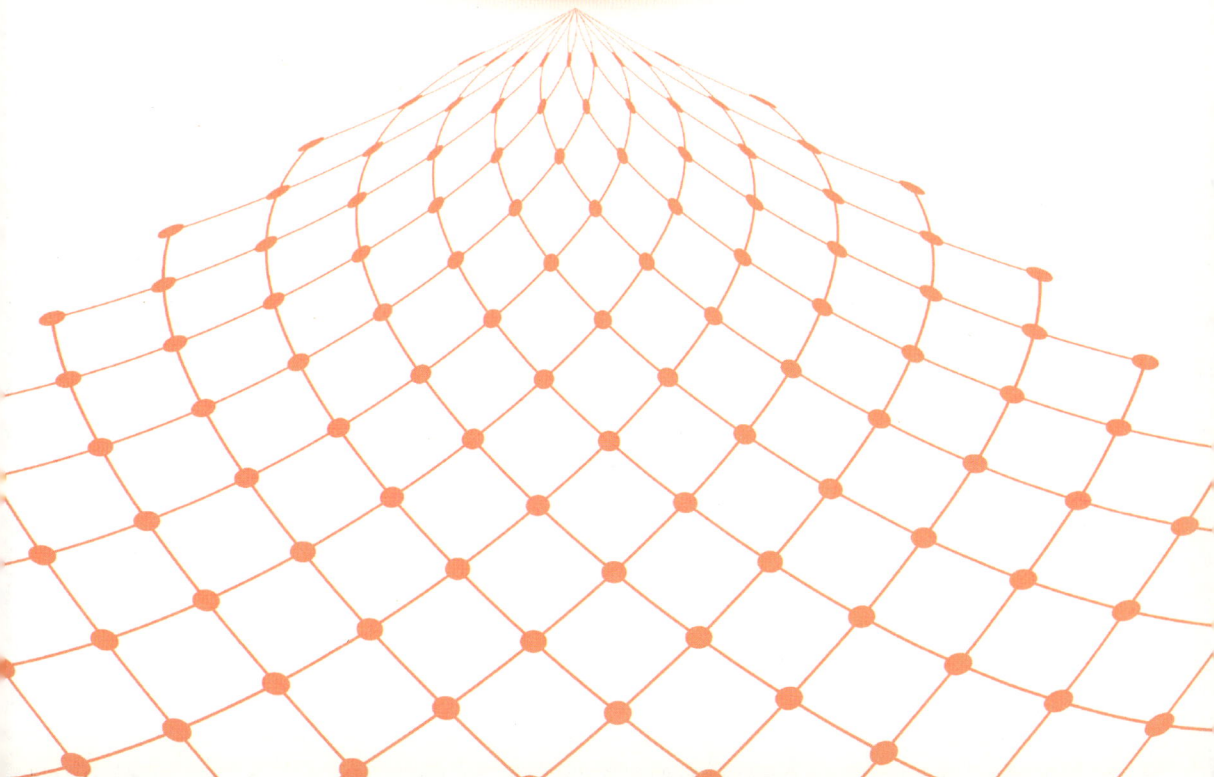

第一节 肺 癌

一 概述

肺癌是一种独特的疾病,85%~90% 的肺癌是由于主动吸烟或被动吸烟(二手烟)所致,长期吸烟还容易导致第二原发癌、治疗并发症、药物相互作用、其他吸烟相关疾病、生活质量降低和生存期缩短[1]。

从发病人数看,肺癌位居恶性肿瘤发病首位,2018 年全球有大约 1 810 万癌症新发病例和 960 万癌症死亡病例,肺癌依旧是发病率(11.6%)和死亡率(18.4%)第一位的恶性肿瘤[2]。男性中,肺癌发病率(31.5%)和死亡率(27.1%)最高,女性中,肺癌发病率(14.6%),死亡率位居第二,为(11.2%)。只有 16.8% 的肺癌患者确诊后存活 5 年或更长时间。

世界卫生组织根据其生物学、治疗及预后把肺癌分为 2 个主要类别:非小细胞肺癌(NSCLC)和小细胞肺癌(SCLC)。非小细胞肺癌占所有肺癌病例的 85%,它包括 2 个主要类型:①非鳞状细胞癌(包括腺癌、大细胞癌和其他细胞类型);②鳞状细胞(表皮)癌。腺癌是最常见的肺癌类型,也是非烟民最频繁出现的组织学特征[2]。

二 诊断标准

(一)诊断评估原则

首选诊断策略:取决于肿瘤的大小和位置、纵隔或远端转移、患者特征如肺病理和(或)其他重要的合并症、经验和专业知识。

选择最优诊断步骤应考虑的因素包括:预期的诊断率(灵敏性);诊断准确性,特异性,尤其是阴性诊断的可靠性;操作的侵入性和足够的用于病理和分子检测组织样本;风险评估的效率;现有技术和专业知识水平;PET 引导活检部位的肿瘤活性等。

常见实体肿瘤分子诊断思路

操作的路径和时序:同步分期是有益的,因为它可以避免额外的活检或手术。活检最好可以得到最高分期的病理组织(即活检可疑的转移灶或纵隔淋巴结,而不仅是肺部病灶)。因而,在临床高度怀疑侵袭性、晚期肿瘤的情况下,通常最好在选择诊断性活检部位前做PET影像检查。

对于强烈怀疑非小细胞肺癌的患者并非要求术前活检,除非可通过活检或细针抽吸活检获得诊断或术中诊断可能很困难或很危险。

(1)常规检查:①痰细胞学检查;②支气管镜检查并活检以及经气管针吸活检(TBNA);③影像引导经胸粗针活检(首选)或细针穿刺活检;④胸腔穿刺术;⑤纵隔镜;⑥电视辅助胸腔镜手术(VATS)和开放手术活检。

(2)特殊检查:①电子束超声引导活检;②EUS引导活检;③导航支气管镜检查。

(3)最低侵入性活检。

(二)肺结节的诊断评估

肺结节的诊断评估见图2-1-1。

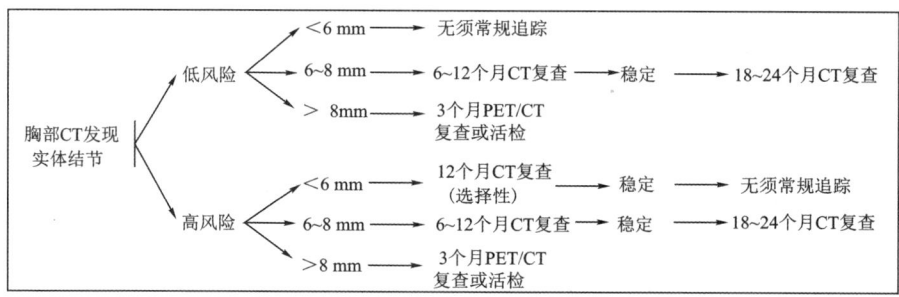

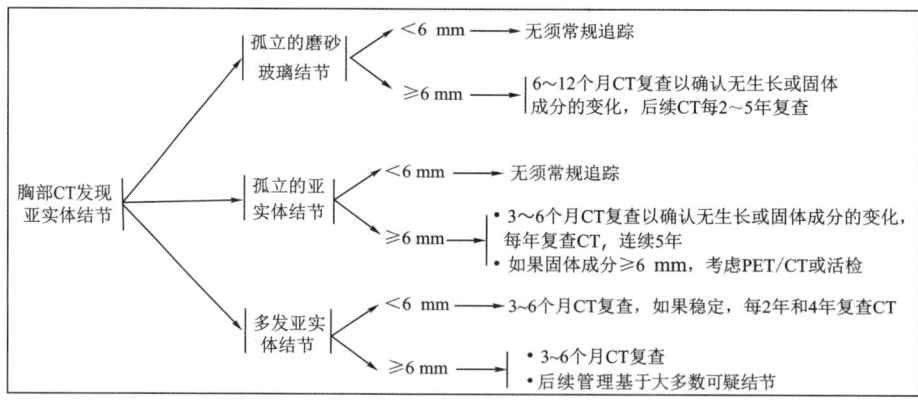

图2-1-1 肺结节的诊断流程

(三) NSCLC 分期

NSCLC 分期见图 2-1-2。

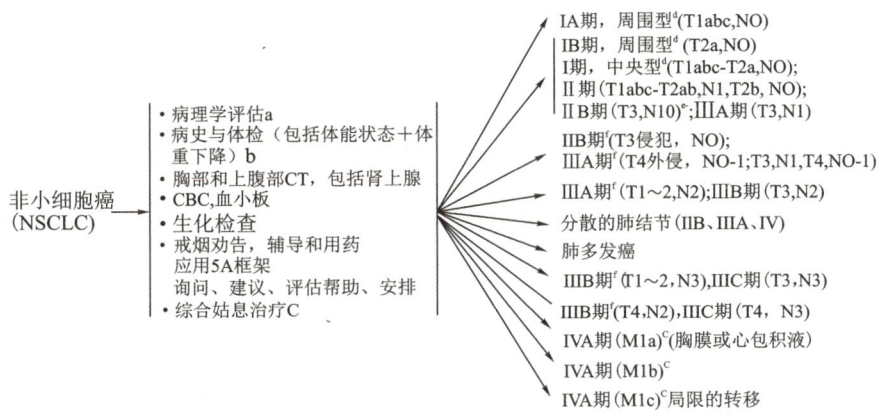

图 2-1-2 非小细胞肺癌临床分期

(四) 分子分型[1-3]

随着肺癌系列致癌驱动基因的相继确定,我国及国际上多项研究表明靶向治疗药物大大改善和延长携带相应驱动基因的非小细胞肺癌患者的预后和生存。肺癌的分型也由过去单纯的病理组织学分类,进一步细分为基于驱动基因的分子亚型。携带表皮生长因子受体(epidermal growth factor receptor,EGFR)基因敏感突变、间变性淋巴瘤激酶(anaplasticlymphoma kinase,ALK)融合或 c-ros 癌基因 1(c-ros oncogene 1,ROS1)融合的晚期 NSCLC 靶向治疗的疗效与分子分型的关系已经在临床实践中得到充分证实。表 2-1-1 是 CSCO 非小细胞肺癌诊疗指南依照分子分型提出的诊断策略。

表 2-1-1 非小细胞肺癌分子分型的诊疗策略

分子分型	Ⅰ级推荐	Ⅱ级推荐	Ⅲ级推荐
可手术 Ⅰ~Ⅲ期 NSCLC		术后 N1 和(或)N2 阳性非鳞癌进行 EGFR 突变检测,指导辅助靶向治疗(ⅠB 类证据)	

续表 2-1-1

分子分型	Ⅰ级推荐	Ⅱ级推荐	Ⅲ级推荐
不可手术Ⅲ期及Ⅳ期 NSCLC	病理学诊断后保留足够组织标本进行分子检测,根据分子分型指导治疗(Ⅰ类证据) 对于非鳞癌组织标本进行:EGFR 突变(ⅠA 类证据)、ALK 融合(ⅠA 类证据)及 ROS1 融合检测 肿瘤标本无法获取或量少不能进行基因检测时,可通过外周血游离/肿瘤 DNA(cf/ctDNA)进行 EGFR 突变检测 EGFR TKIs 耐药患者,建议再次活检进行 EGFR T790M 检测。不能获取肿瘤标本的患者,建议行 cf/ctDNA EGFR T790M 检测 组织标本采用免疫组化法检测 PD-L1 表达(Ⅰ类证据)	BRAF V600E 突变、KRAS 突变、ERBB2(HER2)扩增/突变、RET 重排、MET 扩增和 MET14 外显子跳跃突变以及 NTRK 融合等基因变异可通过单基因检测技术或二代测序技术在肿瘤组织中进行,若组织标本不可及,可考虑利用 cf/ctDNA 进行检测(ⅡB 类证据) 不吸烟、经小标本活检诊断鳞癌或混合腺癌成分的患者建议 EGFR 突变、ALK 融合及 ROS1 融合检测	采用 NGS 技术检测肿瘤突变负荷(TMB)(ⅡB 类证据)

三 常见分子生物学异常与靶向药物

NSCLC 约占肺癌的 85%,腺癌和鳞癌是其最常见的两种病理类型,约占 70%,针对驱动基因的靶向治疗给晚期肺癌的治疗带来革命性的变化。除 EGFR、ALK 之外,越来越多新的驱动基因靶点被发现,包括 ROS1 融合、RET 基因融合、Met 点突变、HER2 突变、BRAF 突变、NTRK 融合等。从生物标志物对肿瘤的治疗反应和预后转归的影响可将其分为预测生物标志物和预后生物标志物。预测生物标志物是指示治疗效果的一种生物分子,因为患者的结局与的生物分子和治疗之间存在相关性。预后生物标志物是与接受治疗无关、指示患者生存期的一种生物分子,该生物分子是先天肿瘤侵袭性的指示物。预测生物标记物包括 ALK 融合致癌基因(例如 ALK-EML4),增敏 EGFR 突变,BRAF V600E 突变、ROS1 和 RET 基因重排,MET、HER2 等,然而,无论是否接受过治疗,KRAS 突变的出现则意味着患者预后不良。下文将针对目前非小细胞肺癌中常见驱动基因及其相应的靶向药物进行综述。

(一)EGFR 突变

在非小细胞肺癌患者中,最常见的 EGFR 突变是外显子 19 缺失[45% 的患者中的 Exon19del(存在 LREA 序列保守缺失)]和外显子 21 的突变(40% 的患者中的 L858R)。两种突变导致酪氨酸激酶结构域激活,并且两者都与小分子酪氨酸激酶抑制剂(如厄洛替尼、吉非替尼和阿法替尼)的灵敏度相关,因此,这些突变被称作增敏 EGFR 突变。在约 10% 的白人非小细胞肺癌患者和高达 50% 的亚洲患者中发现这些增敏 EGFR 突变。EGFR 突变中也发现一些不常见的突变,这些突变累计约占 EGFR 突变 NSCLC 的 10%(如 19 外显子插入、p. L861Q、p. G719X、p. S768I),虽然研究的患者数比较少,但研究结果也发现这些不常见的 EGFR 突变对 EGFR TKI 治疗响应[4],酪氨酸激酶抑制剂治疗原发性耐药性与 KRAS 突变和 ALK 基因重排有关。外显子 20 插入突变是第三常见的突变类型,患者对酪氨酸激酶抑制剂有耐药性[5]。鉴定出 39 种不同的 EGFR 外显子 20 分子变异体,其中 p. V769_D770insASV 最为常见(12%)。EGFR T790 M 突变与酪氨酸激酶抑制剂治疗获得性耐药性相关,并且已报道大约 50% 的对厄洛替尼初始缓解之后疾病进展的患者存在这种突变;多数存在增敏 EGFR 突变的患者在 8~16 个月酪氨酸激酶抑制剂治疗后对厄洛替尼(或吉非替尼)出现耐药性;而 T790 M 突变也可发生在先前未接受酪氨酸激酶抑制剂治疗的患者。获得性耐药可能与从非小细胞肺癌至小细胞肺癌的组织学转变与上皮至间质转化有关。不具有 EGFR 敏感突变的肺癌,在任何治疗线均不应使用 EGFR TKI 治疗[6]。回顾性研究显示,使用单药物治疗的存在腺癌细支气管肺泡变形和增敏 EGFR 突变的患者的客观反应率大约为 80%,中位无疾病生存期(PFS)为 13 个月。腺鳞癌患者会出现 EGFR 突变,在小标本中腺鳞癌很难与鳞状细胞癌区分开来。对于 EGFR 敏感突变阳性的患者,国内外指南一线治疗优先推荐奥希替尼,其他可选择的药物包括吉非替尼、厄洛替尼、阿法替尼、达克替尼。NCCN 指南也新增推荐厄洛替尼+雷莫芦单抗或贝伐珠单抗的联合治疗方案;对于使用一/二代 EGFR TKI 治疗进展后,推荐进行 EGFR T790 M 的检测,若 T790 M 阳性,推荐使用奥希替尼治疗。阿法替尼是一种抑制整个的 ERBB/HER 受体家族(包括 EGFR 和 HER2)的口服酪氨酸激酶抑制剂。FDA 已经批准了阿法替尼用于存在增敏 EGFR 突变的转移性非鳞状细胞癌患者的一线治疗。

在检测方法上,常用技术有实时 PCR、Sanger 测序(最好与肿瘤富集相结合)和 NGS;不应使用 cfDNA/ctDNA 检测代替组织学诊断,如果患者不适合进行侵入性组织取样或没有足够的材料进行分子分析,可以考虑使用 cfDNA/ctDNA 检测[1]。

(二) BRAF 突变

BRAF(v-RAF 小鼠肉瘤病毒癌基因同源物 B)是一种丝氨酸/苏氨酸激酶,是 MAP/ERK 信号通路的一部分。BRAF p.V600E 是最常见的 BRAF 点突变,占肺腺癌的 3%~8%[7-8],其中约 50% 是 BRAF V600E 突变,其他常见的 BRAF 突变包括 BRAF G449A/V 和 BRAF D594 G 突变,分别发生在 35% 和 6% 的 BRAF 突变 NSCLC 患者中,但突变不适用于特异性靶向治疗。BRAF V600E 突变的患者通常与吸烟史有关,而 EGFR 和 ALK 重排则发生在不吸烟者。BRAF 突变通常不与 EGFR、ALK 和 ROS1 重叠。对非小细胞肺癌中鳞癌或非鳞癌(2A 类)患者考虑 BRAF 突变检测。NCCN 小组建议根据 BRAF p.V600E 突变应用 FDA 批准的 dabrafenib/trametinib 或双化疗方案作为最初的细胞毒性治疗,如果 dabrafenib/trametinib 联合治疗不耐受,可使用 dabrafenib or vemurafenib 单药疗法,但总体 ORR 为 42%,中位 PFS 为 7.3 个月,与 MEK 抑制剂联合可进一步改善预后[9]。

(三) ALK 基因重排

ALK 是一种受体酪氨酸激酶,在 NSCLC 中发生基因重排,从而使得 ALK 激酶结构域持续激活并促进下游信号传导,导致肺癌的发生发展。ALK 中最常见的融合伴侣是 EML4,目前也发现了多种其他融合伴侣,存在 ALK 重排的肺癌对 ALK TKI 的治疗方案有响应[10]。

大约 5% 的 NSCLC 患者有 ALK 基因重排。ALK 重排患者对 EGFR TKIs 耐药,但有与表皮生长因子受体突变相似的临床特征即:腺癌组织学,轻度或从不吸烟者。ALK 重排在鳞状细胞癌患者中并不常见。NCCN 小组建议对患者进行 ALK 重排试验。小组织活检可考虑用于组织学评估,报告混合组织学类型。FISH 诊断检测和 IHC 筛查已获 FDA 批准,经过验证的 NGS 平台也已用于临床检测。

NCCN 小组推荐 alectinib 作为首选一线治疗药物(1 类)用于临床试验的 ALK 阳性转移性 NSCLC 患者。另外 3 种 ALK 抑制剂 crizotinib、brigatinib 和 ceritinib 也是 NCCN 一线治疗推荐药物。Lorlatinib 为 ALK 和 ROS1 重排第三代酪氨酸激酶抑制剂

(四) ROS1 基因融合

原癌基因 ROS1 突变的形式为融合,最早发生于胶质瘤,后在肺癌中发现,在 NSCLC 中发生率为 1%~2%。ROS1 突变多见于年轻女性及不吸烟或少吸烟的肺腺癌人群,很少与 EGFR、KRAS、ALK 或其他驱动基因同时

发生[11]。

共发现 22 种 ROS1 基因的融合形式,包括 CD74、SDC4、SLC34A2 等[12],其中 CD74 是最常见的融合形式。FISH、PCR 和二代测序是常见的 ROS1 检测方法。NCCN 小组建议使用 crizotinib and ceritinib(均为类别 2a)作为 ROS1 重排的患者的一线治疗,推荐 lorlatinib(2A 类)作为二线治疗的靶向药物。目前还没有专门只针对 ROS1 融合基因突变的靶向药物。此外,ROS1 抑制剂的耐药性也是目前亟待克服的问题,耐药机制主要分为二次突变或旁路激活,二次突变即 ROS1 激酶区突变,其中最常见的是 G2032R 类似 ALK 的 G1202,旁路激活如 KIT 突变 D816G,上调 EGFR 信号通路[13],耐药后的治疗尚需进一步探索[14]。

(五)HER2 基因突变

HER2 在 NSCLC 中的异常表现为扩增、过表达和突变 3 种形式,HER2 扩增和 HER2 过表达分别占 20% 和 6%～35%,HER2 突变占 1%～2%,其中 96% 是激酶激活的外显子 20 插入突变[15-16]。NCCN 推荐 ado-trastuzumab emtansine(2A 类)用于 HER2 突变非吸烟的腺癌。目前尚无获批的治疗 HER2 突变的药物,泛 HER 抑制剂如 afatinib、dacomitinib、neratinib 等单药疗效欠佳。

Kris 等[17]研究显示 dacomitinib 在 HER2 突变和扩增的 NSCLC 患者中,中位 ORR 12%,中位 PFS 3 个月。单抗类药物如曲妥珠单抗、帕妥珠单抗治疗 HER2 基因过表达的 NSCLC 患者,无论单药还是联合化疗,均未见到明显的临床获益。

Basket[18]研究显示针对 HER2 基因扩增(免疫组化+++)或 HER2 突变患者,T-DM1 治疗 HER2 突变的 NSCLC 患者,ORR 44%,PFS 4 个月。另一项 Ⅱ 期临床研究显示,49 例晚期 NSCLC 患者,29 例免疫组化检测 HER2 ++,20 名为 HER2 +++,采用 T-DM1 治疗后,总体 ORR 44%,中位 PFS 5 个月。研究显示:T-DM1 在 HER2 高表达(+++)晚期 NSCLC 患者中显示出治疗活性。

2018 年 Wang 等[19]首次报道了利用插入突变肺腺癌类器官模型和人源肿瘤异种移植模型用于验证吡咯替尼的抗肿瘤活性,共入组了 15 名患者,均接受过多线治疗,结果显示 ORR 53.3%,中位 PFS 6.4 个月,其中 4 例患者 PFS 超过 1 年,1 位患者 PFS 时间超过 2 年。67%(10/15)的患者突变为 A775-G776YVMA 插入突变,其他 HER2 突变类型 G776C、G776 > VC、L755P、P780-Y78linsGSP 等也对吡咯替尼有效。吡咯替尼可能是对 HER2 突变有效的靶向药物,期待多中心 Ⅱ 期研究结果。

(六)NTRK 基因融合

基因融合(如 NTRK1、NTRK2、NTRK3)可能是儿童和成人多种实体瘤的驱动基因。NTRK 基因融合编码原肌球蛋白受体激酶(TRK)融合蛋白(如 TRKA、TRKB、TRKC)是实体瘤的致癌因子,包括肺、唾液腺、甲状腺和肉瘤。据估计 NTRK 融合发生在 0.2% 的非小细胞肺癌患者中,已经确定了多种融合伙伴,通常不与 EGFR、ALK、ROS1 变异重叠[20]。2019 年更新(第 3 版)NCCN 小组增加了 NTRK 基因的建议:FISH、IHC、PCR 和 NGS 方法可用于检测转移性非小细胞肺癌 NTRK 基因融合。如果病人的肿瘤主要驱动基因 EGFR、ALK、ROS1、BRAF 是阴性,NSCLC 小组建议对转移性 NSCLC 患者进行 NTRK 基因融合检测;2020 年更新版本,NCCN 小组投票认为 larotrectinib 和 entrectinib 都是 NTRK 基因融合阳性转移性疾病患者的一线治疗(2A 类)方法[1,21]。

(七)KRAS 突变

KRAS 是一种具有 GTPase 酶活性的 G 蛋白,是 MAP/ERK 传导通路的一部分。KRAS 的点突变最常见于密码子 12。数据显示大约 25% 的北美腺癌患者携带 KRAS 突变;突变与吸烟相关。突变携带者似乎比野生型患者存活时间短,因此 KRAS 突变是预后的生物标志物。KRAS 突变状态也预示着 EGFR TKIs 缺乏治疗效果[22]。它似乎不影响化疗疗效:通常不与 EGFR、ALK、ROS1 变异重叠。因此,KRAS 变异提示无法从进一步的分子测试获益。目前尚无用于 KRAS 突变患者的靶向治疗;免疫检查点抑制剂似乎有效;MEK 抑制剂正在临床试验中。

(八)MET 突变

在 MET 中致癌驱动基因的改变包括 MET exon 14 跳跃突变、MET 基因拷贝数(GCN)增加或扩增等形式,MET 基因组改变通常不与 EGFR、ROS1、BRAF 和 ALK 基因变异重叠,而 MET exon 14 跳跃突变和 MET 扩增可能一起发生。MET exon 14 跳跃在 3%~4% 的腺癌和 1%~2% 的其他 NSCLC 组织学类型的患者,MET 扩增在 NSCLC 患者中的发生率为 1%~4%。在近期的一项研究中,具有高水平 MET 扩增的患者,对克唑替尼的反应率为 50%,而在低水平 MET 扩增的患者中,则是低反应率(0~20%)[23]。NGS 和 RT-PCR 可用于 MET exon 14 和 MET 扩增检测。

MET 抑制剂的种类有很多,包括非选择性抑制剂(如 crizotinib、cabozantinib、tivantinib、foretinib 等多靶点小分子 TKI)以及专门针对 MET 的选择性抑制剂,包括单克隆抗体(如 MSC2156119、INC280、AMG337、沃利替尼等)和小分子 TKI(如 rilotumumab、LY287535、onartuzumab、ABT-700 等)。

MET 点突变在肺肉瘤样癌中的表现也引起了学者的关注。2015 年,一项研究利用 NGS 在肺肉瘤样癌中发现了高频的 MET 突变,该研究发现在 36 例肺肉瘤样癌病例中,22 例存在 MET exon14 跳跃剪切突变,其中一例同时伴有 PIK3CA 突变,且多数 PSC 患者有吸烟史,50% 为重度吸烟者。从该研究可以得知,在罕见的肺肉瘤样癌(0.1%~0.4%)中,MET exon14 剪切突变是重要的驱动基因,且 MET exon14 剪切突变是肺肉瘤样癌的高频突变(22%)。携带 MET exon14 突变的 PSC,对克唑替尼表现出惊人的临床疗效[14]。

2017 年,Schrock[24]等发表了肺肉瘤样癌全基因测序的研究数据,发现肺肉瘤样癌伴有驱动基因改变(30%)和中高度肿瘤突变负荷(43%>10 突变/Mb),全基因测序可为预后差、治疗困难的肺肉瘤样癌提供治疗选择。

(九)RET 基因融合

RET 基因融合配体有多种,可以与 CCDC6、KIF5B、NCOA4 和 TRIM33 等易位融合,其中最多见为 CCDC6 和 KIF5B。当 RET 基因出现点突变或基因重排时,会引起下游信号通路的激活,便会驱动肿瘤的发生。在 NSCLC 患者中 1%~2% 发生 RET 重排,在腺癌组织学中更常见。目前常用 FISH、IHC、RT-PCR 等 DNA 测序技术等检测。

卡博替尼和凡德他尼是为数不多的被 NCCN 指南推荐的治疗药物,但带来获益较为有限,ORR 为 18%~47%,PFS 为 4.5 个月左右[14]。

(十)PD-L1 表达水平

人类免疫检查点-抑制剂抗体抑制 PD-1 受体或 PD-L1,提高抗肿瘤免疫;PD-1 受体在活化的细胞毒性 T 细胞上表达。nivolumab 和 pembrolizumab 抑制 PD-1 受体。Atezolizumab 和 durvalumab 抑制 PD-L1。NCCN 小组建议对转移瘤患者一线治疗前进行 PD-L1 表达(1 类)IHC 测试作为是否用药的评估。2019 年(版本 1),NCCN 小组增加了关于转移性 NSCLC,未知 EGFR 突变和 ALK 重排结果而基于 PD-L1 表达水平的一线治疗方案。转移性非小细胞肺癌患者 50% 或以上的 PD-L1 水平,单剂 pembrolizumab 是首选(1 类);转移患者 PD-L1 水平低于 50% 或未知,pembrolizumab/carboplatin(orcisplatin)/pemetrexed 是首选(1 类);非鳞癌一线联合疗法 pembrolizumab(或 atezolizumab/bevacizumab)/chemotherapy(1 类)是推荐方案。PD-L1 抑制剂单药治疗对 EGFR 及 ALK 变异患者的疗效较差。

目前每种 PD-1/PD-L1 药物的 PD-L1 表达的检测平台和判断标准都不太一样,未来需要更多的临床研究数据来明确每个癌种、每种 PD-1/PD-L1 药物的 PD-L1 表达的检测平台和判读标准。FDA 批准的基于肿瘤比例评分(TPS)的 PD-L1 伴随诊断方法,可指导派姆单抗用于治疗 NSCLC 患者,

TPS 是在任何强度下显示部分或全部膜染色的活的肿瘤细胞的百分比[25]。尽管部分驱动基因突变的肺癌患者中 PD-L1 的表达升高,但是针对有驱动基因突变的靶向治疗方案应优先于免疫检查点抑制剂的治疗[26]。

(十一)肿瘤突变负荷

肿瘤突变负荷(TMB)被定义为每百万碱基中被检测出的体细胞基因编码错误、碱基替换、基因插入或缺失错误的总数,通常来说突变越多,则 TMB 越高,则患者更容易对免疫治疗发生响应。在非小细胞肺癌中开展的 CheckMate227 临床研究,使用 FMI 的伴随诊断产品 FoundationOne CDx 检测 TMB,结果表明:在 TMB≥10 mut/Mb 的晚期非小细胞肺癌患者中,与铂类双联化疗相比,nivolumab 加低剂量 ipilimumab 治疗明显延长了 1 年的无进展生存(42.6% vs 13.2%),无进展生存期也显著延长(7.2 个月 vs 5.4 个月)[27];4 月初,美国 FDA 基于 Keynote-158 研究的Ⅱ期临床试验结果已受理 Keytruda 单药治疗肿瘤突变负荷高(TMB-H)且既往治疗后疾病进展的不可手术或转移性实体瘤患者,研究纳入 751 例经治且可评估 TMB 的晚期实体瘤患者,研究结果显示,非 TMB-H 的患者,Keytruda 单药的客观缓解率(ORR)仅 6.7%,而 TMB-H 患者的 ORR 可达 30.3%[28],但目前 TMB 的检测方法和计算方法都没有统一标准,并缺少更多的前瞻性临床研究的伴随诊断的数据支持,因此 TMB 作为临床广泛应用的标志物,还需要未来更多的临床研究支持。

四 分子诊断思路和相关基因列表

1. 靶向治疗和免疫治疗 主要应用于不可手术的Ⅲ~Ⅳ期进展或转移的 NSCLC 患者,在组织分型基础上,应以分子诊断为依据。35% 非鳞 NSCLC 携带一种 FDA 靶向药物敏感突变,是靶向药物适应证,见图 2-1-4[29];而无敏感突变的 NSCLC 则可遵循当前指南的免疫治疗模式,如图 2-1-5[30]。

2. 分子诊断 用于获得靶向治疗相关的肿瘤的驱动基因变异及免疫相关的分子生物标志物。分子诊断分为预测性和预后性指标,可以给临床治疗提供用药反应及患者预后转归的信息。二代测序技术可以同时检测高达数以千计的相关基因,我们称为 panel(中文称为套餐),各种 PCR 技术和飞行质谱可以快速检测相对较小的 panel,染色体微阵列技术可用于检测 50~100 kb 以上的拷贝数变异,而 FISH 是检测基因融合的有效手段。

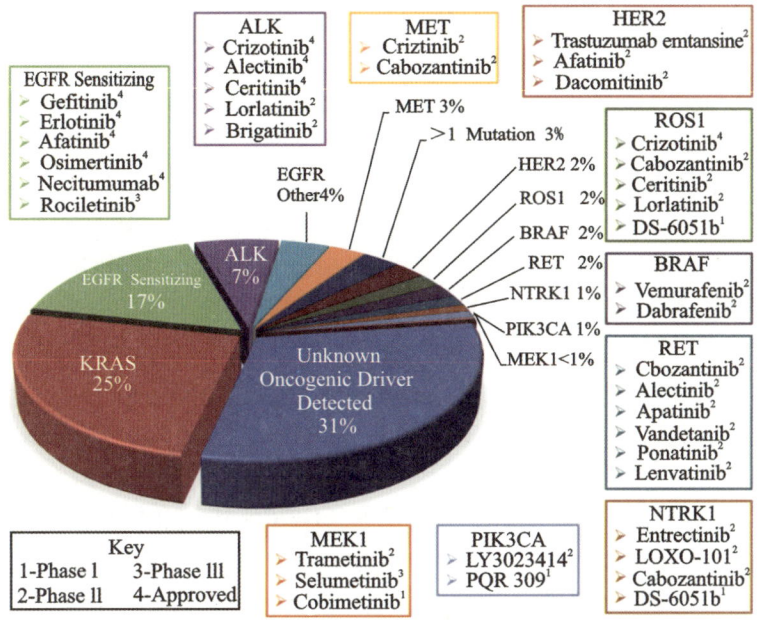

图2-1-4 携带FDA靶向药物敏感突变的非鳞NSCLC

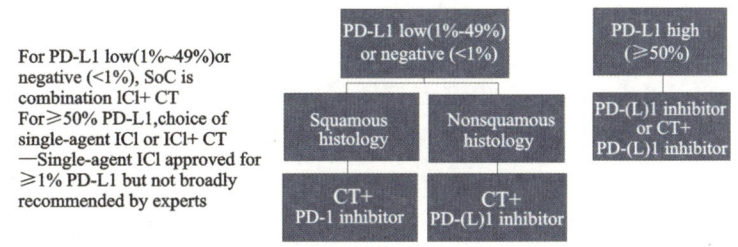

图2-1-5 无敏感突变的NSCLC免疫治疗模式

3. 其他　对于NSCLC靶向基因和免疫相关生物标志物检测的选择,2020年NCCN和CSCO指南给出如下建议。

(1) 所有含腺癌成分的NSCLC,无论其临床特征(如吸烟史、性别、种族或其他等),应常规进行EGFR突变、ALK融合及ROS1融合检测,EGFR突变检测应涵盖EGFR 18、19、20、21外显子。

(2) 为了减少组织的使用和潜在的浪费,NCCN小组在2020年第六版指南中建议至少评估以下6种潜在的分子生物标记物:EGFR突变、BRAF突变、METEX14跳跃突变、RET重排、ALK融合和ROS1融合。当然广谱的大

panel 也被推荐用于识别罕见的可获得有效治疗的驱动基因突变,如 NTRK 基因融合,高水平 MET 扩增,ERBB2 突变和 TMB。

(3)亚裔人群和我国的肺腺癌患者 EGFR 基因敏感突变阳性率为 40%~50%。EGFR 突变主要包括 4 种类型:外显子 19 缺失突变,外显子 21 点突变,外显子 18 点突变和外显子 20 插入突变。最常见的 EGFR 突变为外显子 19 缺失突变(19del)和外显子 21 点突变(21L858R),均为 EGFR-TKI 的敏感性突变,18 外显子 G719X,20 外显子 S768I 和 21 外显子 L861Q 突变亦均为敏感性突变,20 外显子的 T790 M 突变与第一、二代 EGFR-TKI 获得性耐药有关。利用组织标本进行 EGFR 突变检测是首选的策略。EGFR 突变的检测方法包括:ARMS 法,Super ARMS 法,cobas,微滴式数字 PCR (ddPCR)和 NGS 法等。

(4)原发肿瘤和转移灶都适于进行 EGFR 突变、ALK 融合及 ROS1 融合分子检测。

(5)当肿瘤组织难以获取时,血液是 EGFR 基因突变检测合适的替代生物标本,也是对可疑组织检测结果的补充。

(6)单纯鳞状细胞癌患者似乎没有 ALK 融合、ROS1 融合、RET 重排、致敏 EGFR 突变、METEX14 跳跃突变或 BRAFV600E 突变,因此,不推荐这些病人进行常规分子检测。而相比西方国家,中国 NSCLC 患者具有更高的 EGFR 突变率,尤其在不吸烟肺癌患者中。EGFR 突变、ALK 融合和 ROS1 融合可能发生在腺鳞癌患者中,因此,对于不吸烟,经活检小标本诊断的鳞癌,或混合腺癌成分的患者,建议进行 EGFR 突变、ALK 融合和 ROS1 融合。

(7)PD-L1 表达与免疫检查点抑制剂疗效呈正相关。免疫检查点抑制剂作为后线治疗或与含铂两药方案联合作为一线治疗时,PD-L1 表达的检测可能会提供有用的信息。帕博利珠单抗单药作为一线治疗时,需检测 PD-L1 表达。检测 PD-L1 表达采用免疫组化法检测,PD-L1 阳性的定义因用不同的伴随诊断而存在差异,临床判读须谨慎。

(8)TMB 可能预测免疫检查点抑制剂疗效。利用 NGS 多基因 panel 估测 TMB 是临床可行的方法。在组织标本不足时,利用 ctDNA 进行 TMB 估测是潜在可行的技术手段。

表 2-1-2 汇总了至 2020 年 9 月为止,肺癌靶向治疗相关的目标基因突变及对应的靶向治疗/免疫治疗药物。

第二章 分子诊断技术在实体肿瘤中的应用

表2-1-2 非小细胞肺癌相关突变基因

要求检测突变类型		常见突变	突变频率	预测性/预后性标志	诊断	靶向药物治疗
EGFR		19外显子缺失 p.L858R 点突变	45% 40%		敏感型EGFR突变是NSCLC最常见的突变，发生在大约10%的白人和高达50%的亚洲人	阿法替尼 厄洛替尼 达克替尼 吉非替尼 奥希替尼
		p.T790M	60%	预测性	约60%的患者在初始洛替尼、吉非替尼或阿法替尼有初始治疗后耐药，病情进展。原发性耐药T790M与家族性肺癌倾向有关	奥希替尼
		外显子20插入突变	4%~10%		常见于中年女性，无吸烟史，占NSCLC 4%~10%，常伴有抑癌基因突变，中国人群中V769_D770insASV最常见，占12%	传统化疗（TKI不敏感）
ALK		EML4	5%	预测性	ALK重排患者对EGFR-TKIs耐药，变相似的临床特征（腺癌组织学，轻度或从不吸烟者）。ALK重排在鳞状细胞癌患者中并不常见，ALK基因重排可以发生在混合鳞状细胞癌的患者	阿来替尼 布吉替尼 色瑞替尼 克唑替尼
ROS1		CD74、SLC34A2、CCDC6、FIG	1%~2%	预测性	常见于年轻女性，无吸烟史，通常发生在EGFR基因、KRAS基因突变阴性，没有ALK重排的NSCLC患者（三阴患者）	色瑞替尼 克唑替尼 恩曲替尼

· 65 ·

常见实体肿瘤分子诊断思路

续表 2-1-2

要求检测突变类型	常见突变	突变频率	预测性/预后性标志	诊断	靶向药物治疗
BRAF	V600E 点突变	1%～2% 的肺腺癌者	预测性	BRAF 突变通常与 EGFR 突变、ALK 重排或 ROS1 重排不重叠	达拉非尼曲美替尼
NTRK	基因融合	0.20%	预测性	很少发生在 NSCLC，不与 EGFR、ALK、ROS1 重叠	拉罗替尼恩曲替尼
ERBB2（HER2）	突变 扩增 过表达	1%～2% 20% 6%～35%	预测性	HER2 突变占 1%～2%，其中 96% 是激酶激活的外显子 20 插入突变	传统化疗（TKI 不敏感）TDM1
MET	扩增，拷贝数增加	1%～4%	预测性	具有高水平 MET 扩增的患者，对克唑替尼的反应率为 50%	克唑替尼
	14 外显子剪切突变	3%～4%		在 3%～4% 的腺癌和 1%～2% 的其他 NSCLC 组织学类型的患者	克唑替尼，卡马替尼
RET	重排	1%～2%	预测性	在腺癌组织学中更常见	塞普替尼，卡博替尼，凡德他尼
KRAS	12 密码子点突变	北美人群 25%	预后性	北美人群中 25% 的腺癌患者存在 KRAS 突变，和吸烟相关	目前还没有针对 KRAS 突变患者的靶向治疗；免疫检查点抑制剂，MEK 抑制剂正在临床试验中
肿瘤突变负荷（TMB）	百万碱基检测出的体细胞突变总数	>10/MB	预测性	通常来说突变越多，则 TMB 越高，免疫治疗发生响应	纳武单抗 + 伊匹单抗，帕博利珠单抗
PD-L1	过表达	≥50%	预测性	阳性 PD-L1 检测结果的定义和使用分析而异，FDA 批准的 PD-L1 伴随诊断指导 pembrolizumab 的使用	纳武单抗和派姆单抗抑制 PD-L1；阿替唑单抗和德瓦鲁单抗抑制 PD-L1

参考文献

[1] NCCN. Non-small cell lung cancer[R]. USA: NCCN Guidelines, 2020, Version 6.

[2] BRAY F, FERLAY J, SOERJOMATARAM I, et al. Global cancer statistics 2018: GLOBOCAN estimates of incidence and mortality worldwide for 36 cancers in 185 countries[J]. CA Cancer J Clin, 2018, 68(6): 394-424.

[3] 中国临床肿瘤学会(CSCO). 非小细胞肺癌诊疗指南[R]. 中国: 中国临床肿瘤学会指南, 2020.

[4] RIELY G J, POLITI K A, MILLER V A, et al. Update on epidermal growth factor receptor mutations in non-small cell lung cancer[J]. Clin Cancer Res, 2006, 12: 7232-7241.

[5] ARCILA M E, NAFA K, CHAFT J E, et al. EGFR exon 20 insertion mutations in lung adenocarcinomas: prevalence, molecular heterogeneity, and clinicopathologic characteristics[J]. Mol Cancer Ther, 2013, 12(2): 220-229.

[6] LANGER C J. Epidermal growth factor receptor inhibition in mutation-positive non-small-cell lung cancer: is afatinib better or simply newer?[J]. J Clin Oncol, 2013, 31(27): 3303-3306.

[7] IMIELINSKI M, BERGER A H, HAMMERMAN P S, et al. Mapping the hallmarks of lung adenocarcinoma with massively parallel sequencing[J]. Cell, 2012, 150(6): 1107-1120.

[8] PAIK P K, ARCILA M E, FARA M, et al. Clinical characteristics of patients with lung adenocarcinomas harboring BRAF mutations[J]. J Clin Oncol, 2011, 29(15): 2046-2051.

[9] PLANCHARD D, BESSE B, GROEN H J M, et al. Dabrafenib plus trametinib in patients with previously treated BRAF(V600E)-mutant metastatic non-small cell lung cancer: an open-label, multicentre phase 2 trial[J]. Lancet Oncol, 2016, 17(7): 984-993.

[10] KWAK E L, BANG Y J, CAMIDGE D R, et al. Anaplastic lymphoma kinase inhibition in non-small-cell lung cancer[J]. N Engl J Med, 2010, 363(18): 1693-1703.

[11] LIN J J, RITTERHOUSE L L, ALI S M, et al. ROS1 fusions rarely overlap with other oncogenic drivers in non-small cell lung cancer[J]. J Thorac

Oncol,2017,12(5):872-877.

[12] OU S I, ZHU V W. CNS metastasis in ROS1 + NSCLC: an urgent call to action, to understand, and to overcome[J]. Lung Cancer, 2019, 130: 201-207.

[13] LIN J J, SHAW A T. Recent advances in targeting ROS1 in lung cancer[J]. J Thorac Oncol,2017,12(11):1611-1625.

[14] 罗佳伟,吴凤英,周彩存,等,罕见驱动基因阳性非小细胞肺癌的治疗进展盘点[J]. 肿瘤综合治疗电子杂志,2019,5(2):29-33.

[15] ARCILA M E, CHAFT J E, NAFA K, et al. Prevalence, clinicop athologic associations, and molecular spectrum of ERBB2 (HER2) tyrosine kinase mutations in lung adenoca rcinomas[J]. Clin Cancer Res,2012,18(18):4910-4918.

[16] MAZIÈRES J, PETERS S, LEPAGE B, et al. Lung cancer that harb ors an HER2 mutation:epidemiologic characteristics and therapeutic perspectives[J]. J Clin Oncol,2013,31(16):1997-2003.

[17] KRIS M G, CAMIDGE D R, GIACCONE G, et al. Targeting HER2 aberrations as actionable drivers in lung cancers:phase Ⅱ trial of the pan-HER tyrosine kinase inhibitor dacomitinib in patients with HER2-mutant or amplified tumors[J]. Ann Oncol,2015,26(7):1421-1427.

[18] LI B T, SHEN R, BUONOCORE D, et al. Ado-trastuzumab emtansine for patients with HER2 mutant lung cancers:results from a phase ii basket trial[J]. J Clin Oncol,2018,36(24):2532-2537.

[19] WANG Y, JIANG T, QIN Z, et al. HER2 exon 20 insertions in nonsmall-cell lung cancer are sensitive to the irreversible pan-HER receptor tyrosine kinase inhibitor pyrotinib[J]. Ann Oncol,2019,30(3):447-455.

[20] GATALICA Z, XIU J, SWENSEN J, et al. Molecular characterization of cancers with NTRK gene fusions[J]. Mod Pathol,2019,32(1):147-153.

[21] DRILON A, LAETSCH T W, KUMMAR S, et al. Efficacy of larotrectinib in TRK fusion-positive cancers in adults and children[J]. N Engl J Med, 2018,378(8):731-739.

[22] EBERHARD D A, JOHNSON B E, AMLER L C, et al. Mutations in the epidermal growth factor receptor and in KRAS are predictive and prognostic indicators in patients with non-small-cell lung cancer treated with chemotherapy alone and in combination with erlotinib[J]. J Clin Oncol, 2005,23(25):5900-5999.

[23] ONOZATO R, KOSAKA T, KUWANO H, et al. Activation of MET by gene amplification or by splice mutations deleting the juxtamembrane domain in primary resected lung cancers[J]. J Thorac Oncol, 2009, 4(1): 5-11.

[24] SCHROCK A B, LI S D, FRAMPTON G M, et al. Pulmonary sarcomatoid carcinomas commonly harbor either potentially targetable genomic alterations or high tumor mutational burden as observed by comprehensive genomic profiling[J]. J Thorac Oncol, 2017, 12(6): 932-942.

[25] GADGEEL S M, STEVENSON J, LANGER C, et al. Pembrolizumab (pembro) plus chemotherapy as front-line therapy for advanced NSCLC: KEYNOTE-021 cohorts A-C[J]. Journal of Clinical Oncology, 2016, 34(15): 9016.

[26] MAZIERES J, DRILON A, LUSQUE A, et al. Immune checkpoint inhibitors for patients with advanced lung cancer and oncogenic driver alterations: results from the IMMUNOTARGET registry[J]. Ann Oncol, 2019, 30(8): 1321-1328.

[27] HELLMANN M D, CIULEANU T E, PLUZANSKI A, et al. Nivolumab plus ipilimumab in lung cancer with a high tumor mutational burden[J]. N Engl J Med, 2018, 378(22): 2093-2104.

[28] MARABELLE A, FAKIH M G, LOPEZ J, et al. Association of tumor mutational burden with outcomes in patients with select advanced solid tumors treated with pembrolizumab in keynote-158[J]. Annals of Oncology, 2019, 30(suppl-5): v475-v532.

[29] TSAO A S, SCAGLIOTTI G V, BUNN P A JR, et al. Scientific advances in lung cancer 2015[J]. J Thorac Oncol, 2016, 11(5): 613-638.

[30] LIM S M, HONG M H, KIM H R. Immunotherapy for non-small cell lung cancer: current landscape and future perspectives[J]. Immune Netw, 2020, 20(1): e10.

第二节 乳腺癌

一、概述

乳腺癌是乳腺上皮细胞在多种致癌因子的作用下,发生增殖失控的现象。疾病早期常表现为乳房肿块、乳头溢液、腋窝淋巴结肿大等症状,晚期可因癌细胞发生远处转移,出现多器官病变,直接威胁患者的生命[1]。

据 2018 年国际癌症研究机构(IARC)调查显示,乳腺癌在全球女性癌症中发病率为 24.2%,位居女性癌症的首位,其中 52.9% 发生在发展中国家[2]。在我国,乳腺癌的发病率呈逐年上升的趋势,每年有 30 余万女性被诊断出乳腺癌。在东部沿海地区及经济发达地区,乳腺癌发病率上升尤其明显。从发病年龄来看,我国乳腺癌发病率从 20 岁以后开始逐渐上升,45~50 岁达到高值。随着新的治疗策略和方法普及,全球乳腺癌死亡率逐步下降,然而在中国,特别是在广大的农村地区,乳腺癌的死亡率下降趋势并不显著[3]。

乳腺癌主要分类如下:

1. 非浸润性癌 又称原位癌,是指病变仅限于原发部位,未发生转移,可分为小叶原位癌、导管原位癌和乳头湿疹样乳腺癌,预后较好。

2. 浸润性癌 指癌细胞发生浸润,并广泛侵犯周围组织,容易发生癌灶转移,又分为浸润性非特殊癌和浸润性特殊癌,判断预后需结合其他因素。

3. 浸润性非特殊癌 包括浸润性导管癌、浸润性小叶癌、硬癌、单纯癌等,此型最常见,约占 80%。

4. 浸润性特殊癌 包括乳头状癌、大汗腺癌、鳞状细胞癌、髓样癌、腺样囊腺癌、黏液腺癌等。

5. 其他罕见癌 除上述常见的病理组织分型之外,还有一些罕见的乳腺癌,病例组织分型多源于肿瘤的镜下特征而非其生物学行为,如梭形细胞癌[1]。

乳腺癌是一种异质性疾病,涵盖不同的亚型,具有不同的分子背景、不同的敏感性指标,以及不同的治疗方法和临床结果。目前分子检测用于临床诊治,主要涉及雌激素受体(ER)/孕激素受体(PR)/人类表皮生长因子受体 2(HER2)检测,以及较少用于 Ki-67 的评估。该疾病的几个多基因预后标记组合已经商品化,如 21 基因、70 基因、50 基因等,从而可以提前预后,但其临床应用仍有待证明。BRCA1/2 突变分析主要应用于亚群的患者中[4-5]。

 诊断标准

(一)病理评估

乳腺癌初诊常用体格检查进行初筛,判断患者是否存在乳房异常迹象(如乳房肿块、乳房皮肤改变、乳头溢液等),以及淋巴结的情况;后期结合影像学检查、组织活检等结果综合诊断。

1. 影像学检查

(1)乳腺 X 射线摄影:广泛用于乳腺癌的筛查,其优势在于看钙化灶,尤其是一些细小钙化灶(可能是极早期乳腺癌的表现)。

(2)乳腺超声:用于乳腺癌的诊断及鉴别诊断,能够对肿块的性质做出判断。年轻、妊娠、哺乳期妇女,可作为首选的影像学检查。

(3)乳腺磁共振成像:乳腺磁共振成像(MRI)用于乳腺癌的分期评估,对发现微小病灶、多中心、多病灶及评价病变范围有优势。

2. 组织活检　用于疑似乳腺癌患者,影像学又不能明确的,可将肿块连同周围乳腺组织一同切除,做组织病理学检查。除了直接切除,还可以在超声引导下对肿块穿刺,取出少量肿块组织进行病理学检查。

3. 乳腺癌肿瘤标志物检查　常见检查指标包括血清癌抗原 15-3(CA15-3)、血清癌胚抗原(CEA)、血清癌抗原 12-5(CA12-5)等,为确诊乳腺癌提供补充依据,以及对术后复发、转移情况进行监控。

4. 免疫组化检查　常见检查指标有 Ki-67、HER2、ER、PR 等,用于确诊乳腺癌的分子类型,为后期治疗提供依据。ER、PR 阳性说明是激素依赖性乳腺癌,而 Ki-67、HER2 阳性代表肿瘤的侵袭性高,容易复发转移[6-9]。

5. 分期　美国癌症联合委员会(AJCC)分期系统根据预后将患者进行分类,根据肿瘤(T)、淋巴结(N)、转移(M)状态对乳腺癌进行了 TNM 分期[10]。

治疗方案会参考分期结果,但主要根据以下方面:肿瘤大小,淋巴结状态,ER/PR 水平,HER2 状态,绝经与否,患者整体健康状况。

(二)预测和预后生物标记物

临床实践中已实施的乳腺癌分子检测及其相关信息见表 2-2-1。

表 2-2-1 乳腺癌预测和预后生物标记物

分子检测	分类	预后价值		预测价值	
		早期阶段	转移阶段	早期阶段	转移阶段
激素受体状态（ER/PR IHC）	是	是	是	是（内分泌治疗）	是（内分泌治疗）
HER2 状态[IHC 和（或）FISH,CISH]	是	是	是	是（HER2 封锁）	是（HER2 封锁）
Ki-67（IHC）	是	是	NA	一般化疗敏感性	NA
Oncotype DX	NA	是	NA	一般化疗敏感性	NA
MammaPrint	NA	是	NA	一般化疗敏感性	NA
基因组分级指数（GGI）	是	是	NA	一般化疗敏感性	NA
EndoPredict	NA	是		NA	NA	NA
PAM50/ROR	是	是	是	NA	一般化疗敏感性	NA
CellSearch	NA	是	是	研究中	研究中
BRCA1/2 突变分析	是	研究中		NA	研究中（铂类化合物）	可能是（PARP 抑制剂/铂类化合物）

三、常见分子生物学异常与靶向药物

（一）不同分子亚型乳腺癌的分子改变模式

最初的研究中确认了4种主要的内在亚型。

1. 腔面 A 型，是 ER 和（或）PR 阳性，低增殖和低级别。

2. 腔面 B 型，是 ER 和（或）PR 阳性，高增殖和高级别。

3. HER2 高表达型，显示 HER2 基因的扩增以及相同扩增子的其他基因的扩增。

4. 基底细胞样亚型，与 ER/PR/HER2 阴性型（三阴性亚型）有较大程度上的重叠，并且显示基底细胞起源的特征，比如基底型角蛋白阳性。随后的研究确定了另外的亚型，主要是在基底细胞样亚型的异质性群体中[5]，参见表 2-2-2。

表 2-2-2 不同分子亚型乳腺癌的分子改变模式

分子亚型	拷贝数改变	突变
腔面 A 型	拷贝数增加:1q 和 16p	PIK3CA(45%)、GATA3(14%)、MAP3K1(13%)、TP53(12%)、CDH1(9%)、MLL3(8%)、MAP2K4(7%)、NCOR1(5%)、RUNX1(4%)、PTEN(4%)、CTCF(4%)、TBX3(3%)、SF3B1(3%)、CBFB(2%)、FOXA1(2%)、NF1(2%)、PTPRD(2%)、CDKN1B(1%)、AFF2(1%)、PIK3R1(0.4%)、RB1(0.4%)、PTPN22(0.4%)
	拷贝数减少:16q	
	高水平扩增:8p11-12、11q13-14、12q13-14、17q11-12、17q21-24 和 20q13	
腔面 B 型	拷贝数增加:1q、8q、17q、20q	TP53(29%)、PIK3CA(29%)、GATA3(15%)、MLL3(6%)、MAP3K1(5%)、CDH1(5%)、PTEN(4%)、TBX3(4%)、NF1(4%)、PTPRD(4%)、RB1(3%)、MAP2K4(2%)、PIK3R1(2%)、AKT1(2%)、RUNX1(2%)、CBFB(2%)、NCOR1(2%)、CTCF(2%)、FOXA1(2%)、AFF2(2%)、PTPN22(2%)、CDKN1B(1%)
	拷贝数减少:1p、8p、13q、16q、17p、22q	
	高水平扩增:8p11-12、11q13-14、8q	
HER2 扩增性	拷贝数增加:1q、7p、8q、16p、20q	TP53(72%)、PIK3CA(39%)、MLL3(7%)、AFF2(5%)、PTPN22(5%)、MAP3K1(4%)、CDH1(5%)、PIK3R1(4%)、RUNX1(4%)、SF3B1(4%)、PTPRD(4%)、MAP2K4(2%)、GATA3(2%)、PTEN(2%)、AKT1(2%)、CBFB(2%)、CTCF(2%)、FOXA1(2%)、CDKN1B(2%)
	拷贝数减少:1p、8p、13q、18q	
	高水平扩增:17q	
基底细胞亚型	拷贝数增加:3q、8q、10p	TP53(80%)、PIK3CA(9%)、MLL3(5%)、RB1(4%)、AFF2(5%)、GATA3(2%)、NCOR1(2%)、NF1(2%)、PTEN(1%)、TBX3(1%)、CTCF(1%)、SF3B1(1%)、PTPRD(1%)
	拷贝数减少:3p、4p、4q、5q、12q、13q、14q、15q	
	高水平扩增:罕见	

(二)常见分子生物学异常

1. ER、PR 大部分乳腺癌(高达 80%)的生长取决于雌激素和(或)孕激素,人们已经知道这个事实超过 40 年,这种作用是通过相应的受体 ER 和 PR 介导的。正常乳腺上皮细胞内存在 ER、PR。当细胞发生癌变时,ER 和 PR 出现部分和全部缺失。如果细胞仍保留 ER 和(或)PR,则该乳腺癌细胞的生长和增殖仍然受内分泌的调控,称为激素依赖性乳腺癌;如果 ER 和(或)PR 缺失,则该乳腺癌细胞的生长和增殖不再受内分泌的调控,称为非激素依赖性乳腺癌。

在乳腺癌,ER 是内分泌治疗效果预测的最重要预测生物标记。他莫昔芬,选择性雌激素受体调节剂,代表着一个已经制定的辅助内分泌治疗。在 ER 阳性乳腺癌患者中,他莫昔芬辅助治疗已经显示降低了 39% 的复发率和 31% 的年死亡率,这与患者的年龄、淋巴结受累、绝经状态,以及化疗的使用无关[11]。对于绝经后的妇女,一些研究已经表明,相比长期他莫昔芬治疗,使用第三代芳香酶抑制剂(AI)作为初始辅助治疗、序贯治疗或延长治疗时,可以降低同侧、对侧和远处复发的风险[12-14],对于绝经前妇女,他莫昔芬仍然是标准治疗[15]。

有证据表明,ER 的表达量可以预测内分泌治疗的受益程度。在罕见的 ER 阴性和 PR 阳性乳腺癌中,已经报道了他莫昔芬受益有限,但无论如何,激素治疗仍然被广泛推荐[16]。

2. 人类表皮生长因子受体 2　HER2 是属于表皮生长因子受体(ERBB)家族的一种跨膜糖蛋白,其在细胞生长、分化、黏附和运动方面发挥作用。HER2 在各种正常上皮以低水平表达,包括乳腺导管上皮,但高达 30% 的原发性乳腺癌存在该基因的扩增和伴随的蛋白质过度表达。通常 HER2 首先通过免疫组化评估,在蛋白表达水平不确定的情况下,HER2 基因拷贝数用荧光原位杂交评价。

HER2 扩增和过表达主要是作为化疗、靶向治疗和内分泌治疗的预测指标。

回顾性分析证明,与没有以蒽环类药物为基础的辅助治疗方案相比,HER2 阳性乳腺癌对以蒽环类药物为基础的辅助治疗方案更为敏感[17-19]。HER2 阳性乳腺癌似乎从紫杉醇的治疗中获益,而它们似乎对以环磷酰胺为基础的方案相对耐药。

曲妥珠单抗作为第一个 HER2 的人源化单克隆抗体,显著改善了 HER2 阳性乳腺癌患者的预后,改变了乳腺癌的诊治模式,是乳腺癌靶向治疗的重要突破。近年来,包括拉帕替尼、帕妥珠单抗和 Kadcyla(T-DM1)等新的抗 HER2 治疗药物不断出现,进一步提高了 HER2 阳性乳腺癌患者的预后。在曲妥珠单抗联合紫杉类药物的基础上加用帕妥珠单抗进一步延长患者生存。NCCN 指南推荐帕妥珠单抗加曲妥珠单抗联合紫杉类药物是一线首选方案[20]。HER2 阳性、ER 和(或)PR 阳性的复发转移乳腺癌,优先考虑曲妥珠单抗联合化疗;部分不适合化疗或进展缓慢的患者如果考虑联合内分泌治疗,可在 HER2 靶向治疗的基础上联合芳香化酶抑制剂治疗[21]。

拉帕替尼联合曲妥珠单抗:拉帕替尼联合曲妥珠单抗与单用拉帕替尼相比,显著延长无进展生存期和总生存时间。对不能耐受化疗的患者,可以考虑双靶向非细胞毒药物的方案[17],但目前缺乏曲妥珠单抗联合拉帕替尼优于曲妥珠单抗联合化疗的证据。T-DM1 单药治疗曲妥珠单抗治疗失败的 HER2 阳性转移性乳腺癌,疗效优于拉帕替尼联合卡培他滨方案。因此,T-DM1 单药治疗是国际上目前曲妥珠单抗治疗失败后的二线首选治疗方案[21]。

3. Ki-67　Ki-67 抗原是评估乳腺癌常用的一个生物标志,并影响内分泌治疗和原发肿瘤化疗的治疗决策。有证据支持这种蛋白参与聚合酶 I 依赖的 rRNA 合成,到目前为止,关于它功能的重要性还没有一个完全清晰的认识。免疫组化通过几种抗体如 MM-1、Ki-S5、SP-6 评估 Ki-67,主要以 MIB-1 为主。

通过 Ki-67 的 IHC 可以估计乳腺癌的分子亚型,并可以作为预后和预测标记物。Ki-67 阳性是无病生存率和总生存率方面的负性预后因子[22-23]。在辅助化疗方面,Ki-67 阳性可能预示来曲唑化疗比他莫昔芬化疗有效[24];Ki-67 阳性还可能预测紫杉烷化疗获益。[25-26]

4. PI3K/mTOR 信号通路基因　已经在人类癌症中观察到多种多样的致癌分子改变,其中一些集中在信号传导途径中。通过影响 PI3K 信号传导通路的不同分子成分改变,比如 PTEN 丢失、PIK3CA 或 AKt1 的突变,影响相应的信号通路的功能输出,可以通过基因转录分析或特定的磷酸化抗体反应评估下游分子来体现。近期数据表明,PI3K/mTOR 信号通路基因标记(PIK3CA-GS),可作为雌激素受体阳性乳腺癌中对依维莫司、mTOR 抑制剂反应的预测生物标记物[27]。

5. BRCA1/2 突变　BRCA1/2 代表两个研究最广泛的乳腺癌易感基因,它们的突变状态用于临床的遗传评估。BRCA1 基因胚系突变者一生发生浸润性乳腺癌的风险为 50%～70%,而 BRCA2 基因突变者相应的风险达到 40%～60%。越来越多证据表明,BRCA1/2 突变状态可影响乳腺癌患者的临床结果,对于胚系突变的预后影响,目前尚不清楚。

BRCA1/2 突变状态可以影响局部治疗决策。相关更多的是对侧乳腺癌的复发率增加,预防性对侧乳房切除术已经显著减少对侧乳腺癌风险,并提高 DFS。BRCA1/2 突变状态可能影响乳腺癌全身治疗的选择。临床前证据支持这类肿瘤对 DNA 损伤试剂的敏感性,例如铂类化合物[28]。在转移和新辅助治疗方面,初步临床数据表明 BRCA 相关的乳腺癌对紫杉烷类存在潜在的原发性耐药[29]。

了解患者的 BRCA1/2 突变状态可以打开新的治疗途径,利用合成致死的概念,即两种不同的基因缺陷导致细胞死亡,但他们中的任一个单独缺陷时则不能。聚腺苷二磷酸核糖聚合酶(PARP)是单链 DNA 修复途径的重要介质。BRCA1/2 是同源重组(HR)的重要介质,而 HR 是双链 DNA 断裂修复的主要机制。用药物抑制 PARP,在 DNA 复制过程中形成多个双链 DNA 断裂,BRCA1/2 依赖的 DNA 修复不能正常进行,在 BRCA 胚系突变携带者的情况下,细胞很容易发生凋亡。这个理由支持 PARP 抑制剂用于 BRCA 相关乳腺癌的治疗,FDA 已批准 PARP 抑制剂用于 HER2 阳性的乳腺癌患者(如奥拉帕利等)。同时有多个已经或目前正在进行的临床试验[5]。

6. 商业化基因谱检测　已有基因表达谱相关研究,尝试通过评估早期乳腺癌患者的标准临床病理参数,而提前判断预后。这些研究的基因标记目前已经商业化[30]。

Oncotype DX 公司开发的 21 基因检测技术,就是通过对乳腺癌肿瘤组织中这 21 个不同基因表达水平的检测,为肿瘤的生物学特性提供更为详尽的信息,从而为个体病例提供更为精确的治疗决策与预后信息,使临床医师能够选择出真正能够从内分泌或化疗中获益的患者。21 基因包括了增殖相关基因(Ki-67、STK15、Suevivin、Cyclin B1、MYBL2)、侵袭相关基因(Stromelysin 3、Cathepsin L2)、HER2 相关基因(GRB7、HER2)、激素相关基因(ER、PR、Bcl2、SCUBE2)、参考基因(Beta-action、GAPDH、RPLPO、GUS、TFRC),以及 GSTM1、BAG1、CD68,共计 21 个。

21 基因的最早确立,是基于对 NSABP B-14 研究、NSABP B-20 研究进行的回顾性研究。之后又开展了 2 个大型前瞻性研究——Plan B 研究、TAILORx 研究。研究检测 21 基因,并随访预后。对于有利基因高表达就给一个较低的 RS 值,而不利基因的高表达就给一个较高的 RS 值,最后通过公式计算出检测 21 基因结果,就是"复发风险评分"RS 评分,分值为 0~100 分。从 Plan B 研究之后,21 基因 RS 评分的高中低危的 cut off 值设定在了 11、25,RS≤11 分是低危,12~25 是中危,RS>25 是高危,低危组和中危组患者预后良好,联合使用辅助化疗的 10 年无远处转移率较单纯使用他莫昔芬无明显差异,高危组患者预后差,使用辅助化疗使病人明显获益。所以复发高危的患者采用辅助性化疗更有效;TAILORx 研究在 2018 年 ASCO 上最重磅地口头汇报了中危组的结果,并同期在新英格兰发表了全文,经过 9 年随访,证明了 21 基因低危、中危的乳腺癌患者化疗+内分泌治疗对比内分泌治疗,效果一样好,那么就可以豁免化疗,仅用内分泌治疗就够了。

目前 NCCN 指南对 HR 阳性 HER2 阴性淋巴结阴性的早期乳腺癌患者推荐行 21 基因检测决定是否行辅助化疗。中国缺少相关的前瞻性数据,对于中国人的 RS 评分的 cut off 值,目前国内缺乏行业标准和临床共识,需要多个中心多开展研究,积累数据。所以中国的很多专家学者对 21 基因检测持保留态度,认为可以选择,但是不可依赖。

（1）Mamma Print：基于 70 基因检测的实验，最初是由来自荷兰癌症研究所的科学家建立，主要研究的问题是，基因低风险而临床高风险的患者是否能安全地避免辅助化疗。

（2）Map Quant Dx：通过一个特征性的基因表达谱，而获得组织学分级。97 个基因标记，产生基因型分级指数 GGI，包括增殖和细胞周期基因。GGI 能够将 Ⅱ 级肿瘤分为 2 个独立组，即低级别基因型和高级别基因型，为临床提供准确预后的能力。

（3）Endo Predict：这是一个 11 基因试验，评估 8 个癌症相关和 3 个标准化基因，提供 Endo Predict（EP）评分，范围 0～15。该评分是结合淋巴结状态、肿瘤大小为一体的综合临床-基因型评分。临床试验验证了其预后和预测方面的能力。

（4）PAM50/ROR：这是一个 50 个基因对其内在亚型的预测，提供了复发评分 ROR 风险，考虑到 PAM50 预测的内在亚型、肿瘤大小和组织学分级。对于准确预测，在淋巴结阴性、未做辅助治疗的一组患者中，这种结合临床-基因组分析的分类胜过临床病例及亚型为基础的预后分类。ROR 评分显示在 ER 阳性、三苯氧胺治疗的早期乳腺癌患者中潜在的准确预测能力。

7. 其他免疫组化检测指标

（1）C-erbB2 癌基因：在正常乳腺组织中呈低表达，在乳腺癌组织中表达率可增高，其表达与乳腺癌分级、淋巴结转移和临床分期呈正相关，表达率越高，预后可能也就越差。C-erbB2 同时也是 Her2 基因表达过程中的作用通道，若 C-erbB2 检测为（-）或（+），则基因为无扩增，C-erbB2（++）则 Her2 基因可疑阳性；C-erbB2（+++）则 Her2 基因为扩增状态。

（2）p53 基因：免疫组化中 p53 为野生型，p53 突变率高的乳腺癌细胞增殖活力强、分化差、恶性度高、侵袭性强和淋巴结转移率高。

（3）COX-2（cyclooxygenase-2）：乳腺癌组织中存在 COX-2 的表达。COX-2 可能是临床评价病人预后、识别术后复发的高危险性病人很有实用价值的指标。

（4）E-cadherin：黏附分子，可作为乳腺癌的判断预后指标。

（5）PS2：在预测内分泌治疗反应方面，PS2 比 ER 测定可能更有用，PS2 的表达是乳腺癌内分泌治疗反应的最好指标。

（6）p63：p63 基因本身是一个抑癌基因，p63 在乳腺癌的发生、发展过程中起着重要的作用。

（7）Calponin：在乳腺正常组、增生组、不典型增生组中，几乎所有的肌上皮细胞表达 p63、α-SMA 和 Calponin，而所有的腺上皮细胞 3 种抗体均为阴性；有助于判断浸润癌、原位癌及不典型增生。

（8）SMA（smooth muscle actin）：平滑肌肌动蛋白是可靠的标记抗体。乳腺正常组织、良性病变到原位癌、早期浸润和浸润性癌，ME 的消失是一逐渐发展的过程。

（9）Cyclin D1：Cyclin D1 的高表达可能在人乳腺癌的发生、发展中起重要作用。在乳腺癌中高表达的临床意义是：Cyclin D1 的表达与肿瘤大小、TNM 分期及腋淋巴结转移相关。

8. 环状 HER2 基因 RNA　环状 RNA 具有与 miRNA 和蛋白竞争性结合、直接翻译蛋白和多肽等诸多功能。然而，至今对环状 RNA 翻译的多肽和蛋白功能的研究仍然较少。2020 年 9 月 11 日，中山大学附属第一医院张弩教授在 Molecular Cancer（IF=15.302）发表文章[31]，解析了一种新的 HER2 来源的环状 RNA circ-HER2，circ-HER2 约在 30% 的三阴性乳腺癌细胞中表达，其可以翻译出的多肽 HER2-103 可以促进三阴性乳腺癌细胞的增殖和侵袭，该文指出 HER2-103 还可以作为抗 HER2 靶向药物帕妥珠单抗（pertuzumab）的新的靶标分子，为部分三阴性乳腺癌的治疗提供了新的可能，在临床上具有重要意义。

四 分子诊断思路和相关基因列表

根据 2020 年 CSCO 乳腺癌诊疗指南[8]，乳腺癌确诊检查的技术手段包括体格检查、双侧乳腺 X 射线摄影、超声、乳腺磁共振、空芯针穿刺/细针穿刺、胸部 CT、腹部±盆腔影像学检查、骨放射性核素扫描、PET-CT、原发灶病理会诊、转移灶病理活检等。

分子检测方面，CSCO 建议对所有乳腺浸润性癌病灶进行 ER、PR、HER-2、Ki-67 的检测；另外，大量循证医学数据证实二代测序多基因表达谱在乳腺癌预后评估和疗效预测中的作用，其中，21 基因表达复发风险评估（OncotypeDX）可用于对激素受体阳性、HER2 阴性、淋巴结阴性、传统病理因素评估预后良好（T1-2N0 M0）的患者，在标准辅助内分泌治疗上是否进行辅助化疗的决策参考。但由于目前华裔人群数据库较少，国内缺乏相应的行业标准与共识，因此 CSCO 并不提倡所有患者进行多基因表达谱检测。HER2 须在资质良好的病理实验室进行免疫组织化学检测或原位杂交（ISH）检测。浸润性乳腺癌分子诊断思路如图 2-2-1。

随着驱动基因重要性的不断增强，首先明确判断 HER2 状态成为分子分型的重要原则。对部分三阴性乳腺癌患者，如存在已知的 BRCA 突变，在蒽环和紫杉基础上需考虑铂类（顺铂、卡铂）药物用于辅助治疗。辅助内分泌治疗对激素受体（ER/PR）阳性的乳腺癌患者至关重要；对 ER 弱阳性患者

第二章 分子诊断技术在实体肿瘤中的应用

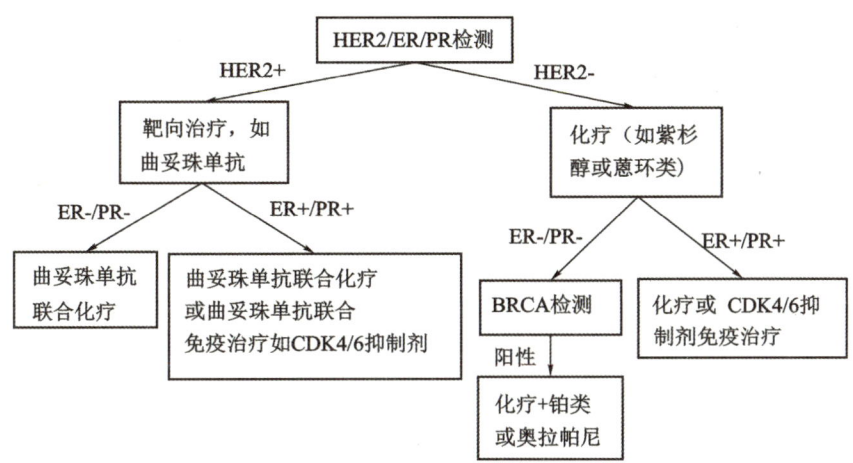

图 2-2-1 浸润性乳腺癌分子诊断思路

（阳性率1%~9%），其生物学行为与 ER 阴性相似，因此不建议放弃辅助化疗，在完成辅助化疗后，可酌情考虑进行辅助内分泌治疗。但对于绝经前患者，如 ER 阳性率为 1%~9%，不建议采用卵巢功能抑制联合口服内分泌药物的方案。辅助内分泌治疗不建议与辅助化疗同时使用。

请参考表 2-2-6 乳腺癌常见分子标记物。

表 2-2-6 乳腺癌相关分子标记物

基因	常见突变	突变频率	诊断	治疗	预后
HER2（ERBB2）	20号外显子插入基因扩增	30%	30%的原发性乳腺癌存在该基因的扩增和伴随的蛋白质过度表达	HER2 扩增和过表达主要是作为化疗、靶向治疗和内分泌治疗的预测指标。HER2 扩增阳性乳腺癌可从蒽环类、紫杉醇的治疗中获益，对环磷酰胺耐药。临床靶向治疗药物主要有：曲妥珠单抗、拉帕替尼、帕妥珠单抗和 Kadcyla（T-DM1）等	

续表 2-2-6

基因	常见突变	突变频率	诊断	治疗	预后
Ki-67			评估乳腺癌常用的一个生物标志,通过 Ki-67 的 IHC 可以估计乳腺癌的分子亚型,并可以作为预后和预测标记物	Ki-67 阳性可能预示来曲唑化疗比他莫昔芬化疗有效;Ki-67 阳性还可能预测紫杉烷化疗获益 Ki-67 标记阳性率越高,肿瘤生长就越快,组织分化也会越差,对化疗也会越敏感	一般来说,Ki-67 标记阳性率越高,预后较差
ER				在乳腺癌,ER 是内分泌治疗效果预测的最重要预测生物标记,ER 阳性乳腺癌患者可能对他莫昔芬辅助治疗受益。ER 的表达量可以预测内分泌治疗的受益程度	
PR			PR 介导乳腺癌生长,当细胞发生癌变时,ER 和 PR 出现部分和全部缺失	在罕见的 ER 阴性和 PR 阳性乳腺癌中,已经报道了他莫昔芬受益有限	
TP53		TP53 突变在 ER 阳性(低增殖亚型)乳腺癌中发生率 12%;在 ER 阳性(高增殖亚型)乳腺癌中发生率 29%;在 HER2 高表达型乳腺癌中发生率 72%;ER/PR/HER2 三阴型乳腺癌中发生率 72%			在肿瘤组织发生 TP53 基因突变的患者预后可能较差

续表 2-2-6

基因	常见突变	突变频率	诊断	治疗	预后
BRCA1		BRCA1 基因胚系突变者一生发生浸润性乳腺癌的风险为50%~70%		BRCA 相关的乳腺癌对紫杉烷类存在潜在的原发性耐药。BRCA1/2 突变携带者可能从聚腺苷二磷酸核糖聚合酶 PARP 抑制剂的治疗中受益	
BRCA2		BRCA2 基因胚系突变者一生发生浸润性乳腺癌的风险达到40%~60%		BRCA 相关的乳腺癌对紫杉烷类存在潜在的原发性耐药。BRCA1/2 突变携带者可能从聚腺苷二磷酸核糖聚合酶 PARP 抑制剂的治疗中受益	
PIK3CA	螺旋区（exon10)和激酶区（exon21）两个结构域,以错义突变为主	在乳腺癌中的发生率约为30%	PIK3CA 基因的激活突变可导致 PI3K/AKT/mTOR 信号通路的持续活化,从而促进肿瘤发生	有多个 PIK 抑制剂用于乳腺癌治疗正在临床试验中；也有 PD 0332991（Palbociclib）联合阿那曲唑在 ER+,HER2 阴性的Ⅱ期或Ⅲ期乳腺癌中进行临床试验；据文献报道,PIK3CA 基因突变的乳腺癌患者可能对拉帕替尼或曲妥珠单抗耐药	
PTEN			PTEN 基因是 PI3K/AKT/mTOR 信号通路的负调控因子,PTEN 基因的失活突变可促使 PI3K/AKT/mTOR 信号通路的活化,促进肿瘤发生		

续表 2-2-6

基因	常见突变	突变频率	诊断	治疗	预后
AKT1	在肿瘤中，AKT1 基因激活突变常发生于 PH 结构域，以错义突变为主，其中 E17K 突变最为常见	AKT1 基因突变在乳腺癌中的发生率 2.5%~5.8%；AKT1 基因扩增在乳腺癌中的发生率 1.0%~3.4%；AKT1 基因缺失在乳腺癌中的发生率约 0.2%	AKT1 的激活可导致 PI3K、MTOR 等信号通路的活化，促进肿瘤细胞增殖、侵袭及转移。AKT1 突变一般不与 PIK3CA 突变共同发生，有研究提示单纯 AKT1 的激活突变不足以诱导细胞的恶性转化，需要其他促癌事件共同发生		
COX-2			乳腺癌组织中存在 COX-2 的表达		
Cyclin D1			Cyclin D1 的高表达可能在人乳腺癌的发生、发展中起重要作用。Cyclin D1 的表达与肿瘤大小、TNM 分期及腋淋巴结转移相关		

注：表中突变频率来自文献[5]，以及 cBioportal 数据库(www.cbioportal.org).

参考文献

[1] 陈孝平. 外科学[M]. 9 版. 北京：人卫出版社，2018.

[2] FERLAY J, COLOMBET M, SOERJOMATARAM I, et al. Estimating the global cancer incidence and mortality in 2018: GLOBOCAN sources and methods[J]. Int J Cancer, 2019, 144(8): 1941-1953.

[3] 赵毅,邓鑫.乳腺癌分子分型与治疗策略[J].中国实用外科杂志,2015,35(7):704-708.

[4] FAN L,STRASSER-WEIPPL K,LI J J,et al. Breast cancer in China[J]. Lancet Oncol,2014,15(7):e279-e289.

[5] GEORGE M Y,SERGE J. Molecular testing in cancer[M]. Springer Science:Business Media New York,2014.

[6] 黄育北.中国女性乳腺癌筛查指南[J].中国肿瘤临床,2019,46(9):429-431.

[7] 中国抗癌协会乳腺癌专业委员会.中国抗癌协会乳腺癌诊疗指南与规范[J].中国癌症杂志,2017,27(09)695-759.

[8] 中国肿瘤学会CSCO.乳腺癌诊疗指南[R].中国:CSCO,2020. Version 1.

[9] 侯虹丽,侯基铭,张凤栖,等.乳腺癌靶向治疗的现状及展望[J].世界最新医学信息文摘(电子版),2019(12):56-57.

[10] GIULIANO A E,EDGE S B,HORTOBAGYI G N. Eighth edition of the AJCC cancer staging manual:breast cancer[J]. Ann Surg Oncol,2018,25(7):1783-1785.

[11] EARLY BREAST CANCER TRIALISTS' COLLABORATIVE GROUP (EBCTCG). Effects of chemotherapy and hormonal therapy for early breast cancer on recurrence and 15-year survival:an overview of the randomised trials[J]. Lancet,2005,365(9472):1687-1717.

[12] BIG1-98 COLLABORATIVE GROUP,MOURIDSEN H,GIOBBIE-HURDER A,et al. Letrozole therapy alone or in sequence with tamoxifen in women with breast cancer[J]. N Engl J Med,2009,361(8):766-776.

[13] VAN DE VELDE CJ,REA D,SEYNAEVE C,et al. Adjuvant tamoxifen and exemestane in early breast cancer(TEAM):a randomised phase 3 trial[J]. Lancet,2011,377(9762),321-331.

[14] GOSS P E,INGLE J N,PATER J L,et al. Late extended adjuvant treatment with letrozole improve outcome in women with early-stage breast cancer who complete 5 years of tamoxifen[J]. J Clin Oncol,2008,26(12),1948-1955.

[15] PUHALLA S,BRUFSKY A,DAVIDSON N,Adjuvant endocrine therapy for premenopausal women with breast cancer[J]. Breast,2009,18(3):S122-S130.

[16] VIALE G,REGAN M M,MAIORANO E,et al. Prognostic and predictive value of centrally reviewed expression of estrogen and progesterone receptors

in a randomized trial comparing letrozole and tamoxifen adjuvant therapy for postmenopausal early breast cancer:BIG 1-98[J]. J clin Oncol,2007,25(25):3846-3852.

[17] MUSS H B,THOR A D,BERRY D A,et al. C-ERBB2 expression and respanse to adjuvant therapy in women with node-positive early breast cancer[J]. N Engl J Med,1994,330(18):1260-1266.

[18] PAIK S,BRYANT J,PARK C,et al. erbB-2 and response to doxorubicin in patients with axillary lymph node-positive, hormone receptor-negative breast cancer[J]. J Nad Cancer Inst,1998,90(18):1361-1370.

[19] PRITCHARD K I,SHEPHERD L E,O'MALLEY F P,et al. HER2 and responsiveness of breast cancer to adjuvant chemotherapy[J]. N Engl J Med,2006,354(20):2103-2111.

[20] SWAINSM,BASOLGA J,KIM SB T,et al. Pertuzumab t trastuzumab, and docetaxel in HER2-positive metastatic breast cancer[J],N Engl J Med,2015,372(8):724-734.

[21] 江泽飞,邵志敏,徐兵河. 人表皮生长因子受体2阳性乳腺癌临床诊疗专家共识[J]. 中华医学杂志,2016,96(14):1091-1096.

[22] DE AZAMBUJA E,CARDOSO F,DE CASTRO G J,et al. Ki-67 as prognostic marker in early breast cancer:a meta-analysis of published studies involving 12,155 patients [J]. Br JCancer,2007,96(10):1504-1513.

[23] STUART-HARRIS R,CALDAS C,PINDER S E,et al. Proliferation markers and survival in early breast cancer:a systematic review and meta-analysis of 85 studies in 32,825 patients[J]. Breast,2008,17(4):323-334.

[24] BULLWINKEL J,BARON-LÜHR B,LÜDEMANN A,et al. Ki-67 protein is associated with ribosomal RNA transcription in quiescent and proliferating cells[J]. J Cell Physiol,2006,206(3):624-635.

[25] HUGH J,HANSON J,CHEANG M C,et al. Breast cancer subtypes and response to docetaxel in node-positive breast cancer:use of an immunohistochemical definition in the BCIRG 001 trial[J]. J Clin Oncol,2009,27(8):1168-1176.

[26] PENAULT-LLORCA F,ANDRÉ F,SAGAN C,et al. Ki-67 expression and docetaxel efficacy in patients with estrogen receptor-positive breast cancer[J]. J Clin Oncol,2009,27(17):2809-2815.

[27] LOI S,MICHIELS S,BASELGA J,et al. PIK3CA genotype and a PIK3CA mutation-related gene signature and response to everolimus and letrozole in estrogen receptor positive breast cancer[J]. PLoS One,2013,8(1):e53292.

[28] BHATTACHARYYA A,EAR U S,KOLLER B H,et al. The breast cancer susceptibility gene BRCA1 is required for subnuclear assembly of Rad51 and survival following treatment with the DNA cross-linking agent cisplatin[J]. J Biol Chem,2000,275(31):23899-23903.

[29] BYRSKI T,HUZARSKI T,DENT R,et al. Response to neoadjuvant therapy with cisplatin in BRCA1-positive breast cancer patients[J]. Breast Cancer Res Treat,2009,115(2):359-363.

[30] NCCN. Breast Cancer[R]. USA:NCCN Guidelines,2019,Version 2.

[31] LI J,MA M,YANG X,et al. Circular HER2 RNA positive triple negative breast cancer is sensitive to Pertuzumab[J]. Mol Cancer,2020,19(1):142.

第三节　结直肠癌

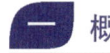　概述

结直肠癌(colorectal cancer,CRC)是消化系统中常见的恶性肿瘤,是结肠癌和直肠癌的统称;结肠癌包括来自盲肠、阑尾、升结肠、横结肠、降结肠、乙状结肠的恶性肿瘤;直肠癌包括来自直肠和肛管的恶性肿瘤。结直肠癌早期症状不明显,随着病情加重会出现排便习惯改变、大便性状改变(如血便)、腹痛或腹部不适及贫血、消瘦、乏力等全身症状[1]。2018年全球癌症统计数据指出,其发病率(6.1%)和死亡率(5.8%)在所有肿瘤中均位列第四[2]。在中国男性中发病率和死亡率次于肺癌、肝癌、胃癌列第四位,中国女性中仅次于乳腺癌、肺癌排在第三位。每年结直肠癌新发患者约为140万例,排在新发癌症的第三位。研究人员预测到2030年,全球结直肠癌病例数将增加60%,每年新发病例将超过220万,每年约110万患者死亡[3]。

吸烟、酗酒等生活方式都可能会增加罹患肠癌的风险。过量食用红肉和腌制肉类可能会增加患结直肠癌的风险。90%以上的结直肠癌患者年龄

超过50岁。病变的早期症状,包括粪便带血或排便习惯的变化往往被忽视。早期诊断与治疗能有效防范病情恶化及转移。

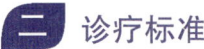 诊疗标准

(一) 诊疗总则

结直肠癌的诊治应重视多学科团队(multidisciplinary team,简称 MDT)的作用,推荐有条件的单位将尽可能多的结直肠癌患者,尤其是转移性的结直肠癌患者的诊疗纳入 MDT 的管理。MDT 的实施过程中由多个学科的专家共同分析患者的临床表现、影像、病理和分子生物学资料,对患者的一般状况、疾病的诊断、分期/侵犯范围、发展趋向和预后做出全面的评估,并根据当前的国内外治疗规范/指南或循证医学依据,结合现有的治疗手段,为患者制订最适合的整体治疗策略。MDT 原则应该贯穿每一位患者的治疗全程[4]。

(二) 诊断

1. 临床表现　结肠直肠癌的大体形态可分为 3 种:息肉样型、狭窄型和溃疡型。各型癌肿的好发部位和临床表现均有不同。息肉型大肠癌好发于盲肠、升结肠等右半结肠,癌体较大,外形似菜花样,向肠腔突出,表面容易溃烂、出血、坏死。狭窄型大肠癌好发于直肠、乙状结肠和降结肠等左半结肠,癌体不大,但质地硬,常围绕肠壁浸润而导致肠腔呈环型狭窄,容易引起肠梗阻。溃疡型大肠癌好发于左半结肠,癌体较小,早期形成凹陷性溃疡,容易引起出血、穿透肠壁侵入邻近器官和组织[4]。

2. 辅助检查　结直肠癌的诊断通常通过影像学技术如全结肠镜检查、CT 仿真肠镜及腹部/盆腔增强 CT 和病理观察如活检。肠镜确诊后的分期诊断主要采用胸部/腹部/盆腔增强 CT、腹部/盆腔平扫及增强 MRI、血清癌胚抗原、胸部 X 射线照片及腹部/盆腔超声。CT 平扫/增强扫描及多角度重建影像有助于判断肿瘤位置、肿瘤浸润深度、肿瘤与周围结构及器官的相对关系、区域淋巴结转移以及周围血管肿瘤侵犯。推荐增强胸部 CT 有利于颈胸部淋巴结等转移灶诊断与鉴别诊断;肺部高空间分辨率重建图像有利于肺转移瘤的诊断与鉴别诊断。怀疑肝转移者,可采用腹部平扫及增强 MRI、肝脏细胞特异性造影剂增强 MRI 及肝脏超声造影。上述影像学检查怀疑转移但无法定性者,可用 PET/CT 发现可能存在的转移灶,而避免过度手术/治疗,但不推荐 PET/CT 用于常规检查手段[4,7]。

3. 病理诊断　通过内镜活检或肿物穿刺活检,可判断组织大小及数目,

明确病变性质和类型,还可检测免疫组化标记物错配修复蛋白表达。对于腺瘤局部切除标本,可判断腺瘤类型、瘤变级别及浸润深度等,判断是否有脉管侵犯。观察根治术标本及转移性结直肠癌手术活检标本,除判断浸润深度、脉管侵犯、神经侵犯还可判断淋巴结转移数和总数、癌结节数目、分期及肿瘤退缩分级[4,7]。

4.分子检测 结直肠癌分子检测有助于明确疾病分子分型,进而精准指导靶向及免疫用药,辅助预测疗效及疾病预后,具有重要的临床意义。CSCO指南指出,对于所有确诊的结直肠癌患者都建议常规检测MSI/MMR,辅助筛查林奇综合征及指导用药。RAS和BRAF基因突变检测可有效筛查对抗EGFR治疗有效患者及评估预后。CSCO指南Ⅲ级推荐转移性结直肠癌手术/活检标本行HER2状态和NTRK基因融合检测,NTRK抑制剂仅对携带NTRK融合的患者有效,对于初始不可切除的转移性结直肠癌,如果RAS/BRAF为野生型且伴HER2扩增,指南推荐三线抗HER2靶向治疗[4]。

(三)分期

TNM分期系统适用于原发于结肠和直肠的病理类型为腺癌、鳞状细胞癌、高级别神经内分泌癌的肿瘤,不适用阑尾癌。T代表原发肿瘤,区分不同的侵犯深度,N代表区域淋巴结,判定区域淋巴结转移的数目,M代表远处转移,评判器官或腹膜转移的程度,综合这三项指标对预后进行分组,分为0、Ⅰ、Ⅱ(A、B、C)、Ⅲ(A、B、C)和Ⅵ(A、B、C)[5]。

(四)治疗

目前,结直肠癌的治疗仍以手术切除为主,辅以化疗及放疗。但随着肿瘤分子生物学的不断发展,分子靶向和免疫治疗药物受到越来越多的关注并应用到临床实践中。详细信息请参考本节第三部分内容。

(五)遗传性结直肠癌的鉴别诊断

遗传性结直肠癌可累及多个家族成员,其危害性不容忽视,早发现早治疗可减轻病患痛苦及经济负担。常见的遗传性结直肠癌有遗传性非息肉性结直肠癌/林奇综合征(hereditary nonpolyposis colorectal cancer,HNPCC,又称Lynch syndrom)、家族性腺瘤性息肉病(familial adenomatous polyposis,FAP)、黑斑息肉综合征(Peutz-Jeghers's syndrome,PJ)等。根据CSCO指南Ⅰ级推荐,所有结直肠癌患者均应被询问肿瘤家族史并明确肠道息肉情况,以排查遗传性结直肠癌。

三 常见分子生物学异常与靶向药物

（一）EGFR

EGFR（epidermal growth factor receptor，HER1/ERBB1）基因编码蛋白为表皮生长因子受体家族成员，为跨膜的酪氨酸激酶受体。蛋白结构分为胞外段配体结合区、跨膜区以及胞内段酪氨酸激酶结构域。EGFR 与配体结合后，激活 RAS/RAF/MAPK 信号通路，导致肿瘤细胞增殖、侵袭、转移、抗凋亡等。该基因错义突变最为常见，此外还可能出现小片段缺失及拷贝数变异。研究发现 EGFR 的体细胞突变发生在约 3% 的结直肠癌患者中，11 个结肠癌来源的 EGFR 突变体（G63R、E114K、R165Q、R222C、S492R、P596L、K708R、E709K、G719S、G724S 和 L858R）被发现是致癌的。在体内和体外，西妥昔单抗或帕尼图单抗均可抑制这些 EGFR 突变体的致癌潜能。这组突变体可以作为抗 EGFR 抗体反应的基因组预测因子，而携带这些突变的转移性结直肠癌患者有望受益于上述药物[8]。

（二）RAS

KRAS（KRAS proto-oncogene）与 NRAS（NRAS proto-oncogene）为原癌基因，同属 RAS 编码基因。KRAS 基因位于 12p12.1，共有 8 个外显子，编码蛋白为 GTP 酶，是 EGFR 功能信号的下游分子，是 MAPK 信号通路（RAS-RAF-MEK-ERK）的重要转导因子，12/13/61 密码子错义突变最常见，也可见拷贝数变异等。KRAS 突变在结直肠癌中的发生率约 40%[9]，提示预后不良，对 EGFR 单抗类药物治疗耐药。NRAS 基因位于 1p13.2，共有 7 个外显子，编码蛋白为 GTP 酶。NRAS 突变在结直肠癌中的发生率约 4%[9]，提示对 EGFR 单抗类药物靶向治疗耐药。对于 RAS 基因野生型的患者，抗 EGFR 单抗（西妥昔单抗）的疗效与肿瘤部位存在明显的相关性，暂未观察到抗 VEGF 单抗（贝伐珠单抗）的疗效与部位存在明显关联[4]。考虑抗 EGFR 治疗的结直肠癌患者必须接受 RAS 突变检测。突变分析应包括 KRAS 和 NRAS 外显子 2 的第 12、13 密码子；外显子 3 的 59 和 61 号密码子；外显子 4 的 117 和 146 号密码子[5]。检出突变的患者不应使用西妥昔单抗或帕尼单抗治疗[7]。RAS 基因突变检测采用 Sanger 测序法或 ARMS-PCR 法，检测样本采用原发瘤或转移瘤标本均可[4]。

（三）BRAF

BRAF 基因位于 7q34，编码蛋白为丝氨酸-苏氨酸激酶 RAF 家族成员，是 MAPK 信号通路（RAS-RAF-MEK-ERK）的重要转导因子，该基因表达产物通过激活 RAS 蛋白,进而活化 MAPK 信号通路,促进肿瘤细胞增殖。该基因的突变,最常见的是 V600E 突变,是黑色素瘤中最常见的致癌突变,也被发现在其他各种癌症中,大约有 10% 的结直肠癌患者携带 BRAF 突变[10]。研究显示,KRAS 与 BRAF 基因是否突变与抗 EGFR 药物疗效密切相关,突变型的 KRAS 和 BRAF 基因无须 EGFR 转导信号就能活化下游信号因子,从而激活通路。因此,只有 KRAS 和 BRAF 基因野生型患者才能从抗 EGFR 靶向药中获益。除非使用 BRAF 抑制剂,否则 BRAF V600E 突变患者使用帕尼图单抗或西妥昔单抗无效[7]。

ASCO 指南推荐结直肠癌患者进行结肠癌变组织的 BRAF p. V600 的突变分析,以判断预后分层。BRAF V600E 突变是转移性结直肠癌患者公认的预后不良因素[11]。此外,BRAF p. V600 突变分析应在伴有 MLH1 表达损失的 MMR 缺陷肿瘤组织中进行以评估患林奇综合征(又称遗传性非息肉性结直肠癌)的风险。BRAF 突变的存在显著支持偶发性发病机制,但未突变状态并不能排除患林奇综合征的可能性。检测 BRAF V600E 突变,原发瘤或转移瘤标本均可[4]。

(四)微卫星不稳定性/错配修复蛋白

微卫星(microsatellite)是遍布于人类基因组中的短串联重复序列,每单元长度在 1~6 bp 之间,重复次数 10~50 次。微卫星不稳定(microsatellite instability,MSI)是指与正常细胞相比,肿瘤细胞中的微卫星由于重复单位的插入或缺失而出现微卫星长度改变的现象。大量研究表明,MSI 是由错配修复(mismatch repair,MMR)基因突变引起 MMR 蛋白表达缺失而导致的,与肿瘤的发生密切相关。指南推荐临床将 MSI 和 MMR 状态作为评估结直肠癌等多种肿瘤免疫治疗可行性和疾病预后的重要分子标志物,并应用于辅助筛查林奇综合征[5,7]。

目前 MSI 的检测依据的是美国国立癌症研究中心(NCI)颁布的(Bethesda)标准,即 2 个单核苷酸(BAT-25、BAT-26)和 3 个双核苷酸(D5S346、D2S123、D17S250)联合位点的检测套餐,该标准更适合于东亚裔人群[12]。检测结果判断标准分为三级:所有 5 个位点均稳定为微卫星稳定(MSS),仅 1 个位点不稳定为微卫星低度不稳定(MSI-L),2 个及 2 个以上位点不稳定为微卫星高度不稳定(MSI-H)。由于 MSI 多由 MMR 蛋白功能缺陷导致,也可以通过检测 MMR 蛋白表达状态来推测 MSI。免疫组化是检测 MLH1、MSH2、MSH6 和 PMS2 4 个 MMR 蛋白表达的推荐方法,任何 1 个蛋白表达缺失判定为错配修复功能缺陷(dMMR),4 个蛋白均表达判定为错配修复功能完整(pMMR)。一般而言,dMMR 与 MSI-H 相关,pMMR 与 MSI-L 或 MSS 相关。IHC 敏感性(85%)低于 MSI 基因检测(93%)。通常 MSH2、MSH6 和

PMS2 的缺失是胚系突变的证据,而 MLH1 蛋白缺失可能是胚系突变,也可能是启动子甲基化所致[13]。大部分 dMMR 伴 MLH1 缺失,而存在 BRAF V600E 突变可以排除林奇综合征的诊断,但有 1% 例外[5]。

NCCN 指南指出,所有结直肠癌 II 期患者均应考虑进行微卫星不稳定性/错配修复蛋白检测,dMMR 或 MSI-H 的 II 期患者可能预后较好,但不会从单药 5-FU 的辅助化疗中获益[6-7]。2017 年,美国食品药品监督管理局(FDA)批准了免疫治疗药物 nivolumab(纳武单抗,Opdivo)用于经化疗后病情进展的具有 MSI-H/dMMR 特征的转移性结直肠癌患者;具有 MSI-H/dMMR 特征的肿瘤细胞往往比没有这些特征的肿瘤细胞有更多的基因突变,因此更易被免疫系统识别而成为免疫疗法的靶标。

(五) MLH1

MLH1 是错配修复基因之一,位于 3p22.2,共有 21 个外显子,其编码蛋白为错配修复蛋白 MMR 成员。MLH1 突变在林奇综合征中较为常见,大致与微卫星序列不稳定性状态相符。MLH1 基因突变是林奇综合征的致病原因之一,该病特征为除结直肠部位的肿瘤外,还伴有多种肠外器官恶性肿瘤发病风险,如子宫内膜癌、卵巢癌、肝胆管癌、胃癌、膀胱癌、脑胶质细胞瘤、胰腺癌等。林奇综合征呈常染色体显性遗传,多见 MLH1 基因突变,错义突变和截短突变,也可出现拷贝数变异[14]。

(六) PIK3CA

PIK3CA(phosphatidylinositol-4,5-bisphosphate 3-kinase catalytic subunit alpha)基因在许多种癌症中都有重要作用。PIK3CA 是 PI3K 通路的一个重要组成部分[15],被认为是致癌基因,与该基因相关的基因变异涉及转移酶活性、转移含磷基团和蛋白丝氨酸/苏氨酸激酶活性。PIK3CA 突变在 10% ~ 20% 的 CRC 中有报道,约 80% 的突变发生在第 9 外显子和第 20 外显子[16]。临床试验之外还没有足够的证据支持结直肠癌组织的 PIK3CA 突变分析对于疗法的选择有指导意义。回顾性研究表明,在结直肠癌中存在 PIK3CA 突变的患者术后服用阿司匹林可提高生存率[5]。

(七) PTEN

PTEN(phosphatase and tensin homolog)基因是位于 10q23.31 上的抑癌基因,PTEN 是 PI3K/AKT 信号通路的主要抑制性调控因子[17],PTEN 调节 p53 蛋白水平和活性,参与细胞迁移、生长和存活调节[18],PTEN 基因突变导致的功能失活在许多癌症类型中较为常见,但关于 PTEN 在结直肠癌中是否可作为预测预后的分子生物标记的研究甚少,还未能定论[19]。临床试验之外,尚缺乏足够证据支持结直肠癌组织的 PTEN 分析(基因表达可采用 PCR,

缺失采用荧光原位杂交方法)对于治疗的指导意义[5]。

(八) TP53

TP53基因位于17p13.1,编码一种由393个氨基酸组成的核蛋白p53,是与人类肿瘤发生相关性很高的抑癌基因,据统计有50%以上的肿瘤患者存在TP53基因突变。在细胞周期中,正常的p53在DNA损伤或缺氧时活化,使细胞周期停滞于G1/S点,进行DNA修复,如修复失败则活化下游基因使细胞凋亡,这两条途径均有利于减少由于基因组不稳定导致肿瘤发生的可能性。

肿瘤抑制因子的失活通常是由于基因突变事件,如移码突变或过早出现终止密码子致使氨基酸序列发生改变。然而,在TP53中,常见的情形是单核苷酸错义变异,这些变异广泛分布在整个基因中,但大多数位于DNA结合区域,主要发生在密码子175、245、248、273和282[20]。p53蛋白中4个多肽链组成一个具有转录因子功能的四聚体,即使只有一个多肽链失活,也可能影响蛋白的功能。虽然大部分癌症基因组研究集中于体细胞变异,但TP53在胚系中的突变也值得关注,如胚系TP53突变是Li-Fraumeni综合征的分子标志[21],许多胚系和体细胞变异已经被发现对患者预后有影响,TP53突变的患者往往预后不良。

(九) 药物选择(参考)

近几年,随着肿瘤发展分子机制和临床研究的不断深入,将有更多疗效好、不良反应少的靶向及免疫治疗药物成为结直肠癌患者个体化治疗的新选择,结直肠癌患者的整体治疗预期较之前得到了很大的改善。

结直肠癌用药前必须进行RAS(KRAS和NRAS)、BRAF、MSI等相关基因检测以明确分子分型。一线和二线的药物方案选择,通常是一些比较标准的化疗药联合靶向药,只有RAS和BRAF基因野生型的患者才可以选用化疗联合抗EGFR靶向治疗,否则仅化疗。一般建议抗EGFR靶向药一定要在一线使用,后线使用效果不佳,如果治疗效果不佳,则换一个化疗方案联合抗血管生成抑制剂,常用的是贝伐单抗;若患者不适合用抗EGFR靶向药,就直接使用化疗联合抗血管生成抑制剂。结直肠癌的化疗通常采用多药联合,应根据患者实际情况进行选择,一般常用的有:FOLFOX(氟尿嘧啶、亚叶酸钙、奥沙利铂)或FOLFIRI(氟尿嘧啶、亚叶酸钙、伊立替康),或联合西妥昔单抗(推荐用于RAS/BRAF基因野生型患者);CapeOx(卡培他滨、奥沙利铂)、FOLFOX或FOLFIRI,或联合贝伐珠单抗;FOLFIRINOX(氟尿嘧啶、亚叶酸钙、伊立替康、奥沙利铂)[4,7]。2019年CSCO更新版指南提示左半病灶(降结肠、乙状结肠、直肠)应首选西妥昔单抗,而右半病灶(升结肠、横结肠、盲肠)应首选贝伐单抗。

在二线治疗中,有不同的抗血管生成抑制剂可以选择,如以 VEGF 为靶点的贝伐单抗和以 VEGFR 为靶点的雷莫卢单抗[4,7]。

从三线治疗开始属于后线治疗,包括一些刚刚问世的口服化疗药,如 TAS-102、S-1(替吉奥)、瑞格菲尼或者一些免疫疗法,如派姆单抗。NCCN 指南指出,针对 MSI-H/dMMR 的晚期或转移性结直肠癌患者的一线免疫治疗可选择 nivolumab(纳武单抗,Opdivo)或 pembrolizumab(派姆单抗,Keytruda),或 nivolumab 和 ipilimumab(伊匹单抗,Yervoy)的联合治疗,这些建议适用于不耐受细胞毒性化疗联合方案的患者或 dMMR/MSI-H 患者的二、三线治疗选择。

四 分子诊断思路和相关基因列表

2020 年第 4 版 NCCN 指南关于结直肠癌分子检测的要点如下[22]:

1. KRAS、NRAS 和 BRAF 突变检测 所有转移性结直肠癌患者都应进行肿瘤组织的 KRAS、NRAS 和 BRAF 基因分型(突变)检测,可分别单独检测或作为 NGS panel 的一部分。KRAS 和 NRAS 外显子 2、3、4 突变的患者不可用西妥昔单抗或帕尼图单抗治疗,除非使用 BRAF 抑制剂,否则 BRAF V600E 突变患者使用西妥昔单抗或帕尼图单抗治疗无效。上述检测采用原发灶或转移灶标本均可。

2. MSI/MMR 检测 推荐所有新确诊结肠癌的患者进行 MSI/MMR 检测。BRAF V600E 突变伴 MLH1 缺失的患者可基本排除林奇综合征的可能性,有约 1% 例外的情况。Ⅱ期 MSI-H 的患者预后较好,但不能从 5-Fu 辅助治疗中获益。MSI 检测应采用 PCR 法或包含在 NGS panel 中;MMR 蛋白(MLH1、MSH2、MSH6、PMS2)检测采用免疫组化法,如果检测到任何一个蛋白的表达缺失,则需进一步做相应基因的突变检测。MLH1 免疫组化结果异常需行 BRAF V600E 突变检测。

3. HER2 检测 检测方法有免疫组化法、荧光原位杂交和 NGS。抗 HER2 治疗仅适用于 RAS 和 BRAF 野生型伴 HER2 扩增的肿瘤。

4. NTRK 融合检测 NTRK 融合在结直肠癌中少见,NTRK 抑制剂仅对携带 NTRK 融合而不是突变的患者有效。检测方法有免疫组化、荧光原位杂交、DNA-NGS 和 RNA-NGS。一项研究公布的敏感性和特异性,DNA-NGS 分别为 81.1% 和 99.9%,RNA-NGS 分别为 87.9% 和 81.1%。IHC 检出的阳性需经 RNA-NGS 验证。选择何种检测方法,需结合肿瘤的类型、涉及的基因和其他因素综合考量。

表 2-3-1 总结了具有临床意义的结直肠癌相关分子标记物。

表 2-3-1　结直肠癌相关分子标记物

基因/蛋白	常见突变	突变频率	诊断	治疗	预后意义
KRAS	G12D/V/C/A/S/R、G13D/C、Q61H/K/R/E/L/P、A146T	30%~40%	所有转移性结直肠癌患者均应进行肿瘤组织 KRAS 和 NRAS 基因突变检测	RAS 突变患者无法从抗 EGFR 治疗中获益；检出外显子 2、3、4 突变的患者不应使用西妥昔单抗或帕尼图单抗治疗	变异提示预后较差
NRAS	G12D/C/A/V、G13D/R、Q61R/K/L	约 4%			
BRAF	V600E	约 10%	V600E 突变检测可辅助林奇综合征的鉴别诊断：MLH1 缺失伴 BRAF（V600E）突变的患者可以基本排除患林奇综合征风险（有约 1% 的例外），但未突变状态并不能排除患林奇综合征的可能性	EGFR 单抗类药物（如西妥昔单抗、帕尼单抗）的靶向治疗用药指导：V600E 野生型患者才能从抗 EGFR 靶向药中获益；对于 V600E 突变患者，除非使用 BRAF 抑制剂，否则抗 EGFR 治疗无效	V600E 突变是转移性结直肠癌患者预后不良因素
MLH1	启动子区甲基化、蛋白表达缺失				
MSI/MMR	MSI-H/dMMR	MSI-H：10%~15%；MSI-L：10%~15%；MSS：70%~80%	对于所有新诊断的结肠癌患者都建议常规检测 MMR/MSI	dMMR/MSI-H Ⅱ期结直肠癌患者易对 5-FU 产生耐药，术后可不用化疗。dMMR/MSI-H 实体瘤对免疫检查点抑制剂治疗敏感	与 MSS 患者相比，MSI-H 患者死亡风险降低 35%，dMMR/MSI-H Ⅲ型Ⅲ期结直肠癌患者预后较好
PIK3CA	E545K/A/G/Q、H1047R/Y/L/Q、E542K/G/A、R88Q	10%~20%		变异提示西妥昔单抗、帕尼单抗耐药	

续表 2-3-1

基因/蛋白	常见突变	突变频率	诊断	治疗	预后意义
NTRK	融合	0.35%	对 KRAS/NRAS/BRAF 野生型、且伴有 MMR 缺陷(dMMR)/MSI-H 的结直肠癌患者进行 NTRK 融合检测。在有条件的情况下，对标准治疗后失败的结直肠癌患者可以进行 HER2 状态和 NTRK 基因融合的检测	NTRK 抑制剂仅对携带 NTRK 融合的患者有效	
HER2	扩增	2.86%	对标准治疗后失败的结直肠癌患者可以进行 HER2 状态和 NTRK 基因融合的检测	三线治疗中，对于 RAS/BRAF 野生型伴 HER2 扩增的结直肠癌推荐抗 HER2 的靶向治疗	
PTEN	K267Rfs*9、E299*	约7%		变异提示西妥昔单抗、帕尼单抗敏感性降低	
TP53	R175H/C、R248Q/W、R273H/C、R282W、G245S	约50%			变异提示预后较差
CTNNB1	T41A	约5%			变异提示预后较差
FBXW7	R465H/C、R505C	约15%			变异提示预后较差
SMAD4	R361H/C	约10%			变异提示预后较差

注：表中突变频率源自 cBioportal 数据库(www.cbioportal.org).

参考文献

[1] 中华医学会肿瘤学分会. 中国结直肠癌诊疗规范(2017年版)[J]. 中华胃肠外科杂志,2018,21(1):92-106.

[2] BRAY F, FERLAY J, SOERJOMATARAM I, et al. Global cancer statistics 2018: GLOBOCAN estimates of incidence and mortality worldwide for 36 cancers in 185 countries[J]. CA Cancer J Clin,2018,68(6):394-424.

[3] ARNOLD M, SIERRA M S, LAVERSANNE M, et al. Global patterns and trends in colorectal cancer incidence and mortality[J]. Gut,2017,66(4):683-691.

[4] 中国临床肿瘤学会(CSCO). 结直肠癌诊疗指南[R]. 中国:CSCO,2018-2020.

[5] American Society for Clinical Pathology, College of American Pathologists. Association for Molecular Pathology, American Society of Clinical Oncology. Guideline on Molecular Biomarkers for Evaluation of Colorectal Cancer[R]. USA:ASCP,CAP,AMP,ASCO,2017.

[6] SARGENT D J, MARSONI S, MONGES G, et al. Defective mismatch repair as a predictive marker for lack of efficacy of fluorouracil based adjuvant therapy in colon cancer[J]. J Clin Oncol,2010,28(20):3219-3226.

[7] NCCN. Colon Cancer[R]. USA:NCCN Guidelines,2019. Version 1.

[8] KIM N, CHO D, KIM H, et al. Colorectal adenocarcinoma-derived EGFR mutants are oncogenic and sensitive to EGFR-targeted monoclonal antibodies, cetuximab and panitumumab[J]. Int J Cancer,2020,146(8):2194-2200.

[9] CHANG Y Y, LIN P C, LIN H H, et al. Mutation spectra of RAS gene family in colorectal cancer[J]. Am J Surg,2016,212(3):537-544.

[10] BARRAS D. BRAF Mutation in colorectal cancer: an update[J]. Biomark Cancer,2015,7(Suppl 1):9-12.

[11] TAIEB J, LAPEYRE-PROST A, LAURENT PUIG P, et al. Exploring the best treatment options for BRAF-mutant metastatic colon cancer[J]. Br J Cancer,2019,121(6):434-442.

[12] ZHENG J, HUANG B, NIE X, et al. The clinicopathological features and prognosis of tumor MSI in East Asian colorectal cancer patients using NCI panel[J]. Future Oncol,2018,4(14):1355-1364.

[13] JINRU S. Immunohistochemistry versus microsatellite instability testing for screening colorectal cancer patients at risk for hereditary nonpolyposis colorectal cancer syndrome[J]. J Mol Diagn,2008,10(4):293-300.

[14] BETTSTETTER M, DECHANT S, RUEMMELE P, et al. Distinction of hereditary nonpolyposis colorectal cancer and sporadic microsatellite-unstable colorectal cancer through quantification of MLH1 methylation by real-time PCR[J]. Clin Cancer Res,2007,13(11):3221-3228.

[15] NOSHO K, KAWASAKI T, OHNISHI M, et al. PIK3CA mutation in colorectal cancer:relationship with genetic and epigenetic alterations[J]. Neoplasia,2008,10(6):534-541.

[16] CATHOMAS G. PIK3CA in colorectal cancer[J]. Front Oncol,2014,4:35.

[17] CANTLEY L C, NEEL B G. New insights into tumor suppression:PTEN suppresses tumor formation by restraining the phosphoinositide 3-kinase/AKT pathway[J]. Proc Natl Acad Sci U S A.,1999,96(8):4240-4245.

[18] VAZQUEZ F, RAMASWAMY S, NAKAMURA N, et al. Phosphorylation of the PTEN tail regulates protein stability and function[J]. Mol Cell Biol,2000,20(14):5010-5018.

[19] MOLINARI F, FRATTINI M. Functions and regulation of the PTEN gene in colorectal cancer[J]. Front Oncol,2014,3:326.

[20] OLIVIER M, HOLLSTEIN M, HAINAUT P. TP53 mutations in human cancers:origins, consequences, and clinical use[J]. Cold Spring Harb Perspect Biol,2010,2(1):a001008.

[21] GUHA T, MALKIN D. Inherited TP53 mutations and the Li-Fraumeni syndrome[J]. Cold Spring Harb Perspect Med,2017,7(4):a026187.

[22] NCCN. Colon Cancer[R]. USA:NCCN Guidelines,2020,Version 4.

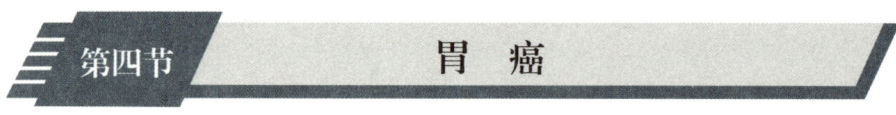

第四节　胃　癌

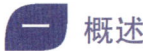

一　概述

胃癌是起源于胃黏膜上皮的恶性肿瘤,可发生于胃的任何部位,其中半数以上发生于胃窦部,胃大弯、胃小弯及前后壁均可受累。绝大多数胃癌属于腺癌,早期无明显症状,或出现上腹不适、嗳气等非特异性症状,常与胃炎、胃溃疡等胃慢性疾病症状相似,易被忽略。2018年全球癌症统计数据指出,其发病率(5.7%)和死亡率(8.2%)在所有类型肿瘤中分别位列第5位和第2位[1]。目前我国胃癌的早期诊断率仍较低,发病有明显的地域性差别,西北与东部沿海地区胃癌发病率明显比南方地区高;发病年龄多在50岁以上,男女发病率之比为2∶1。由于饮食结构的改变、工作压力增大以及幽门螺杆菌感染等原因,胃癌发病人群呈现年轻化倾向。此外,一些遗传性肿瘤综合征也可能与胃癌发生风险的增加有关,如林奇综合征、Juvenile polyposis综合征、Peutz-Jeghers综合征、家族性腺瘤息肉病等。胃癌的预后与胃癌的病理分期、部位、组织类型以及治疗方案有关。

诊疗标准

(一)诊断

胃癌基本诊断手段主要包括病理和影像学检查,用于胃癌的定性、定位和分期诊断;其他还包括体格检查、实验室检查、内镜(超声内镜和细针穿刺)、转移灶活检以及诊断性腹腔镜探查和腹腔灌洗液评价。组织病理学诊断是胃癌确诊和治疗的依据,胸腹盆部CT检查是治疗前分期的基本手段,MRI、腹腔镜探查及PET-CT可分别作为怀疑肝转移、腹膜转移及全身转移时的备选手段[2]。

1. 影像学诊断　定性诊断一般采用胃镜和活检;当胃镜活检无法确定病理诊断时,腹腔积液/胸腔积液细胞学检测或转移灶的病理学检测可作为定性诊断依据。定位诊断多采用胃镜联合腹部增强CT,必要时行腹部MRI。分期诊断一般采用腹部和盆腔增强CT、胸部CT及内镜超声。胸部CT较X射线平片能更好地识别肺部转移灶。食管胃结合部癌需要判断病变范围及纵隔淋巴结转移情况时应行胸部CT增强扫描。腹部MRI推荐作为CT怀疑肝转移时进一步检查的手段,推荐有条件者采用肝细胞特异性造影剂,可提高肝转移诊断的敏感性。对放化疗或靶向治疗疗效进行评价时,需要进行腹部和盆腔增强CT[2-3]。

2. 病理诊断　内镜切除标本可明确上皮内瘤变/腺瘤级别,对于浸润性癌可明确其组织学类型、组织学分级、浸润深度、水平切缘和基底切缘、血管、淋巴管侵犯。检查无术前辅助治疗的手术切除标本或术前新辅助治疗的手术切除标本有助于明确临床病理分期,明确病变性质(肿瘤/非肿瘤、良性/恶性)和组织学类型,病理诊断困难时可根据胃肿瘤的诊断与鉴别诊断、预后评估及治疗需要等选胃癌相关标记物检测项目。免疫组化标记物检测可用于组织学类型鉴别诊断、明确血管和淋巴管侵犯、肿瘤细胞增殖活性评估等[2]。

3. 分子检测　经组织病理检查确诊后,需进行相关分子检测,根据分子分型选择合理的治疗方案。所有经病理诊断证实为胃腺癌的患者均有必要进行HER2检测,胃镜活检标本和手术标本均适用于HER2检测[2]。HER2阳性晚期胃癌患者可从曲妥珠单抗治疗中获益,HER2基因扩增水平的高低可预测晚期胃癌患者的疗效[2-7]。随着肿瘤病期进展(如复发、转移等),HER2表达状态可能发生改变;放/化疗、新辅助治疗可以改变HER2的表达状态。因此,对于放、化疗和新辅助治疗后的癌灶及复发、转移癌灶,如能获得足够肿瘤组织标本,建议重新进行HER2检测;对于抗HER2治疗后疾病进展的患者,建议重新检测肿瘤组织HER2表达状态以决定后续治疗策略。部分根治术后患者的肿瘤组织学标本难以重新获得时,可以采集外周血ctDNA进行检测。有研究表明,ctDNA中HER2扩增与组织标本HER2阳性表达的一致率达91.07%[8]。此外,胃癌细胞PD-L1表达率为12%～50%,与CD8细胞浸润密切相关,或可与EB病毒(EBV)阳性、MSI-H等呈正相关。对临床上拟采用PD-1/PD-L1抑制剂治疗的胃癌患者,推荐评估胃癌组织的EBV感染状态、微卫星不稳定性/错配修复缺陷状态和PD-L1表达状态。研究发现,EBV阳性胃癌患者应用PD-1/PD-L1抑制剂的疗效明显优于EBV阴性患者;MSI-H/dMMR患者疗效明显优于MSS/pMMR患者;PD-L1阳性患者人群的客观有效率明显高于阴性患者人群。临床上推荐采用免疫组化法检测胃癌组织4个常见MMR蛋白(MLH1、MSH2、MSH6和PMS2)和PD-L1表达;建议检测美国国家癌症研究院(NCI)推荐的5个微卫星位点(BAT25、BAT26、D5S346、D2S123和D17S250)。CSCO指南中Ⅲ级推荐检测NTRK融合基因,NTRK基因融合涉及NTRK1、NTRK2和NTRK3,是多种类型肿瘤的致癌驱动因子。这些融合可以使用多种方法进行检测,包括肿瘤DNA与RNA测序以及血浆游离DNA。TRK抑制剂(如larotrectinib或entrectinib)可用于治疗NTRK融合阳性的肿瘤患者,而且具有很高的应答率(>75%)。FDA授权批准了针对NTRK基因融合阳性的实体瘤使用TRK抑制剂靶向治疗。二代测序可同时评估胃癌多基因异常,当可供检测的组织有限且患者无法接受其他检测时,可考虑进行NGS检测,但应注意NGS的局限性[2]。

(二)分期

胃癌的分期采用UICC/AJCC TNM分期系统(第8版):T代表原发肿瘤,不同分级判定肿瘤大小及侵犯程度,N代表区域淋巴结,判定区域淋巴结转移的数目,M代表远处转移,评定有无转移,综合评定T、N和M三要素,临床分期(cTNM)可分为 0、Ⅰ、Ⅱ(A、B)、Ⅲ 和 Ⅵ(A、B)期;病理分期(pTNM)可分为 0、Ⅰ(A、B)、Ⅱ(A、B)、Ⅲ(A、B、C)和 Ⅵ 期;新辅助治疗后可分为 Ⅰ、Ⅱ、Ⅲ 和 Ⅵ 期[2]。

(三)治疗

对于可切除胃癌应依据临床分期进行治疗选择。对于早期胃癌,首选内镜治疗即内镜下黏膜切除术和内镜下黏膜下层切除术,对于不适合内镜治疗的患者可行开腹手术或腹腔镜手术。在不影响胃癌手术根治性的前提下,需要考虑消化道重建手术安全性以及对患者消化道生理功能的影响,消化道重建方式可以依据患者自身情况及手术经验进行选择。此外,术后可根据分期选择合适的辅助化疗和新辅助治疗方案。对于不可手术切除的局部进展期胃癌应在多学科团队讨论评估后选择合适的综合治疗方案(方式包括放疗、化疗、最佳支持治疗等)[2-3]。

对于无手术根治机会或转移性胃癌患者,目前公认应采取以全身药物治疗为主的综合治疗,诸如姑息手术、放射治疗、射频消融、腹腔灌注及动脉介入栓塞灌注等局部治疗手段。合适的治疗方案有助于延长生存期和提高生活质量。国内目前针对胃癌的药物治疗主要包括化疗药物和分子靶向药物,已经有比较充分的循证医学证据以及丰富的临床实践经验[2]。

  常见分子生物学异常与靶向药物

(一)HER2

HER2 是表皮生长因子受体家族成员,HER2 蛋白由 ERBB2 基因编码,该基因定位于 17 号染色体长臂。HER2 二聚体的形成导致胞内酪氨酸激酶残基的磷酸化,并激活一系列信号传导通路,包括 MAPK、PIK3/AKT、PKC 等,导致细胞增殖、凋亡、迁移以及分化。

HER2 基因(或蛋白)的扩增(或过表达)与胃腺癌的发生有关。然而,与乳腺癌不同,胃癌中 HER2 状态的预后意义尚不清楚。一些研究表明,HER2 阳性与预后不良有关,而另一些研究表明,它不能作为预测预后的独立因素。虽然需要进一步的研究来评估胃癌中 HER2 状态的预后意义,但在化疗方案中加入 HER2 单克隆抗体对 HER2 阳性的癌转移患者是一种有益的治疗选择[3]。

曲妥珠单抗(赫赛汀)是针对 HER2 受体的单克隆抗体,通过抑制 HER2 介导的信号通路以及诱导抗体依赖性细胞毒性作用而抑制细胞生长。国际随机Ⅲ期临床试验表明,HER2 阳性进展期胃或胃食管结合部腺癌应用曲妥珠单抗后生存期获益,这是分子靶向治疗用于胃癌的首个证据[9]。CSCO 指南指出所有经病理诊断证实为胃或食管-胃结合部腺癌的患者均有必要进行 HER2 检测[2]。

NCCN 指南推荐正在考虑使用曲妥珠单抗治疗的无法手术的局部进展、复发或转移的胃腺癌患者进行免疫组化和荧光原位杂交或其他原位杂交(ISH)方法评估肿瘤 HER2 过表达状态。NCCN 指南小组建议先进行 HER2 免疫组化(胃癌中 HER2 表达的免疫组化评估标准见表2-4-1[3]);在免疫组化结果显示++表达(可疑结果)的情况下,再进一步使用原位杂交方法。阳性(+++)或阴性(0 或+)的免疫组化结果不需要进一步的 ISH 测试。HER2:CEP17 比值≥2 或平均 HER2 拷贝数≥6.0 信号/细胞的 ISH/荧光原位杂交结果被判定为阳性[3]。

表2-4-1 胃癌中 HER2 表达的免疫组化评估标准

结果	手术标本表达模式	活检标本表达模式	HER2 过表达评估
0	无着色,<10% 的癌细胞膜着色	任何癌细胞无着色或无膜着色	阴性
+	≥10% 的癌细胞的膜呈微弱、不完整的细胞膜着色	无论癌细胞阳性百分比,5 个或更多癌细胞的簇呈现微弱、不完整的细胞膜着色	阴性
++	≥10% 的癌细胞呈弱-中等强度的完整的基底膜或外周膜着色	无论癌细胞阳性百分比,5 个或更多癌细胞的簇呈现弱-中等强度的完整的基底膜或外周膜着色	可疑阳性
+++	≥10% 的癌细胞呈强且完整的基底膜或外周膜着色	无论癌细胞阳性百分比,5 个或更多癌细胞的簇呈强且完整的基底膜或外周膜着色	阳性

(二)程序性死亡受体-1 及其配体-1

针对程序性死亡受体-1(programmed death receptor 1,PD-1)及其配体-1(programmed death ligand 1,PD-L1)的免疫检查点抑制剂疗法是近年肿瘤免疫治疗的研发热点。PD-L1 单克隆抗体已被批准用于包括晚期胃癌在内的多种肿瘤[10]。对计划采用 PD-1/PD-L1 抑制剂治疗的(局部进展、复发和转移的)胃癌患者,推荐检测胃癌组织中 EBV 感染状态、MSI/MMR 状态和 PD-L1 表达状态。

评估 PD-L1 蛋白在胃癌中的表达采用抗 PD-L1 抗体的定性免疫组化测定法,检测胃腺癌 FFPE 组织中的 PD-L1 蛋白;如果阳性联合分数(CPS)≥1,则认为 PD-L1 表达。CPS 是组织中 PD-L1 染色细胞(即肿瘤细胞、淋巴细胞、巨噬细胞)的数量除以可存活肿瘤细胞的总数,再乘以 100[3]。

(三)微卫星不稳定性/错配修复蛋白

NCCN 指南指出,对于考虑使用 PD-1 抑制剂治疗的局部晚期、复发或转移的胃癌患者,应考虑进行 MMR 或 MSI 检测,样本为福尔马林固定、石蜡包埋的组织。美国食品药品监督管理局(FDA)已批准 pembrolizumab 用于二线或后续治疗不可切除或转移性微卫星不稳定性高(MSI-H)或错配修复缺陷(dMMR)的实体肿瘤[3]。目前检测 MMR 缺陷最常用的是免疫组化法检测 MMR 相关蛋白(MLH-1、MSH-2、PMS-2、MSH-6)和片段分析法检测多个微卫星位点。来自结直肠癌的研究结果显示免疫组化检测 MMR 蛋白与片段分析法检测 MSI 结果的一致性高达 93.7%,二者敏感性和特异性均在 90% 以上[11]。

(四)肿瘤 EB 病毒

肿瘤 EB 病毒(Epstein-Barr virus,EBV)状态正在成为胃癌个体化治疗的潜在生物标志物。据估计,8%~10% 的胃癌与 EBV 感染有关,EBV 阳性肿瘤倾向于发生在胃近端,并与弥漫性组织类型相关。虽然 EBV 状态对胃癌患者生存的预后意义仍存在争议,但多项研究表明 EBV 阳性胃癌患者比其他基因型患者有更好的总生存率。其他研究表明,PD-L1 在 EBV 阳性胃癌中表达升高。此外,有报道称,EBV 阳性的胃癌对 PD-1/PD-L1 免疫治疗更为敏感[3]。

(五)TP53

TP53 基因位于 17p13.1,是由 11 个外显子(长约 20 kb)组成的重要抑癌基因之一,其中外显子 5 和 8 的基因组完整性对其活性尤为重要。TP53 基因编码一种由 393 个氨基酸组成的核蛋白 p53,p53 蛋白作为一种有效的转录因子在维持基因稳定性中起关键作用。该蛋白调控数百个基因和非编码 RNA 的表达以及 RNA 加工复合物的活性。p53 活化会触发一系列细胞反应,包括细胞周期阻滞、DNA 修复和细胞程序性死亡(凋亡),并阻止受损细胞的增殖,因此 p53 被称为基因组的守护者。

TP53 外显子 5、9 包含了锌指结构域和活化结构域,超过 80% 的突变都聚集在这个区域。TP53 突变主要是中心 DNA 结合域的错义突变(75%),这些单氨基酸改变在不同程度上影响 TP53 的转录活性。DNA 结合区域内的 6 个离散的热点密码子为 175、245、248、249、273 和 282。此外,其他的突变还有移码插入和缺失(9%)、无义突变(7%)、沉默突变(5%)和一些不常见的改变[12]。

分子生物学研究发现胃癌发生与 c-MYC、c-ERBB2、c-MET、E-cadherin(CDH1)等癌基因的扩增和抑癌基因如 APC、TP53 的突变,以及细胞周期调控因子、细胞黏附分子和 DNA 修复基因等密切相关。遗传因素,如 DNA 多态性和遗传不稳定性,也可能与胃癌发生机制相关联。TP53 突变是胃癌最常见的基因突变之一。在一个肿瘤中可能存在多个突变,使 TP53 突变状态呈现异质性[12]。

(六)胃癌患病风险相关的遗传性综合征和基因

有一部分胃癌病例或可有家族遗传因素,有家族史及患相关遗传综合征的人群被认为具有更高患病风险,表 2-4-2 总结了与胃癌相关的遗传综合征及基因[13]。

表 2-4-2 与胃癌患病风险相关的遗传综合征及突变基因

综合征	基因
遗传性弥漫性胃癌	CDH1
Lynch syndrome	EPCAM、MLH1、MSH2、MSH6、PMS2
Juvenile polyposis syndrome (JPS)	SMAD4、BMPRIA
Peutz-Jeghers syndrome (PJS)	STK11
Familial adenomatous polyposis (FAP)/Attenuated FAP(AFAP)	APC
Ataxia-telangiectasia	ATM
Bloom syndrome	BLM/RECQL3
Hereditary breast and ovarian cancer syndrome	BRCA1、BRCA2
Li-Fraumeni syndrome	TP53
Cowden syndrome	PTEN

四 分子诊断思路和相关基因列表

胃癌的分子病理学检测可为靶向治疗、免疫治疗、化疗药物疗效预测和疾病进展监测提供依据。

1. 2020版CSCO指南胃癌分子检测要点

（1）Ⅰ级推荐中，所有经病理诊断证实为胃腺癌的病例均有必要进行HER2检测（1A类证据），推荐胃癌组织中评估MSI/dMMR状态（1B类证据）。

（2）Ⅱ级推荐中，对拟采用PD-1/PD-L1抑制剂治疗的胃癌患者，推荐胃癌组织中评估PD-L1表达状态（2A类证据）和EB病毒感染状态（2A类证据）。

（3）Ⅲ级推荐NGS检测（3类证据）和NTRK融合基因检测（2B类证据）。

（4）胃癌预后相关分子的检测推荐胃癌组织HER2检测（3类证据）和MSI/MMR检测（3类证据），此二者均为Ⅲ级推荐。

（5）二代测序和液体活检等技术在胃癌临床实践中也具有较好的应用前景，可满足靶向和免疫精准治疗的需求。NGS检测可辅助指导二、三线后针对少见或罕见突变位点的靶向用药。液体活检中ctDNA基因突变检测可辅助预测预后及疗效监测。

2. 2020年第3版NCCN指南胃癌分子检测要点

（1）对于考虑使用曲妥珠单抗治疗的不可切除的局部进展、复发或转移的胃腺癌的患者应采用免疫组化和荧光原位杂交或其他原位杂交方法进行肿瘤组织HER-2过表达评估。

（2）对于考虑使用PD-1抑制剂治疗的不可切除的局部进展、复发或转移的胃癌患者应采用PCR法检测MSI或免疫组化法检测MMR，结果为MSI-H或dMMR的患者应进一步做遗传咨询。

（3）对于考虑使用PD-1抑制剂治疗的不可切除的局部进展、复发或转移的胃癌患者还可考虑行PD-L1检测，有助于筛选PD-1抑制剂有效的患者。

（4）二代测序提供了同时检测多种突变的可能，诸如扩增、缺失、肿瘤突变负荷和微卫星不稳定性。当可用于诊断的组织标本有限且病人无法承受进一步有创操作时，可考虑使用NGS替代逐一检测单个生物标志物的方法。需要注意的是，NGS也有不足之处，应尽可能采用免疫组化/原位杂交这类"金标准"方法。

（5）对于无法承受活检术的进展期患者，可考虑采用NGS检测血液中循环肿瘤DNA（液体活检）辅助疾病进展监测，对于阴性结果应加以说明不排

常见实体肿瘤分子诊断思路

除肿瘤中存在突变的可能性。

3. 三种靶向药物 曲妥珠单抗（trastuzumab）、雷莫昔单抗（ramucirumab）和帕博丽珠单抗（pembrolizumab）已被 FDA 批准用于胃癌的治疗。曲妥珠单抗的选用是基于 HER2 免疫组化的阳性结果。帕博丽珠单抗基于 MSI（PCR）/MMR（免疫组化）和 CPS 评分的 PD-L1 表达检测。FDA 还批准了对 NTRK 基因融合阳性的实体瘤使用 TRK 抑制剂治疗。

表 2-4-3 总结了目前具有临床意义的胃癌相关的分子标记物。

表 2-4-3 胃癌相关分子标记物

基因/蛋白	常见突变	突变频率	诊断	治疗	预后
HER2	扩增、S310F、R678Q	约 18%	CSCO 指南指出所有经病理诊断证实为胃或食管-胃结合部腺癌的患者均有必要进行 HER2 检测	在化疗方案中加入 HER2 单克隆抗体对 HER2 阳性的癌转移患者是一种有益的治疗选择	临床试验表明，HER2 阳性进展期胃或胃食管结合部腺癌应用曲妥珠单抗后生存期获益
MSI/MMR	MSI-H/dMMR		NCCN 指南指出，对于考虑使用 PD-1 抑制剂治疗的局部晚期、复发或转移的胃癌患者，应考虑进行 MMR 或 MSI 检测	MSI-H/dMMR 患者对 PD-1/PD-L1 抑制剂的疗效明显优于 MSS/pMMR 患者	有研究表明，MSI-L/MSS 患者更能从化疗+手术中获益；MSI-H 患者则相反，单纯手术预后更佳
PD-1	过表达		对于局部进展、复发或转移的胃癌患者，在使用 PD-1 抑制剂治疗前，可考虑进行 PD-L1 检测	有研究发现 PD-L1 阳性患者人群的客观选用抑制剂有效率明显高于阴性患者人群	
TP53	R175H、R273C/H、R248Q/W、R282W	约 48%			突变可能提示预后不良

注：表中突变频率源自 cBioportal 数据库（www.cbioportal.org）。

参考文献

[1] BRAY F,FERLAY J,SOERJOMATARAM I,et al. Global cancer statistics 2018:GLOBOCAN estimates of incidence and mortality worldwide for 36 cancers in 185 countries[J]. CA Cancer J Clin,2018,68(6):394-424.

[2] 中国临床肿瘤学会(CSCO). 胃癌诊疗指南[R]. 中国:CSCO,2019-2020.

[3] NCCN. Gastric Cancer[R]. USA:NCCN Guidelines,2019,Version 2.

[4] SHENG W Q,HUANG D,YING J M,et al. HER2 status in gastric cancers:a retrospective analysis from four Chinese representative clinical centers and assessment of its prognostic significance[J]. Ann Oncol,2013,24(9):2360-2364.

[5] HUANG D,LU N,FAN Q,et al. HER2 status in gastric and gastroesophageal junction cancer assessed by local and central laboratories:Chinese results of the HER-EAGLE study[J]. PLoS One,2013,8(11):e80290.

[6] BANG Y J,VAN CUTSEM E,FEYEREISLOVA A,et al. Trastuzumab in combination with chemotherapy versus chemotherapy alone for treatment of HER2-positive advanced gastric or gastro-oesophageal junction cancer (ToGA):a phase 3,open-label,randomised controlled trial[J]. Lancet, 2010,376(9742):687-697.

[7] QIU M Z,LI Q,WANG Z Q,et al. HER2-positive patients receiving trastuzumab treatment have a comparable prognosis with HER2-negative advanced gastric cancer patients:a prospective cohort observation[J]. Int J Cancer,2014,134(10):2468-2477.

[8]《胃癌HER-2检测指南(2016版)》专家组. 胃癌HER-2检测指南[J]. 中华病理学杂志,2016,45(8):528-532.

[9] YOUSEF G M,JOTHY S. Molecular testing in cancer[M]. American: Springer,2014.

[10] TAUBE J M,KLEIN A,BRAHMER J R,et al. Association of PD-1,PD-1 ligands,and other features of the tumor immune microenvironment with response to anti-PD-1 therapy[J]. Clin Cancer Res,2014,20(19):5064-5074.

[11] KARAHAN B,ARGON A,YILDIRIM M,et al. Relationship between MLH-1,MSH-2,PMS-2,MSH-6 expression and clinicopathological features in colorectal cancer[J]. Int J Clin Exp Pathol,2015,8(4):4044-4053.

[12] BELLINI M F, CADAMURO A C, SUCCI M, et al. Alterations of the TP53 gene in gastric and esophageal carcinogenesis[J]. J Biomed Biotechnol, 2012(2):891961.

[13] NCCN. Gastric Cancer[R]. USA:NCCN Guidelines,2020,Version 3.

第五节 肝 癌

一 概述

肝癌分为原发性肝癌和继发性肝癌：原发性肝癌起源于肝脏的上皮或间叶组织，按照病理类型可分为肝细胞癌(hepatocellular carcinoma,HCC)、肝内胆管癌(intrahepatic cholangiocarcinoma,ICC)和HCC-ICC混合型等，其中HCC最常见，占比85%~90%；继发性肝癌是体内其他器官起源的恶性肿瘤侵犯至肝脏，多见于胃、胆道、胰腺、结直肠、卵巢、子宫、肺、乳腺等器官恶性肿瘤的肝转移。肝癌发病常隐匿，早期症状不明显，仅有少数患者出现食欲减退、上腹闷胀、腹痛、乏力等症状，还有一些患者出现轻度的肝肿大、黄疸和皮肤瘙痒。当患者的临床症状非常明显时，病情往往已进入中、晚期。中晚期常见的临床表现有肝区疼痛、腹胀、纳差、发热、乏力、消瘦，进行性肝大或上腹部包块等；可伴有黄疸、腹泻、异常的淤伤或出血及一系列内分泌或代谢异常症状，如高钙血症、高脂血症。据统计，肝癌的发病率为每10万人10.1例（男性15.3例，女性5.3例），死亡率为每10万人9.5人（男性14.3人，女性5.1人），是全世界范围内发病率第六高、死亡率第二高的癌症[1]。按照性别统计，男性患者几乎是女性的3倍。按照年龄统计，45~60岁人群发病率最高。按地区划分，肝癌在东亚国家的发病率高于其他地区。我国肝癌防治形势严峻，国家癌症中心公布的最新数据显示，肝癌在国内是发病率第四高、死亡率第二高的恶性肿瘤。不论在城市还是农村，肝癌发病率和死亡率均呈逐年增长趋势，在70~75岁人群中达到峰值，其中男性多于女性[2-3]。

肝癌主要的致病因素包括乙型肝炎病毒(hepatitis B virus,HBV)和丙型肝炎病毒(hepatitis C virus,HCV)慢性感染、黄曲霉毒素、饮酒和吸烟。大多数肝癌病例被发现时，已发展至晚期，对药物治疗不敏感。在44%的早诊患者中，5年生存率为31%。如果癌变已经扩散到周围组织或器官和

（或）区域淋巴结,5年生存率为11%。如果癌症已经扩散到身体较远的部位,5年生存率为2%。以上数据表明肝癌的早期诊断可以有效降低死亡率[1]。

诊疗标准

（一）诊疗总则

肝癌的诊疗过程中,为避免单科治疗的不足,必须重视多学科诊疗团队模式,由多个学科(包括肝胆外科、肿瘤内科、感染科、消化内科、内分泌科、病理科、影像科等)的专家综合分析患者的临床表现、影像检查、病理和分子生物学资料,对患者的一般状况、疾病的诊断、分期/浸润范围、发展趋向和预后做出全面的评估,根据最新的国内外治疗规范/指南或循证医学依据,结合现有的治疗手段,为患者制订最合适的整体治疗方案[4]。

（二）筛查

HCC高危人群主要有HBV/HCV感染、长期酗酒(酒精性肝病)、非酒精脂肪性肝炎、食用黄曲霉毒素污染的食物、多种原因引起的肝硬化以及有肝癌家族史的人群。近年的研究提示糖尿病、肥胖和吸烟也会增加患HCC的风险。对高危人群,专家建议至少每隔6个月进行一次血清甲胎蛋白(Alpha-fetoprotein,AFP)和肝脏超声检查,对阳性患者进一步行腹部动态增强多期CT和(或)MRI扫描,必要时进行肝血管造影。AFP≥400 ng/mL,且排除慢性或活动性肝炎、肝硬化、睾丸或卵巢胚胎源性肿瘤以及妊娠等,高度怀疑肝癌。对于AFP低度升高者,也应进行动态观察,并与肝功能变化对比分析。此外,有约30%的肝癌患者AFP水平正常,可联合进行甲胎蛋白异质体、α-L-岩藻糖苷酶和异常凝血酶原检测,以免漏诊[4]。

（三）诊断

确诊肝癌的金标准是肝穿刺标本的病理学诊断,准确率很高,但肝穿刺的创伤性很大,很多患者不易接受,故临床上一般不将活检作为常规检测手段,而优先以肝功能、肿瘤标记物及影像学检查结果结合患者临床表现、HBV/HCV感染史、遗传病史等信息综合判断,必要时再行肝穿刺活检[5]。

病理诊断:癌肿周边区域是肿瘤生物学行为的代表性区域。大体标本描述应明确肿瘤的部位、大小、数量、颜色、质地、与血管和胆管的关系、包膜状况、周围肝组织病变、卫星结节、肝硬化类型、肿瘤至切缘的距离以及切缘受累情况等;镜下观察应重点描述分化程度、组织学类型(常见有细梁型、粗梁型、假腺管型和团片型等)、特殊细胞类型(透明细胞型、富脂型、梭形细胞型和未分化型等)、肿瘤坏死、淋巴细胞浸润及间质纤维化的范围和程度;癌周浸润、包膜侵犯或突破、微血管侵犯和卫星结节等[4]。

辅助诊断:超声影像检查简便、实时、无创、敏感,可显示肝脏占位的部位、大小和形态,其中超声造影技术散射回声强,分辨力、敏感性和特异性高,在肝脏肿瘤的检出和定性诊断中具有重要价值。国内外的指南还强调对肝占位进行多期动态增强CT扫描和(或)动态对比增强MRI扫描。典型的HCC影像学特征是肝占位在动脉期快速不均匀血管强化,而静脉期或延迟期快速消逝。肝血管造影是利用介入手段将导管插入相应的肝血管内进行血管造影的X射线诊断方法,具有定位诊断和鉴别诊断的价值,为诊断、指导手术或介入治疗的重要手段。此外,需要合理地组合应用免疫组化标志物进行辅助诊断:Hep Par-1、GPC-3、CD10、Arg-1和GS是常用的肝细胞标志物,CK7、CK19和MUC-1是常用的鉴别胆管细胞的标志物。必要时可检测基因组学相关指标,对原发性肝癌与转移性肝癌、HCC与ICC等进行鉴别诊断[4-5]。

(四)分期

肝癌的分期对于选择治疗方案和预后评估至关重要,根据肿瘤因素、患者一般情况及肝功能情况等,国内外研究机构制定了多种肝癌分期方案,如巴塞罗那(BCLC)分期、TNM分期、日本肝病学会(JSH)分期以及亚太肝脏研究协会(APASL)分期等,但目前尚无统一标准。我国学者根据肝脏肿瘤数目、大小、血管侵犯、肝外转移、Child-Pugh分级及体力状况评分六大因素制定了适用于HCC的肝癌临床分期标准,分为Ⅰa期、Ⅰb期、Ⅱa期、Ⅱb期、Ⅲa期、Ⅲb期、Ⅳ期。以Child-Pugh分级来看,临床生化指标包括肝性脑病、腹水、总胆红素、白蛋白以及凝血酶原时间延长等,对以上指标进行综合评分,总得分5~6分为A级,7~9分为B级、≥10分即为C级[4]。

(五)治疗

目前,以肝切除术为代表的外科手术仍是治疗肝癌的首选方法,术前需评估患者的全身情况及肿瘤侵犯程度(单发、多发,有无肝外转移)以确认满足手术的必要条件。根除术的原则是在保留足够功能肝组织的基础上彻底切除癌变组织,并尽可能降低手术死亡率和术后并发症。对于术中探查不适宜切除的患者,可考虑门静脉插管化疗等局部治疗措施[4-5]。

临床资料表明,肝癌术后5年的复发率达60%~70%,甚至可能更高,因此有必要建立全面、准确的抗复发综合治疗措施,但目前尚无统一标准。研究表明,切除术后在规范化抗病毒、保肝的基础上进行肝动脉栓塞化疗(TACE)治疗,可以降低术后复发率;α-干扰素对HBV、HCV及肿瘤细胞均具有抑制作用,在抗复发治疗中可能具有一定的意义;胸腺肽 α_1 对于防治 HCC 切除术后的复发转移,具有一定有益作用[4-5]。

对于无大血管侵犯、淋巴结转移及肝外转移的患者,可考虑行肝移植术,移植术后也有复发的可能性,其危险因素与肿瘤分期、血管侵犯、血清 AFP 水平及免疫抑制剂累积用药剂量相关,采用 mTOR 抑制剂或可预防肿瘤复发,提高生存率[4-5]。

其他辅助治疗手段还包括局部消融治疗、肝动脉介入治疗、放射治疗、靶向治疗和免疫治疗。靶向治疗药物方面,NCCN 指南和中国《原发性肝癌诊疗规范》均推荐索拉非尼为晚期 HCC 患者全身治疗的首选方案。SHARP 试验和 Oriental 试验均表明索拉非尼能够延缓晚期 HCC 肿瘤进展,延长患者的生存期。2020 版《CSCO 原发性肝癌诊疗指南》也推荐索拉非尼加入肝功能 Child-pugh A 级或较好的 B 级的晚期 HCC 一、二线治疗方案;针对这部分患者,在一线治疗策略中Ⅰ级专家推荐还包括仑伐替尼和多纳非尼,在二线治疗策略中Ⅰ级专家推荐包含了瑞戈非尼和阿帕替尼。免疫治疗药物方面,针对上述患者,推荐阿替利珠单抗联合贝伐珠单抗用于一线治疗方案选择,推荐 PD-1 单抗(纳武利尤单抗、帕博利珠单抗和卡瑞利珠单抗等)用于二线治疗方案选择。上述靶向及免疫治疗药物相关的临床研究数据可参考 2020 版 CSCO 指南[4-5]。

更多详细的治疗方案可参考最新的指南和专家共识。

三 常见分子生物学异常与靶向药物

肝癌的发生受多种因素影响,发病机制复杂,涉及多种信号通路,但目前尚未发现关键的驱动基因和具有强烈临床意义的分子标记物。此外,HCC 临床和组织病理学表现均呈现异质性,使得肝癌靶向药的研发进展缓慢[6-7]。

(一)肝癌发生的分子机制

癌症分子生物学研究发现多种机制促进了 HCC 的发生和发展。HBV 诱发的肝癌发生可涉及一系列过程,包括宿主与病毒的相互作用、持续的坏死-炎症-再生循环、病毒与内质网的相互作用(诱导氧化应激)、病毒与宿主基因组的整合(以及相关联的宿主 DNA 缺失)和各种病毒蛋白对致癌通路的靶向激活。HCV 诱导的肝癌也可引发类似的过程,但更倾向于逃逸宿主的免疫应答并促进肝硬化。酒精诱导肝癌与引发炎症有关,炎症后续出现肝细胞坏死和再生、氧化应激和肝硬化。黄曲霉毒素诱导的肝癌发生主要与致癌突变有关[7]。

多种基因水平的变化与 HCC 的发展有关,如肿瘤抑制基因 TP53 的失活、β-catenin 的突变,ErbB 受体家族成员和 Met 受体的超表达。此外,肝癌的发生似乎与多种基因的表观遗传学水平调控(甲基化)相关[7]。

基因组不稳定性是 HCC 的一个共有特征,可能相关的机制包括端粒缩短、染色体分离缺陷和 DNA 损伤反应通路的改变。比较基因组杂交研究表明,染色体 1q、6p、8q、11q 和 17q 发生重复的概率大,而在染色体 1p、4q、8p、13q 和 17p 中常发生缺失。研究者们还试图探明基因组改变与病因和肿瘤分期的关系,但目前仍存在诸多挑战。人类肝细胞癌的基因表达谱分析将有益于进一步查明病因、评估预后和复发风险。在临床背景基础上进行 HCC 基因组鉴定,深入了解基因组不稳定的机制、宿主与病毒间的相互作用,炎症发生和肝硬化过程;识别肝癌发生的起源细胞和特异性的分子标记物对肝癌的防治具有重要意义[7]。

(二)肝癌相关分子通路

肝癌发病的主要途径包括调节生长因子信号通路,使促血管生成因子过度分泌,如血管内皮生长因子(vascular endothelial growth factor,VEGF)、血小板衍生生长因子(platelet derived growth factor,PDGF)、胎盘生长因子、转化生长因子、基本的成纤维细胞生长因子、表皮生长因子、肝细胞生长因子、血管生成素、白介素 IL-4/8 等。肝癌是一种血管性肿瘤,血管新生是其主要特征,肝动脉是主要的供血来源。VEGF 和血管内皮素(angiopoetin)在促进和维持肝癌组织新血管形成中发挥重要作用。这些规律已被用于制定有效的肝癌治疗策略,如通过阻断肿瘤动脉供应而起作用的动脉化疗栓塞术和抑制 VEGF 等生长因子从而阻碍血管生成作用的索拉非尼(sorafenib)[6]。此外,阿帕替尼具有高效抗血管生长作用。在体外实验中,阿帕替尼对 VEGFR-2 呈现出高度、选择性抑制。在阿帕替尼 I 期临床实验显示,阿帕替尼对肝、胃、肺、结直肠、食管等多种实体瘤治疗均有益,目前,阿帕替尼针对肝癌的 III 期临床研究正在进行中[5]。

与 HCC 相关的其他常见突变涉及 wnt/β-catenin 通路,包括 β-catenin (CTNNB1)(18%~40%)、AXIN1 和 AXIN2 基因的突变;染色质重塑途径(ARID1A 和 ARID2);Janus 激酶(JAK)/信号转导和转录激活因子(STAT)途径(JAK1、IL6R 和 IL6ST);RAS/MAPK 信号转导与氧化应激途径相关基因等[6]。

(三)肝癌相关基因

1. TP53(抑癌基因)　TP53 基因定位于 17q13.1,长度 16~20 kb,有 11 个外显子和 10 个内含子,编码分子量为 53 kDa 的蛋白质,故称 p53。其表达产物是一种调控细胞有丝分裂过程的转录因子,能使受损的细胞停留在 G1 和 G2 期进行修复,如果修复失败,则诱导细胞凋亡以维持系统的稳定性。

野生型 p53 促进受损细胞分裂周期停滞或细胞凋亡,故而可以阻碍肿瘤的发生。而低水平 p53 或突变型 p53 则失去这一抑癌功能导致肝细胞对致癌物敏感。50% 的恶性肿瘤中存在该基因突变,HCC 中 TP53 基因突变的频率从 18%~50% 不等,这取决于潜在的病因。饮食中接触黄曲霉毒素会导致 TP53 突变,最常见的报道是在 249 号密码子,这可能是一种驱动突变,因为在接触过黄曲霉毒素的正常肝脏中也有这种变异[7]。

2. CYP1A1(细胞色素 P450 1A1 基因) CYP1A1 基因定位于 15q22,长度 6.3 kb,含 7 个外显子,6 个内含子,其编码的蛋白酶参与致癌物亚硝胺和苯比芘的代谢活化。基因突变后,对亚硝胺和苯比芘的解毒能力下降,可致使肝癌的发生概率增加[8-9]。

3. NQO1 NQO1 基因定位于 16q22,长度 20 kb,由 6 个外显子和 5 个内含子组成。其编码的蛋白质是一种黄素蛋白酶,具有解毒、抗氧化、抑制细胞癌变的作用。醌是一种有毒化合物,能诱发哺乳动物细胞癌变。NQO1 以 NAD(P)H 为受体,将 NADH(P)H 的电子传递给醌类化合物,生成低毒的氢醌类化合物,对机体产生保护作用,降低致癌风险。NQO1 同时还可以稳定 p53 蛋白,从而能够修复受损的细胞,阻止细胞的恶变;还可以增加 TNF 凋亡效应产物的生成,促进恶变细胞凋亡。NQO1 基因第 6 外显子(C609T)为非同义编码多态性位点。C609T 突变会使原位点编码的脯氨酸转变为丝氨酸,导致酶活性下降,失去对抗醌及其衍生物毒性的保护作用,增加肝癌的风险[10-11]。

4. EPHX1 EPHX1 基因定位于 1q42.1,长度 35.48 kb,包含 9 个外显子和 8 个内含子,编码微粒体环氧化物水解酶。环氧化物水解酶参与苯、苯乙烯等化合物的转换,催化芳香烃及脂肪烃类化合物形成环氧化中间产物,使之生成相应的二氢二醇而降低毒性。基因编码区的多态性通过影响蛋白质的稳定性而改变酶的活性。基因突变点为外显子 3 第 337 位的 T 突变为 C 使氨基酸序列 113 位的酪氨酸被组氨酸取代,导致酶活性下降,从而对乙醇、苯并(α)芘、二甲基亚硝胺、甲醛以及某些放射性物质的解毒能力下降,发生肝癌的风险增高。外显子 4 第 415 位的 A 突变为 G 使氨基酸序列 139 位的组氨酸被精氨酸取代,可使 DNA 单链断裂和碱基变位,增加发生肝癌的风险[12-13]。

5. ALDH2 基因(乙醛脱氢酶 2 基因) 基因定位于 12q24.2,长度 4.34 kb,包含 15 个外显子,14 个内含子,编码乙醛脱氢酶。乙醛在乙醛脱氢酶的作用下,通过脱氢转变为无毒性的乙酸。ALDH2 基因同时参与 ERK1/2、P38、MAPK 等通路以及一些与凋亡相关的信号因子的调节,从而抑制肝癌细胞的转移,降低肝癌细胞的代谢。基因 G1510A 突变,导致氨基酸序列第487位上的谷氨酸被赖氨酸所替换。GG 纯合野生型,AA 纯合突变型,GA 杂合突变型。AA 突变是亚洲人种最常见的基因突变。ALDH2 基因突变,导致酶活性降低,乙醛在体内聚集。拥有杂合突变基因的个体,ALDH2 的活性为野生型的 50%,而拥有纯合突变基因个体,该酶活性不及野生型的 1%~4%。基因突变型和乙肝表面抗原阳性饮酒者发生肝癌的风险,是野生型和表面抗原阴性饮酒者的 50 倍[14-15]。

(四)微卫星不稳定性与肝癌免疫治疗

微卫星(microsatellite)是遍布于人类基因组中的短串联重复序列。微卫星不稳定(microsatellite instability,MSI)是指与正常细胞相比,肿瘤细胞中的微卫星由于重复单位的插入或缺失而出现长度改变的现象。MSI 现象是由错配修复(mismatch repair,MMR)基因突变导致 MMR 蛋白表达缺失而引起的,在多种肿瘤中被发现。通过对多种不同类型但同时存在错配修复蛋白缺陷(dMMR)的肿瘤研究表明,dMMR 型肿瘤对 PD-1 抑制剂敏感。基于这项研究,2007 年 Pembrolizumab 获得 FDA 批准用于治疗不可切除或转移的微卫星高度不稳定性(MSI-H)或错配修复缺陷(dMMR)的实体瘤患者,这些患者先前的治疗效果不佳且没有合适的备选方案。因此考虑免疫治疗前,需对这类患者进行 MSI/MMR 检测。

四 分子诊断思路和相关基因列表

2020 年第 5 版 NCCN 指南、2020 版 CSCO 指南所列及 FDA 批准靶向/免疫药物应用如下[4,16]。

1. 索拉非尼(sorafenib)是一种多激酶抑制剂,可抑制肿瘤细胞增殖和血管生成,其作用靶点包括 VEGFR-1、VEGFR-2、VEGFR-3、PDGFRB、c-Kit、FLT-3、RET 和 Raf-1。2007 年以来,索拉非尼已经获得包括我国在内的全球 180 多个国家/地区的药监部门批准用于一线治疗无法手术或远处转移的 HCC 患者,并且列入多国的肝癌临床实践指南和专家共识。

2. 仑伐替尼(lenvatinib)是一种多生长因子抑制剂,作用靶点包括 VEGFR-1/-2/-3、FGFR-1/-2/-3/-4、PDGFR-α、RET 和 c-Kit。一项与索拉非尼对比的临床研究中,对于 HBV 相关的 HCC,仑伐替尼具有生存获益优势,其已于 2018 年相继由欧洲 EMEA、美国 FDA 和中国 NMPA 批准用于不可切除 HCC 的一线治疗。

3. 瑞戈非尼(regorafenib)是一种作用于 VEGFR、c-Kit、RET、B-Raf、PDGFR 和 FGFR1 的多激酶抑制剂,其于 2017 年 4 月及同年 12 月分别被 FDA 和 NMPA 批准用于索拉非尼治疗失败的晚期 HCC 的二线治疗。

4. 卡博替尼(cabozantinib)是一种酪氨酸激酶抑制剂,除 c-Met 外,还作用于 VEGFR-2、c-Kit、RET、FLT-3、Tie2 和 Axl。2019 年 FDA 批准了其用于 Child-Pugh A 级的患者在使用索拉非尼时期或后期疾病发生进展的后线治疗。

5. 贝伐珠单抗(bevacizumab)是一种 VEGF 受体抑制剂,贝伐珠单抗联合阿替利珠单抗(atezolizumzb)被推荐用于不可切除或转移的 HCC 一线治疗选择。

6. 雷莫卢单抗(ramucirumab)是一种抗 VEGFR2 的单克隆抗体,可高度选择性地抑制 VEGFR2 的激活。2019 年 5 月 FDA 批准了雷莫卢单抗用于治疗 AFP 水平高(>400 ng/mL)且之前曾使用索拉非尼治疗的 HCC 患者。

7. 纳武单抗(nivolumab)和帕博利珠单抗(pembrolizumab)都是 PD-1 单抗。2017 年 9 月纳武单抗已获得 FDA 有条件地批准用于 HCC 二线治疗的适应证;2018 年 11 月帕博利珠单抗获得 FDA 有条件地批准用于晚期 HCC 的二线治疗。卡瑞利珠单抗于 2020 年 3 月获得我国 CDE 批准用于 HCC 二线治疗。

8. 2020 年 5 月,FDA 批准 PD-L1 免疫抑制剂 tecentriq(阿替利珠单抗)联合 avastin(贝伐珠单抗)用于既往未接受过系统治疗的不可切除或转移的肝细胞癌患者。

NCCN 指南还提及对于晚期患者,可考虑通过分析分子特征谱来确定新分子靶向制剂临床试验的可行性,例如 IDH1、IDH2、FGF、KRAS 等是否异常。

表 2-5-1 总结了与肝癌相关的分子标记物供参考。

表 2-5-1 肝癌相关分子标记物

基因/蛋白	诊断	治疗	预后
甲胎蛋白	辅助肝癌筛查、诊断和监测:AFP ≥ 400 ng/mL,且排除慢性或活动性肝炎、肝硬化、睾丸或卵巢胚胎源性肿瘤以及妊娠等,高度怀疑肝癌。对于 AFP 低度升高者,也应进行动态观察,并与肝功能变化对比分析。约 30% 的肝癌患者 AFP 水平正常,应检测甲胎蛋白异质体,还可联合 α-L-岩藻苷酶、异常凝血酶原和微小核糖核酸等	FDA 批准了雷莫卢单抗于治疗 AFP 水平高(>400 ng/mL)且之前曾使用索拉非尼治疗的 HCC 患者	辅助监测术后复发
α-L-岩藻糖苷酶		对原发性肝癌进行疗效观察和监测术后复发	

续表 2-5-1

基因/蛋白	诊断	治疗	预后
异常凝血酶原	辅助肝癌筛查和分期		
NTRK		Larotrectinib 和 entrectinib 是 NTRK 基因融合阳性的肝癌患者的治疗选择[17-18]	
MSI/MMR		2007 年 pembrolizumab 获得 FDA 批准用于治疗不可切除或转移的微卫星高度不稳定性或错配修复缺陷的实体瘤患者	
VEGF/VEGFR、FGF/FGFR、PDGF/PDGFR		这些血管生成因子基因是索拉非尼、仑伐替尼、瑞戈非尼等诸多已获批的药物作用靶点	
TP53			突变可能提示预后不良

参考文献

[1] MOHAMMADIAN M, MAHDAVIFAR N, MOHAMMADIAN-HAFSHEJANI A. Liver cancer in the world: epidemiology, incidence, mortality and risk factors[J]. WCRJ, 2018, 5(2): e1082.

[2] Cancer. Net Editiorial Board. Liver Cancer: Statislics[R/OL]. 2020. http://www.cancer.net/cancer-types/liver-cancer/statistics.

[3] BRAY F, FERLAY J, SOERJOMATARAM I, et al. Global cancer statistics 2018: GLOBOCAN estimates of incidence and mortality worldwide for 36 cancers in 185 countries[J]. CA Cancer J Clin, 2018, 68(6): 394-424.

[4] 中国临床肿瘤协会(CSCO). 原发性肝癌诊疗指南[R]. 中国: CSCO, 2018-2020.

[5] NCCN. Hepatobiliary cancers[R]. USA: NCCN Guidelines, 2019, Version 3.

[6] DHANASEKARAN R, BANDOH S, ROBERTS L R. Molecular pathogenesis of hepatocellular carcinoma and impact of therapeutic advances [J]. F1000Res, 2016, 5: F1000 Faculty Rev-879.

[7] FARAZI P A, DEPINHO R A. Hepatocellular carcinoma pathogenesis: from genes to environment[J]. Nat Rev Cancer, 2006, 6(9): 674-687.

[8] ABO-HASHEM E M, EL-EMSHATY W M, FARAG R S, et al. Genetic Polymorphisms of Cytochrome P4501A1 (CYP1A1) and Glutathione S-Transferase P1 (GSTP1) and Risk of Hepatocellular Carcinoma Among Chronic Hepatitis C Patients in Egypt[J]. Biochem Genet, 2016, 54(5): 696-713.

[9] LI R, SHUGART Y Y, ZHOU W, et al. Common genetic variations of the cytochrome P450 1A1 gene and risk of hepatocellular carcinoma in a Chinese population[J]. Eur J Cancer, 2009, 45(7): 1239-1247.

[10] FAN Y, HU D, FENG B, et al. The NQO1 C609T polymorphism and hepatocellular carcinoma risk[J]. Tumour Biol, 2014, 35(8): 7343-7350.

[11] TAN S K, QIU X Q, TANG G F, et al. Relationship between hepatocellular carcinoma and the interaction between NQO1 polymorphisms and environmental factors[J]. Zhonghua Gan Zang Bing Za Zhi, 2012, 20(11): 833-837.

[12] DUAN C Y, LIU M Y, LI S B, et al. Lack of association of EPHX1 gene polymorphisms with risk of hepatocellular carcinoma: a meta-analysis[J]. Tumour Biol, 2014, 35(1): 659-666.

[13] WANG D, ZHAI J X, ZHANG L M, et al. EPHX1 Tyr113His polymorphism contributes to hepatocellular carcinoma risk: evidence from a meta-analysis[J]. Mol Biol, 2015, 49(2): 351-361.

[14] JIN S, CHEN J, CHEN L, et al. ALDH2(E487K) mutation increases protein turnover and promotes murine hepatocarcinogenesis[J]. Proc Natl Acad Sci USA, 2015, 112(29): 9088-9093.

[15] SAKAMOTO T, HARA M, HIGAKI Y, et al. Influence of alcohol consumption and gene polymorphisms of ADH2 and ALDH2 on hepatocellular carcinoma in a Japanese population[J]. Int J Cancer, 2006, 118(6): 1501-1507.

[16] NCCN. Hepatobiliary cancers [R]. USA: NCCN Guidelines, 2020, Version 5.

[17] DOEBELE R C, DRILON A. PAZARES L, et al. Entrectinib in patients with advanced or metastatic NTRK fusion–positive solid tumours: integrated analysis of three phase 1-2 trials [J]. LancetOncol, 2020, 21(2): 271-282.

[18] DRILON A. LAETSCH T W, KUMMAR S, et al. Efficacy of larotrectinib in TRK fusion–positive cancers in adults and children [J]. N Enal J Med, 2018, 378(8): 731-739.

第六节 前列腺癌

 概述

前列腺癌是男性最常见的癌症之一,起源于前列腺。就像所有的癌症一样,它可以转移(扩散到身体的其他部位)。前列腺癌早期通常是无症状的,这意味着没有临床表现,患者本人没有任何不适。前列腺癌在早期就可以治愈,即使在晚期,它也是可以治疗的[1]。

据估计,美国2019年预计有174 650例新的前列腺癌病例被诊断,占男性新发癌症病例的20%,有31 620例前列腺癌病人死亡,占新发死亡病例的10%。研究人员估计前列腺癌占2018年男性癌症死亡人数的9.8%。在过去十年,前列腺癌发病率每年下降7%。前列腺癌发病率急剧下降的原因是,2008—2013年,美国预防服务工作组(US Preventive Services Task Force)建议2008年和2011年对75岁及以上男性进行前列腺癌筛查(PSA筛查)。早期发现和治疗的公众意识提高影响了这种流行癌症的死亡率[2]。

前列腺导管内癌(IDC-P)和前列腺导管腺癌(DAP)在前列腺癌中具有独特病理学特征的亚型。IDC-P和DAP患者预后较差,对具有该病理学特征的前列腺癌患者,不论是否存在明确的肿瘤家族史均推荐进行胚系基因检测。

三 诊断标准

(一)诊断

1. 血前列腺癌特异性抗原(PSA) 基于 PSA 的前列腺癌筛查特指在没有症状的特定健康男性人群中进行 PSA 检查,目的是早期发现前列腺癌,并最终降低其病死率。PSA 作为单一检测指标,与直肠指检(DRE)和经直肠超声(TRUS)比较,具有更高的前列腺癌阳性诊断预测率。然而,在健康男性人群中进行的 PSA 筛查可能会带来前列腺癌的过度诊断,过度治疗。根据专家组意见,PSA 筛查不宜在国内推广[3]。

长链非编码 RNA 前列腺癌抗原 3(prostate cancer antigen 3,PCA3)基因已被美国 FDA 批准作为诊断前列腺癌的标志物。在 PSA 升高的患者中,使用 PCA3 作为诊断标志物比使用 tPSA、%fPSA 等更能提高前列腺癌的诊断准确率。fPSA 是游离前列腺特异抗原,占总前列腺特异抗原(tPSA)的 10%~30%。欧洲泌尿外科协会(EAU)推荐在初始前列腺穿刺阴性,但仍怀疑前列腺癌的患者中进行 PCA3 检测。融合基因 TMPRSS2-ERG 被发现在欧美前列腺癌人群中有较为广泛的存在,同样可提高前列腺癌的诊断准确率。游离 PSA 分子异构体 p2PSA 于 2005 年被美国 FDA 批准为前列腺癌的监测指标,基于 p2PSA 的前列腺健康指数(prostate heath index,PHI)诊断前列腺癌的准确性及特异性均优于 PSA[3]。参见图 2-6-1。

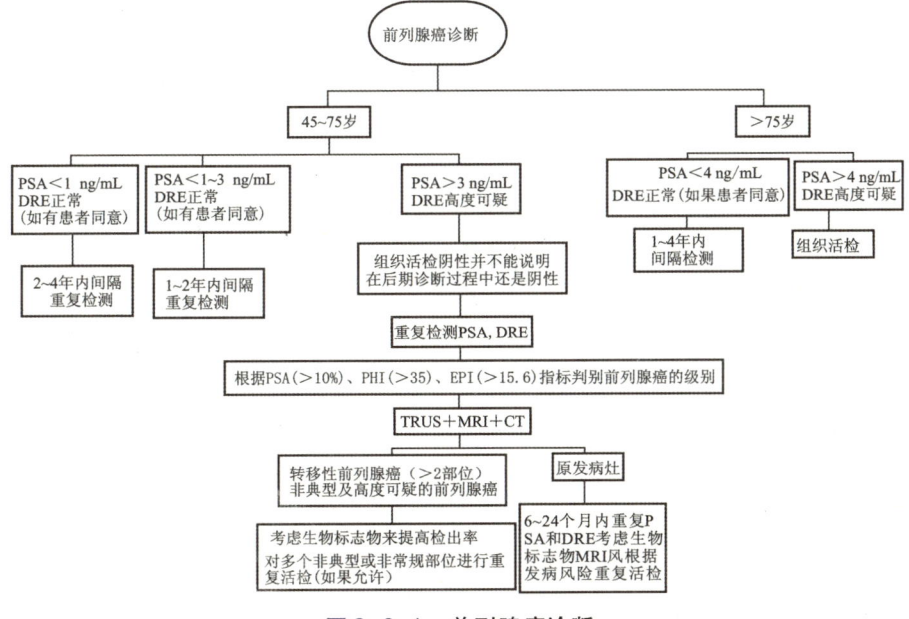

图 2-6-1 前列腺癌诊断

2. 直肠指检 大多数前列腺癌起源于前列腺的外周带,肿瘤体积超过 0.2 mL 时容易被 DRE 检出。约 18% 的前列腺癌患者单独经由 DRE 发现,而且 DRE 异常的患者具有更高评分的前列腺癌。建议泌尿科医师必须熟练掌握 DRE 操作技能。

3. 影像学检查 TRUS+MRI+CT:经直肠超声检查可以辅助活检或局部分期,MRI 检查有助于前列腺癌的临床诊断及分期,CT 可以用来显示有没有肿瘤扩散和淋巴结转移。

4. 前列腺穿刺活检 前列腺穿刺活检是确诊前列腺癌最可靠的手段,准确、有效的前列腺穿刺活检对于早期前列腺癌的诊断有重要意义。建议前列腺穿刺活检指征包括:①DRE 发现前列腺结节,任何 PSA 值。②MRI、TRUS 等检查发现异常,任何 PSA 值。③PSA>10 μg/L。④PSA 4~10 μg/L,f/tPSA 异常或 PSAD 异常。

当 PSA 为 4~10 μg/L 时,如% fPSA、PSAD、影像学检查均正常,应严密随访。穿刺应该同时考虑。

(二)分期

根据 AJCC 第 8 版前列腺癌 TNM 分期,见表 2-6-1。

表 2-6-1 前列腺癌 TNM 分期

原发肿瘤(T)	
cTX	原发肿瘤不能评估
cT0	无原发肿瘤证据
cT1	临床表现不明,不易发现的肿瘤
cT1a	组织学检查偶然发现的肿瘤,≤5%
cT1b	组织学检查偶然发现的肿瘤,>5%
cT1c	组织学活检不易发现的一侧或两侧肿瘤
cT2	肿瘤可见,局限于前列腺
cT2a	肿瘤累及前列腺一叶(≤1/2)
cT2b	肿瘤累及前列腺一叶(>1/2)
cT2c	肿瘤累及前列腺两叶
cT3	肿瘤侵犯前列腺外,但无粘连或浸润邻近结构
cT3a	前列腺外侵犯(单侧或双侧)

续表 2-6-1

原发肿瘤(T)	
cT3b	肿瘤侵犯精囊腺
cT4	肿瘤侵犯精囊腺以外邻近结构(包括膀胱、外括约肌、直肠、肛提肌、骨盆壁等)或与之紧密固定

三 常见分子生物学异常与靶向药物

(一) PCA3

PCA3 是一种非编码 mRNA,在前列腺癌组织中过表达,可在尿液中检测到。FDA 批准针对年龄大于等于 50 岁,进行过一次组织活检阴性的男性可以使用 PCA3 基因检测。NCCN 建议在 PSA 中度升高的男性重复活检之前进行 PCA3 检测。研究表明,与 tPSA 和 %fPSA 相比,PCA3 在重复活检组织中的整体前列腺癌检测具有更高的准确性。此外,一些证据表明 PCA3 在初始活检前改善了癌症诊断检测[4]。

(二) TMPRSS2-ERG

TMPRSS2:ERG(T2:ERG)基因融合在前列腺癌组织中具有高度特异性,在 DRE 后可在尿液中检测到[5]。在一项针对 1 312 名男性的多机构研究中,T2:ERG 显示出比 tPSA 有更高的诊断准确性[6]。

两种 ETS 转录因子 ERG 和 ETV 1 在前列腺癌中均为异常表达。相关研究发现在前列腺癌组织中发现 TMPRSS 2 5' 非翻译区与 ERG 或 ETV 1 的重复基因融合,异常表达。通过荧光原位杂交,发现 29 例前列腺癌标本中有 23 例存在 ERG 或 ETV 1 重排。细胞实验表明,TMPRSS 2 的雄激素反应启动子元件介导了 ETS 家族成员在前列腺癌中的过度表达。这些结果对前列腺癌的发生发展以及前列腺癌的分子诊断和治疗具有重要意义[5]。

(三) HOXC6

近年来,已发现 HOX 基因与各种癌症的发展和预后密切相关。HOXC6 是 HOX 家族的成员,其作为转录因子并且在发育期间参与许多基因的调节,还发现 HOXC6 在几种癌症中高度表达。

HOXC6 是所有原发性、转移性前列腺癌中表达上调程度最大的 HOX 基因之一。HOXC6 的上调与前列腺癌的上皮成分有关,HOXC6 参与了上皮细胞的增殖。HOXC6 的表达不受雄激素的影响,也不受 AR 信号通路的影响。HOXC6 的表达与前列腺癌根治术后的预后无关,即生化或局部复发[7]。

(四) DNA 错配修复基因

对于高风险、极高风险、局部进展及转移性前列腺癌患者,推荐进行 DNA 损伤修复基因(特别是 BRCA2、BRCA1、ATM、MSH2、MSH6、GEN1、FANCA、CHEK2)的胚系变异检测。对于所有转移性去势抵抗性前列腺癌(mCRPC)患者,推荐进行至少包含 DNA 修复基因胚系及体细胞变异的检测。如肿瘤组织检测已发现与肿瘤发病风险相关基因突变而缺乏胚系变异验证的前列腺癌患者,建议遗传咨询后再考虑是否进行检测。

IDC-P 和 DAP 是前列腺癌中具有独特病理学特征的亚型。与腺癌患者相比,IDC-P 和 DAP 患者基因组不稳定性、错配修复基因及同源重组修复基因(特别是 BRCA2 基因突变)比例更高。IDC-P 和 DAP 患者预后较差,对具有该病理学特征的前列腺癌患者,不论是否存在明确的肿瘤家族史均推荐进行胚系基因检测。

对于初诊未进行风险评估、极低风险至中风险的前列腺癌患者,其家族史、临床特征的获得及遗传咨询是检测前的必要步骤。对于具有明确相关家族史、已知家族成员携带胚系致病基因突变的上述风险级别患者,推荐进行 DNA 损伤修复相关基因(特别是 BRCA2、BRCA1、ATM、MSH2、MSH6、GEN1、FANCA、CHEK2)的胚系变异检测;对于家族史不详的上述风险级别患者,需要结合临床特征进行遗传咨询后综合判断是否有必要进行相关检测。

目前,没有 PARP 抑制剂被批准用于前列腺癌。据报道,DNA 修复缺陷可预测 CRPC 和其他癌症对铂类药物的敏感性。最近的一项研究表明,如果用阿比特龙或恩杂鲁胺治疗,DNA 修复基因转移性 CRPC 和种系突变的患者可能比紫杉烷更好[3]。

四 分子诊断思路和相关基因列表

根据家族史、组织学和易感人群情况进行基因检测,NCCN 专家小组建议在初次诊断时询问前列腺癌症患者的家族史和个人病史。小组建议对高风险人群,局限性前列腺癌和转移性前列腺癌症患者进行基因检测,NCCN 推荐 NGS panel 的基因包括 BRCA2、BRCA1、ATM、CHEK2、PALB2、MLH1、MSH2、MSH6 和 PMS2。

HOXB13 是一种前列腺癌风险基因,尽管目前在晚期疾病中还没有明确的治疗意义,但检测可能对家庭风险评估有价值。NCCN 小组相关研究,同源重组修复基因(如 BRCA1、BRCA2、ATM、PALB2、FANCA、RAD51D、CHEK2)的种系和体细胞突变可能对 PARP 抑制剂的具有临床疗效,但还未被批准。表 2-6-2 归纳了目前和前列腺癌相关的基因突变。

表 2-6-2 前列腺癌相关突变基因

基因名	常见突变	突变频率	临床意义及预后
BRCA2	6174delT	2.14%	PARP 抑制 olaparib、rucaparib 和 niraparib 已获得 FDA 批准,可用于治疗 BRCA1 突变型卵巢癌患者,BRCA(1/2)突变型卵巢癌患者对铂类化疗非常敏感,预后良好,并可获益于 PARP 抑制剂的治疗
BRCA1	c.185delAG c.5382insC c.5589del8(中国人群)	3.23% 其中 c.5589del8 为 0.17%	
PMS2	R107Q	0.10%	DNA 修复基因缺陷型前列腺癌患者可能对奥拉帕利等 PARP 抑制剂及铂类药物敏感;而 DNA 修复基因野生型前列腺癌患者对奥拉帕利的响应有限。建议通过检测错配修复及微卫星不稳定性筛选出的错配修复缺陷及高微卫星不稳定型前列腺癌者再考虑帕博利珠单抗治疗[8]
ATM	N2875S/K R337C	6.07%	
MSH2	N538Kfs*3 M253I	0.36%	
MSH6	F582Lfs*4 R383G	0.81%	
MLH1	MYRIP-MLH1 R18C S695L	0.81%	
PALB2	I1013V	1.62%	
FANCA	过表达 缺失	4.86%	
CHEK2	过表达 缺失	1.54%	
RAD51D	过表达 缺失	1.01%	
ATR	E833*,WWTR1-ATR,PCNP-ATR,R336W,D1559E	2.02%	
NBN	E720*,F567L,T360I	8.70%	
BRIP1	R581*,A349V,	1.42%	
CDK12	S343Efs*8,Q598*	3.04%	约 5% 的 mCRPC 患者可能携带 CDK12 基因突变/缺失,CDK12 缺失与基因组不稳定性及免疫原性相关,携带该分子特征的患者可能对 PARP 抑制剂及免疫抑制剂敏感。PARP 抑制剂 olaparib 已获得 FDA 批准,用于治疗具有 CDK12 突变的前列腺癌患者

续表 2-6-2

基因名	常见突变	突变频率	临床意义及预后
RB1	G617Rfs*36, L337Ffs*4	9.72%	RB1 基因突变/缺失与更差的生存期及阿比特龙或恩杂鲁胺更短的治疗时间有关
TP53	大多数突变发生在氨基酸位置 175、245、248、273 和 282	15.99%	
AKT1	E17K	1.21%	泛 AKT 靶向抑制剂 AZD5363 治疗的 AKT1 E17K 突变型 ER+乳腺导管癌患者具有的临床数据
ERCC3		3.85%	
BRAF	K601E G469A K601_W604del F468C KDM7A-BRAF TMPRSS2-BRAF	3.04%	在 BRAF K601E 突变型黑色素瘤患者中使用靶向 MEK 的抑制剂曲美替尼,但在 BRAFK601E 突变型前列腺癌患者中的临床应用尚不明确。具有致癌性 BRAF 突变的癌细胞可能对新型 BRAF 抑制剂(例如 PLX8394)敏感 非 V600 BRAF 突变的癌细胞可能对新型 BRAF 抑制剂(如 PLX8394)敏感
PTEN	N48K, G132V,R173C	21.26%	
PIK3CA	E542K,R88Q	5.47%	

注:表中突变频率来自 cBioportal 数据库(www.cbioportal.org).

参考文献

[1] Institute、P. c. r.、What is prostate cancer? [R]. 2019.

[2] SIEGEL R L, MILLER K D, JEMAL A, et al. Cancer statistics[J]. 2019. CA Cancer J Clin, 2019.69(1):7-34.

[3] NCCN. Prostate Cancer[R]. USA:NCCN Guidetines,2019,Version 4.

[4] LEONARD S MARK, YVES FRADET, INA LIM DERAS, et al. PCA3 mole-

cular urine assay for prostate cancer in men undergoing repeat biopsy[J]. Urology,2007,69(3):532-535.
[5] TOMLINS S A,BTARTELL A,CHINNAIYAN A M,et al. ETS gene fusions in prostate cancer:from discovery to daily clinical practice[J]. Eur Urol,2009, 56(2):275-286.
[6] DANI H, LOEB S. The role of prostate cancer biomarkers in undiagnosed men[J]. Curr Opin Urol,2017,27(3):210-216.
[7] HAMID A R, HOOGLAND A M, SMIT F, et al. The role of HOXC6 in prostate cancer development[J]. Prostate,2015,75(16):1868-1876.
[8] 中国抗癌协会泌尿男生殖系肿瘤专业委员会,中国临床肿瘤学会前列腺癌专家委员会. 中国前列腺癌患者基因检测专家共识（2019年版）[J]. 中国癌症杂志,2019,29(7):553-560.

第七节　宫颈癌

一、概述

宫颈癌是常见的妇科恶性肿瘤之一,发病率在我国女性恶性肿瘤中仅次于乳腺癌居第二位,在某些发展中国家甚至位居首位。

引起宫颈癌及癌前病变的首要因素是持续的高危型人乳头瘤病毒（HPV）感染,我国常见的高危型HPV包括16、18、31、33、45、52、58等,HPV主要通过性生活传播。其他高危因素包括不良性行为（过早性生活、多个性伙伴或性伴侣的性行为混乱）、月经及分娩因素（经期卫生不良、经期延长、早婚、早育、多产等）、吸烟、长期服用口服避孕药、免疫缺陷与抑制、其他病毒感染及社会经济地位低下、卫生习惯不良、营养不良等。

癌前病变及宫颈癌早期可以没有任何症状,常见的症状为接触性阴道出血,异常白带如血性白带、白带增多,不规则阴道出血或绝经后阴道出血,晚期患者可以出现阴道大出血、腰痛、下肢疼痛、下肢水肿、贫血、发热、少尿等临床表现[1]。预防宫颈癌的主要方法是接种HPV疫苗和进行癌前病变筛查。宫颈癌确诊需经病理检查,确定其原发部位为宫颈。宫颈癌的治疗以手术和放疗为主,化疗为辅。虽然宫颈癌的主要病因被认为是HPV感染,但最近的研究表明,这种感染本身并不足以导致恶性转化,还需要其他协同因素,如慢性阴道感染、吸烟、激素避孕、某种性生活,以及大的遗传不稳定性、染色体畸变和 DNA 序列的表观遗传改变等,这些因素共同作用导致一般和局部免疫抑制,从而引发癌变[1]。

二 诊断标准

宫颈癌诊疗规范(2018 年版)推荐的宫颈癌诊断与治疗流程如下[1](图 2-7-1)。

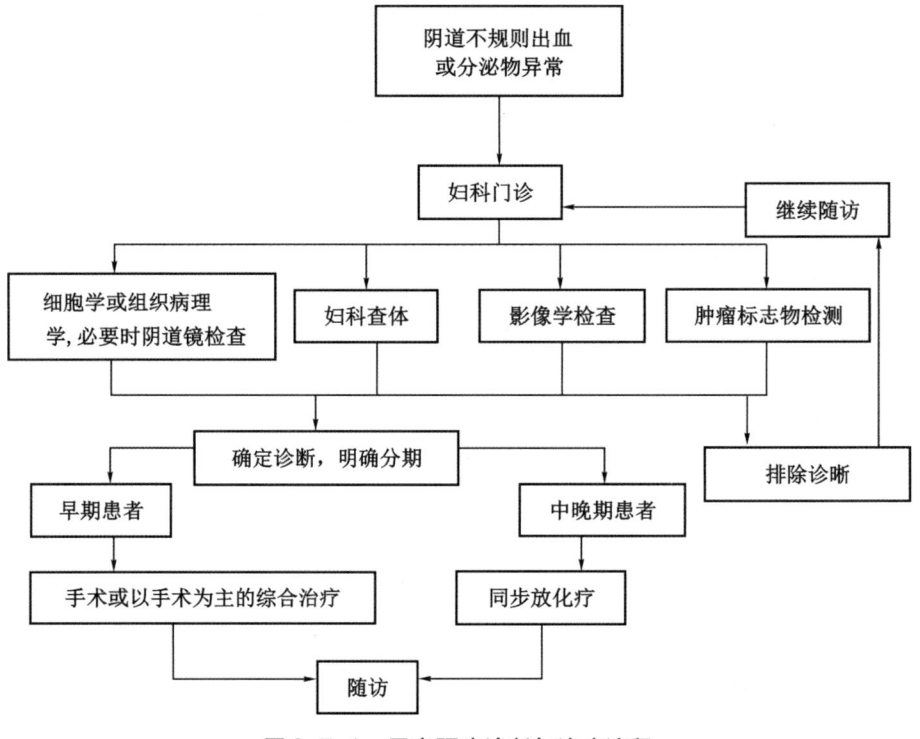

图 2-7-1 子宫颈癌诊断与治疗流程

(一)体征

1. 视诊 应在充足照明条件下进行,直接观察外阴和通过阴道窥器观察阴道,除一般观察外应注意癌浸润范围,宫颈肿瘤的位置、范围、形状、体积及与周围组织的关系。

2. 触诊 肿瘤的质地、浸润范围及其与周围的关系等,必须通过触诊来确定。有些黏膜下及颈管内浸润,触诊比视诊更准确。三合诊检查可了解阴道旁、宫颈旁及子宫旁有无浸润,肿瘤与盆壁关系,子宫骶骨韧带、子宫直肠窝、直肠本身及周围情况等。

(二) 辅助检查

1. 宫颈/阴道细胞学涂片检查及 HPV 检测　宫颈/阴道细胞学涂片检查是目前发现宫颈癌前病变(宫颈上皮内瘤变,cervical intraepithelial neoplasia,CIN)和早期宫颈癌的主要手段,特别是对临床体征不明显的早期病变的诊断。目前主要采用宫颈液基细胞学检查法联合 HPV 检测,有助于提高检出率。对于 HPV16、18 型阳性的患者建议直接转诊阴道镜,行组织学活检。

2. 组织学检查　CIN 和子宫颈癌的诊断均应有活体组织学检查证实。

3. 腔镜检查　阴道镜、膀胱镜和直肠镜检查。

4. 影像学检查　由于解剖部位表浅,绝大多数子宫颈癌,经妇科检查及细胞病理学检查即可确诊,影像学检查在子宫颈癌诊断中的价值主要是对肿瘤转移、侵犯范围和程度的了解,以指导临床决策并观察疗效。

用于子宫颈癌的影像检查方法包括:①腹盆腔超声;②腹盆腔;③盆腔 MRI;④胸片及胸部 CT;⑤骨扫描仅用于怀疑有骨转移的患者。

5. 肿瘤标志物检查　检查肿瘤标志物有助于诊断、疗效评价、病情监测及疗后随访。可用放射免疫法测定宫颈癌相关抗原(TA-4)及鳞形细胞癌相关抗原(SCC),SCC 是 TA-4 的亚成分,是宫颈鳞癌的标志物,而血清肿瘤相关杭原(CA125)是宫颈腺癌的标志物,治疗期间观察这些指标的动态变化,有助于判断疗效及复发监测[2]。

三　常见分子生物学异常与靶向药物

(一) 循环肿瘤细胞

预测进展及预后:Lee 等对 788 例宫颈癌患者治疗前循环肿瘤细胞(CTCs)计数与鳞状上皮细胞癌抗原(SCC-Ag)水平进行了比较,结果显示,高外周血 CTCs 计数是局部晚期宫颈鳞状细胞癌患者预后差的独立预测因素,CTCs 可能作为宫颈癌诊治中除 SCC-Ag 之外的另一个生物学标志物。Weismann 等对子宫全切术后的宫颈癌患者外周血 CTCs 进行了 E6/E7 HR-HPV 致癌基因的检测,研究结果显示,表达 E6/E7 HR-HPV 致癌基因的 CTCs 可作为宫颈癌术后隐匿性转移阶段早期诊断的特异性基因标志,并可提示转移的高风险。

疗效评估:Tewari 等对进行化疗联合贝伐单抗治疗的 240 例晚期宫颈癌患者进行了治疗前及治疗后的外周血 CTCs 检测,探究 CTCs 与宫颈癌患者预后及生存率的关系。研究显示,治疗前患者外周血 CTCs 计数的中位数为

7CTCs/8.5 mL 全血(范围 0~18 mL),在经过 36 d 的治疗后 CTCs 计数的中位数下降至 4CTCs/8.5 mL 全血(范围 0~17 mL)。

指导个体化治疗:除了在预测预后中的作用,Weismann 等的研究还提出表达 E6/E7 HR-HPV 致癌基因的 CTCs 检测可使宫颈癌的个体化治疗成为可能。

(二)常见分子生物学异常

1. PIK3CA   PIK3CA 是 PI3K 通路的重要组成部分,被认为是一种致癌基因。PIK3CA 基因突变在乳腺癌、子宫内膜癌和宫颈癌等多种癌症中常见,其螺旋结构域的 542/545 位点和激酶结构域的 1047 位点是激活突变热点。大量研究的焦点在于 PIK3CA 及其与 AKT 和 mTOR 通路的相互作用。尽管目前的临床试验显示单用 PI3K 抑制剂的效果有限,但 PI3K 抑制剂与 TKI、MEK 抑制剂、PARP 抑制剂等联合治疗的临床应用潜力尚有待发掘。PIK3CA 基因对细胞代谢、细胞存活、细胞生长和增殖等多种细胞活动至关重要。EGFR 在宫颈癌(CC)中经常过度表达,提示 EGFR 阻断是一种很有前途的治疗方法。西妥昔单抗是一种抗 EGFR 抗体,与放化疗联合使用,在局限于盆腔的宫颈癌的一线治疗中是可行的。而与仅接受标准治疗的肿瘤相比,PIK3CA 基因的突变肿瘤在西妥昔单抗治疗后,无病生存率降低。PIK3CA 通路过度激活与放疗后局部复发率增高和生存率下降有关。因此,PIK3CA 的突变是预测西妥昔单抗无反应的一个重要参数[3]。

2. PTEN   PTEN 编码一种脂蛋白磷酸酶,是癌症中最常见的突变基因之一。PTEN 失活可促进细胞生长、增殖和存活,也可能导致更严重的基因组不稳定,并为其他有害突变的积累提供环境。实验室数据表明,PTEN 功能缺失的癌细胞可能对 β-isoform 选择性 pi3k 靶向抑制剂敏感。PTEN 的表达可作为判断宫颈癌预后的良好指标。

3. HER2   是一种受体酪氨酸激酶,在多种癌症类型中有扩增和(或)过表达、点突变等变异类型,最常见于乳腺癌、食管癌和子宫内膜癌。目前 ERBB2 S310Y 突变是致癌的。

Zammataro[4] 等通过分析一批宫颈癌细胞系样本(腺癌和鳞状细胞癌)的全外显子组发现了 22 个基因(包括 PIK3CA、ERBB2 和 GNAS 等)多次出现体细胞错义突变。在体外和体内临床前模型中,与野生型肿瘤相比,具有 ERBB2 结构域突变的肿瘤对单药 afatinib 或 neratinib 明显更敏感($P = 0.001$)。这些发现提示现有的 ERBB2/PIK3CA/AKT/mTOR 靶向药物可能对一部分宫颈癌的治疗有益。

4. KRAS   KRAS 是 RAS 家族成员,其编码的蛋白是一种 GTPase,是

MAPK 和 PI3K 通路的上游调节因子。KRAS 基因突变在多种癌症中常见。通过激活不同的细胞内信号通路,包括 RAS/MEK/ERK 和 PI3K/AKT/mTOR 通路,介导细胞增殖和其他细胞功能的调节。在平均 55 个月的随访中,与野生型 KRAS 患者相比,突变型 KRAS 患者复发率更高。KRAS 的突变是宫颈癌复发的独立预测因子。KRAS 和 SMAD4 的同时突变与癌细胞的抗放射性有关。与上述两种基因同时突变的,还有 KMT2A、TET1 和 NLRP1 等基因。这些观察结果表明,当肿瘤在最初的肿瘤细胞中存活时,放射治疗会进一步引起基因的改变,这些基因的突变可能与辐射有关。下图 2-7-2 列出了与放射治疗相关的突变基因[5]。

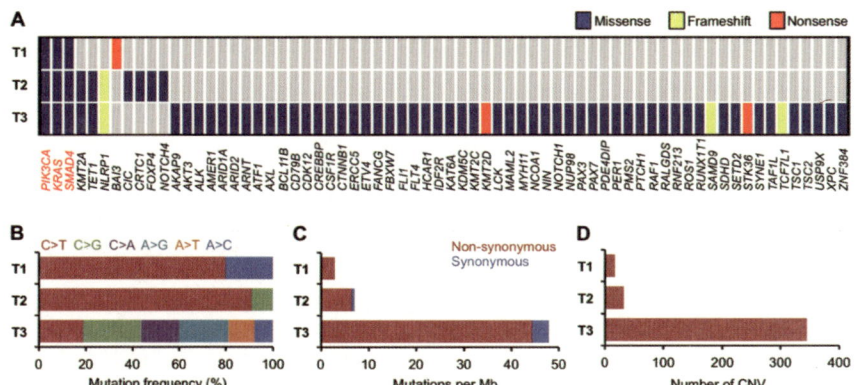

(A) Mutated genes, according to mutation type. Genes found to be mutated in T1-T3 are indicated in red.
(B) Mutation spectrum of single-mucleotide substitutions.
(C) Number of mutations. (D) Number of CNVregions.

图 2-7-2 辐射抗性获得可能相关的基因突变

四 分子诊断思路和相关基因列表

1. HPV　HPV 是唯一一个用来诊断宫颈癌的分子标记物,图 2-7-3 展示了从 HPV 病毒感染到发展为宫颈癌的过程[6]。

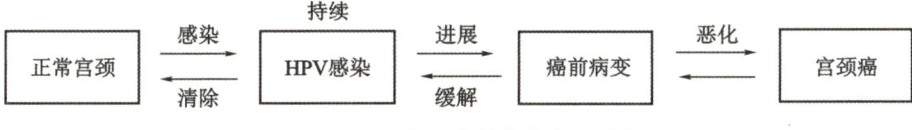

图 2-7-3 宫颈癌的发生发展过程

2. 目前,肿瘤免疫治疗的标志物众多,主要有 PD-L1 表达、MSI-H、dMMR、肿瘤突变负荷、TIL、特定基因突变(如 POLE、SKT11 突变)、血浆中肿瘤突变负荷(blood-based TMB,bTMB)及循环肿瘤 DNA。在宫颈癌免疫治疗的临床试验中,除了 PD-L1,尚无其他标志物与疗效相关性的研究报道。

3. 多个研究团队报告了研究成果,对高危人群提出了如下几种分流措施。① 细胞学检查:对于依从性好[7]的受检者,6 个月复查细胞学检查,对于发现≥CIN3 病变可获得令人满意的灵敏度和特异度。②HPV16/18 分型检测:可进一步增加特异性。③生物学标志物:最新研究成果是 P16/Ki-67 细胞双染色对 NILM/HP(+)者可以做到有效分流,该方法较细胞学更具敏感性,特异度不低于细胞检查。

4. 目前关于宫颈癌相关的基因突变研究提供了靶向治疗、联合治疗、评估耐药和预后多方面的信息,可能成为未来诊断治疗的标准[7],请参阅表 2-7-1 宫颈癌相关突变基因表。

表 2-7-1 宫颈癌相关突变基因

基因	常见突变	突变频率	治疗
PIK3CA	E545K、E542K	30%~40%	研究提示现有的 ERBB2/PIK3CA/AKT/mTOR 靶向药物可能对一部分宫颈癌的治疗有效
PTEN	R130*/Q/L	4%~8%	实验室数据表明,PTEN 功能缺失的癌细胞可能对 β-isoform 选择性 pi3k 靶向抑制剂敏感,如正在研究的药物 GSK2636771 和 AZD8186
ERBB2	扩增、S310F/Y	~8%	研究提示现有的 ERBB2/PIK3CA/AKT/mTOR 靶向药物可能对一部分宫颈癌的治疗有效
KRAS	G12C 突变	非鳞状细胞癌中 8.2%	复发的独立预测因子,KRAS 的突变可能与辐射抗性的获得有关

注:表中突变频率源自 cBioportal 数据库(www.cbioportal.org).

参考文献

[1] 中华人民共和国国家卫生健康委员会.宫颈癌诊疗规范(2018年版)[J]. 肿瘤综合治疗电子杂志,2020,6(3):33-43.

[2] NCCN. cervical cancer Cancer[R]. USA：NCCN Guidelines, 2020, Version 2.

[3] FEMI O F. Genetic alterations and PIK3CA gene mutations and amplifications analysis in cervical cancer by racial groups in the United States[J]. Int J Health Sci (Qassim),2018,12(1):28-32.

[4] ZAMMATARO L,LOPEZ S,BELLONE S,et al. Whole-exome sequencing of cervical carcinomas identifies activating ERBB2 and PIK3CA mutations as targets for combination therapy[J]. Proc Natl Acad Sci U S A,2019,116 (45),22730-22736.

[5] NURYADI E, SASAKI Y, HAGIWARA Y, et al. Mutational analysis of uterine cervical cancer that survived multiple rounds of radiotherapy[J]. Oncotarget,2018,9(66):32642-32652.

[6] PERKINS R B,GUIDO R S,CASTLE P E,et al. 2019 ASCCP risk-based management consensus guidelines for abnormal cervical cancer screening tests and cancer precursors[J]. J Low Genit Tract Dis,2020,24(2):102-131.

[7] MARQUINA G, MANZANO A, CASADO A. Targeted agents in cervical cancer:beyond bevacizumab[J]. Curr Oncol Rep,2018;20(5):40.

第八节 食管癌

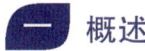

一、概述

食管癌是恶性程度很高的消化系统肿瘤,全球食管癌的发病率地域差异较大,高发地区和低发地区的差异为60倍。2018年全球估计有572 000个新发病例,超过508 000人死亡。2018年全球癌症统计数据指出,其发病率(3.2%)和死亡率(5.3%)在所有癌种中分别列第八位和第五位[1]。食管腺癌的发病率逐年上升,我国是世界上食管癌高发地区之一,男多于女,发病年龄多在40岁以上。

食管癌在组织学上分为鳞状细胞癌（鳞癌）和腺癌,其病理特征、肿瘤位置和预后各不相同。鳞癌起源于食管的扁平细胞,最常见于食管的上部和中部,也被称为表皮样癌。世界范围内,鳞癌占所有食管癌的90%。东亚、东非、南非及南欧鳞癌发病率高于北美及欧洲其他地区。腺癌起源于分泌黏液的细胞,通常发生在食管的下部靠近胃的区域。与腺癌相比,鳞状细胞癌更容易发生淋巴结转移,预后也更差。

食管癌早期症状常不明显,但在吞咽粗硬食物时可能有不同程度的不适感觉,包括吞咽时梗噎感,胸骨后烧灼样、针刺样或牵拉摩擦样疼痛。食管癌典型的症状为吞咽困难进行性加重,先是难咽干的食物,继而是半流质食物,最后水和唾液也难以下咽,常吐黏液样痰,患者逐渐消瘦、脱水、无力。持续胸痛或背痛为晚期症状,癌已侵犯食管外组织。若癌肿侵犯喉返神经,可出现声音嘶哑;若侵入气管、支气管,可形成食管、气管或支气管瘘,出现吞咽水或食物时剧烈呛咳,并发生呼吸系统感染。若有肝、脑等脏器转移,可有黄疸、腹腔积液、昏迷等临床表现。

食管癌可能是多种因素引发的疾病。可能的致病因素有化学物质如亚硝胺,生物性致病源如真菌,某些微量元素、维生素摄入不足,烟酒、热食、热饮、口腔不洁等,此外可能与年龄、性别、地域、生活环境、遗传因素等相关[2]。

 诊疗标准

(一) 诊断

1. 影像学诊断　食管癌的初级诊断采用胃镜结合活检,也可采用食管气钡双重对比造影（颈部）、胸部增强CT,胃镜检确诊者的分期诊断采用（颈部）胸部/腹部增强CT,颈部超声以及（颈部）胸部/腹部平扫CT,颈部超声及腹部超声。超声怀疑淋巴结转移或CT怀疑肝转移者的分期诊断采用超声引导下淋巴结穿刺,腹部平扫及增强MRI。上述影像学检查怀疑转移但无法定性或重大治疗决策前可应用PET/CT,但不推荐PET/CT作为食管癌诊断的常规检查手段[3]。

2. 病理诊断　观察内镜活检标本应明确病变性质和类型,判断是否为肿瘤、良性或恶性、癌前病变或癌、组织学类型和分级。观察内镜下切除的标本应明确肿瘤大体分型、癌前病变的组织学类型和分级、浸润深度、侧切缘和基底切缘脉管侵犯,建议行免疫组化的标记物检测用于鉴别诊断,食管鳞状细胞癌典型的免疫表型为CK5&6+/P40+/P63+,食管小细胞癌典型的免疫表型为 Syn+/ChrA+/CK5&6-/P40-/P63-。通过观察根治术标本,大体检查肿瘤大小、数目和类型,淋巴结检出数目;镜下观察应明确组织学类型、分级、浸润深度、脉管侵犯、神经侵犯、壁内转移、周围黏膜情况、淋巴结转移数和总数、判断 TNM 分期,可进行新辅助治疗后根治术标本的病理学评估。转移性食管癌手术/活检标本大体检查同根治术标本,镜下检查应明确病变性质和类型,免疫组化检测同根治术标本[3]。

3. 分子检测　HER2 状态、微卫星不稳定状态和程序性死亡配体 1 (PD-L1)表达检测可应用于局部进展期、不可切除和转移性食管癌和食管-胃交界部癌的临床实践中。CSCO 指南推荐晚期食管-胃交界部腺癌的患者做 HER-2 免疫组化,++的病例需进一步行 FISH 检测,晚期食管-胃交界部腺癌应做 MMR 或 MSI 检测[3]。

虽然需要加强对食管癌和食管-胃交界部癌的基因组学/表观基因组学的理解,但尚没有足够的数据支持在临床决策的初期诊断时期使用二代测序。然而,NGS 分析可用于鉴别治疗和(或)临床试验。在进展期患者的晚期治疗中,NGS 检测可能更有意义。液体活检在食管癌和食管-胃交界部癌基因组分析中的作用目前尚处于研究阶段[4]。

(二)分型

食管癌的分型有 Siewert 分型(食管胃交界部腺癌)、巴黎分型(早期/表浅食管癌分型)、进展期食管癌国内分型、食管癌 WHO 组织学分型[5]和新辅助治疗后病理学评估分型。

(三)分期

食管癌的分期采用 UICC/AJCC TNM 分期系统[6]:T 代表原发肿瘤,不同分级判定肿瘤侵犯程度,N 代表区域淋巴结,判定区域淋巴结转移的数目,M 代表远处转移,评定有无转移,综合评定 T、N 和 M 三要素,食管鳞状细胞癌病理分期(pTNM)可分为 0、Ⅰ(A、B)、Ⅱ(A、B)、Ⅲ(A、B)和Ⅵ(A、B)期;食管腺癌/食管-胃交界部腺癌病理分期(pTNM)可分为 0、Ⅰ(A、B、C)、Ⅱ(A、B)、Ⅲ(A、B)和Ⅵ(A、B)期。食管鳞状细胞癌临床分期(cTNM)可分为 0、Ⅰ、Ⅱ、Ⅲ和Ⅵ(A、B)期;食管腺癌/食管-胃交界部腺癌临床分期(cTNM)可分为 0、Ⅰ、Ⅱ(A、B)、Ⅲ和Ⅵ(A、B)期。

(四)治疗

非转移性可切除食管鳞状细胞癌,在明确内镜活检标本病理后,再考虑是否镜下切除,切除后 3 个月、6 个月和 12 个月各复查 1 次内镜,若无残留复发,此后每年复查 1 次,复查时需做肿瘤标志物检测和相关影像学检查。术后按需追加外科手术/放疗/化疗及其他治疗。食管-胃交界部癌应根据临床分期选择合适的治疗手段[3]。

对于不可切除的局部晚期食管癌应根据临床分期制订放化疗方案,最佳支持治疗及对症处理有利于改善营养状况、缓解出血、梗阻或疼痛[3]。

远处转移性食管癌的一线治疗中,HER-2 阳性的腺癌患者Ⅰ级专家推荐曲妥珠单抗联合氟尿嘧啶及顺铂(1A 类证据),鳞癌及 HER-2 阴性腺癌Ⅰ级专家推荐氟尿嘧啶类联合顺铂治疗(1A 类证据)[3]。

对于可耐受治疗的复发患者,晚期食管癌一线化疗大多采用含铂和氟尿嘧啶为基础的联合方案,常用的铂类有顺铂、奥沙利铂、卡铂、奈达铂,常用的氟尿嘧啶类有 5-FU、卡培他滨、替吉奥。一线治疗中常用的其他化疗药物为紫杉醇、多西他赛、伊立替康[3]。

常见分子生物学异常与靶向药物

(一) HER2

HER2 是表皮生长因子受体家族成员,HER2 蛋白由 ERBB2 基因编码,该基因定位于 17 号染色体长臂。HER2 二聚体的形成导致胞内酪氨酸激酶残基的磷酸化,并激活一系列信号传导通路,包括 MAPK、PIK3/AKT、PKC 等,导致细胞增殖、凋亡、迁移以及分化。

HER2 基因或蛋白的过表达与食管癌和食管-胃交界部癌的发生相关。但其预后意义尚不清楚。有研究报道 HER2 阳性与肿瘤浸润及淋巴结转移相关,因此推测 HER2 阳性患者预后不良。HER2 阳性似乎也与鳞状细胞癌患者的低存活率相关。HER2 状态在食管癌中的预后意义还需要进一步的研究来评估。曲妥珠单抗是针对 HER2 受体的单克隆抗体,通过抑制 HER2 介导的信号通路以及诱导抗体依赖性细胞毒性作用而抑制细胞生长。化疗联合 HER2 单克隆抗体治疗方案是 HER2 阳性转移性肿瘤患者的一个选择[3]。ToGA 临床研究表明,对于局部进展、复发和转移的食管-胃交界部腺癌的 HER2 阳性患者,采用曲妥珠单抗联合化疗比单用化疗的效果好。因此,对于考虑使用曲妥珠单抗治疗的不可手术的局部进展、复发或转移性腺癌患者,NCCN 指南推荐采用免疫组织化学和荧光原位杂交或其他原位杂交方法评估肿瘤中 HER2 是否过表达。NCCN 指南建议应先进行 HER2 免疫组化检测,在 IHC 结果显示++表达(可疑结果)的情况下,再进一步使用原位杂交方法。阳性(+++)或阴性(0 或+)的 IHC 结果不需要进一步的 ISH 测试。HER2:CEP17 比值≥2 或平均 HER2 拷贝数≥6.0 信号/细胞的 ISH/FISH 结果被判定为阳性[4]。

表2-8-1　食管和食管-胃交界部癌中HER2表达的免疫组化评分标准[4]

	手术标本表达模式	活检标本表达模式	HER2过表达评估
0	无着色，<10%的癌细胞膜着色	任何癌细胞无着色或无膜着色	阴性
1+	≥10%的癌细胞的膜呈微弱、不完整的细胞膜着色	无论癌细胞阳性百分比，5个或更多癌细胞簇呈现微弱、不完整的细胞膜着色	阴性
2+	≥10%的癌细胞呈弱-中等强度的完整的基底膜或外周膜着色	无论癌细胞阳性百分比，5个或更多癌细胞簇呈现弱-中等强度的完整的基底膜或外周膜着色	可疑阳性
3+	≥10%的癌细胞呈强且完整的基底膜或外周膜着色	无论癌细胞阳性百分比，5个或更多癌细胞的簇呈强且完整的基底膜或外周膜着色	阳性

(二)微卫星不稳定性/错配修复蛋白

NCCN指南推荐，对于局部进展期、复发性或转移性食管癌和食管-胃交界部癌，应考虑进行MMR/MSI检测和PD-L1检测，针对PD-1及PD-L1的免疫检查点抑制剂疗法是近年肿瘤免疫治疗的研发热点。美国食品药品监督管理局已批准PD-L1单克隆抗体pembrolizumab（帕博丽珠单抗）用于不可切除或转移性的微卫星不稳定性高或错配修复缺陷的实体肿瘤的二线或后续治疗。因此，应评估所有已发现或怀疑有转移的食管癌和食管-胃交界部腺癌患者的MSI/MMR状态。PD-1/PD-L1抑制剂对MSI-H/dMMR患者的疗效明显优于MSS/pMMR患者[3-4]。

免疫组化方法可检测4个常见MMR蛋白（MLH1、MSH2、MSH6和PMS2）的表达，阳性表达定位于细胞核。任何1个蛋白表达缺失判定为dMMR（错配修复功能缺陷），所有4个蛋白均表达判定为pMMR（错配修复功能完整）。微卫星不稳定的检测建议采用美国国家癌症研究院推荐的5个微卫星（MS）位点（BAT25、BAT26、D5S346、D2S123和D17S250）。判断标准为三级：所有5个位点均稳定为MSS（微卫星稳定），1个位点不稳定为MSI-L（微卫星低度不稳定），2个及以上位点不稳定为MSI-H（微卫星高度不稳定）。MSI多由MMR基因突变及功能缺失导致，也可以通过检测MMR

蛋白缺失来反映 MSI 状态。一般而言,dMMR 相当于 MSI-H,pMMR 相当于 MSI-L 或 MSS[3]。

(三) 其他分子异常

应用全基因组/全外显子测序和阵列比较基因组杂交技术发现了食管癌中多基因异常改变。在一项研究中,超过 83% 的食管鳞癌检测到 TP53 的体细胞突变;在 2%~10% 的食管鳞癌中发现了控制细胞周期相关基因如 CDKN2A、RB1、NFE2L2、CHEK1、CHEK2 或参与细胞分化的基因如 NOTCH1 和 NOTCH3 发生突变;还有一些调控细胞周期的基因 CCND1、CDK4/CDK6、MDM2 检测到过表达。在 60%~76% 的食管鳞癌中存在 EGFR 过表达,其被认为与预后不良相关。约 78% 的食管鳞癌中还检测到 EGFR 下游基因的突变或扩增,包括受体酪氨酸激酶、RAS 和 AKT 通路基因。在另一纳入 193 例食管鳞癌的研究中,约 50% 的患者有 EGFR 过表达,其被认为与临床分期及淋巴结转移显著相关[7]。据统计,EGFR 基因突变在食管癌中的发生率为 15%(过表达约为 12%),因此 EGFR 也被考虑作为一个治疗靶点。调查表明,EGFR 靶向药在进展期或转移性食管癌患者的治疗中有积极作用,但在被推荐用于临床治疗之前,还需要更深入的临床研究[4]。

血管生成是肿瘤存活的先决条件,可为肿瘤生长提供营养物质,进而可促进肿瘤浸润与转移。在一项研究中,通过免疫组化检测 128 例食管-胃交界部腺癌患者血管内皮生长因子 VEGF-C 的表达水平并研究其与病理特征和存活率之间的关系,其中 75% 的样本显示有 VEGF-C 强表达,VEGF-C 表达水平与肿瘤分期、淋巴结转移状态相关[7]。

此外,表观遗传改变,如 DNA 甲基化、组蛋白修饰和基因组印记丢失也与食管癌的进展相关。据报道,在食管鳞癌中可检测到 APC、RB1 和 CDKN2A 基因启动子区的超甲基化[7]。

某些基因(如 TDG、MBL2、CASP8、PLCE1 和 UCP3)的单核苷酸多态性位点或与患食管鳞癌风险相关[7]。

四 分子诊断思路和相关基因列表

1.2020 年版 CSCO 指南 Ⅱ 级专家推荐,晚期食管-胃交界部腺癌需做 HER-2 免疫组化,++的病例需进一步行 FISH 检测;这部分患者还应做 MMR 或 MSI 检测,标本类型可选择内镜活检标本或根治术标本或转移性食管癌手术/活检标本。

2. 2020 年第 4 版 NCCN 指南建议[8]

（1）对于考虑使用曲妥珠单抗治疗的不可切除局部进展、复发或转移性食管腺癌及食管-胃交界部腺癌的患者应采用免疫组化和荧光原位杂交或其他原位杂交方法进行肿瘤组织 HER-2 过表达评估。

（2）对于考虑使用 PD-1 抑制剂治疗的不可切除局部进展、复发或转移性食管癌及食管-胃交界部癌的患者应采用 PCR 法检测 MSI 或免疫组化法检测 MMR，结果为 MSI-H 或 dMMR 的患者应进一步做遗传咨询。

（3）对于考虑使用 PD-1 抑制剂治疗的不可切除局部进展、复发或转移性食管癌及食管-胃交界部癌的患者还可考虑行 PD-L1 检测，有助于筛选 PD-1 抑制剂有效的患者。

（4）二代测序（NGS）提供了同时检测多种突变的可能，诸如扩增、缺失、肿瘤突变负荷和微卫星不稳定性。当可用于诊断的组织标本有限且病人无法承受进一步有创操作时，可考虑使用 NGS 替代逐一检测单个生物标志物的方法。需要注意的是，NGS 也有不足之处，应尽可能采用免疫组化/原位杂交这类"金标准"方法。

（5）对于无法承受行活检术的进展期患者，可考虑采用 NGS 检测血液中循环肿瘤 DNA（液体活检），对于阴性结果应加以说明不排除肿瘤中存在突变的可能性。

3. 三种靶向药物　即曲妥珠单抗（trastuzumab）、雷莫昔单抗（ramucirumab）和帕博丽珠单抗（pembrolizumab）被 FDA 批准用于食管癌和食管-胃交界部癌的治疗。曲妥珠单抗的选用是基于 HER2 免疫组化的阳性结果。帕博丽珠单抗基于 MSI（PCR）/MMR（免疫组化）和 CPS 评分的 PD-L1 表达检测。FDA 还批准了对 NTRK 基因融合阳性的实体瘤使用 TRK 抑制剂治疗。

图 2-8-1 是依据 2020 年第 4 版 NCCN 指南和 2019 年版 CSCO 指南制作的食管癌分子诊断思路图。

常见实体肿瘤分子诊断思路

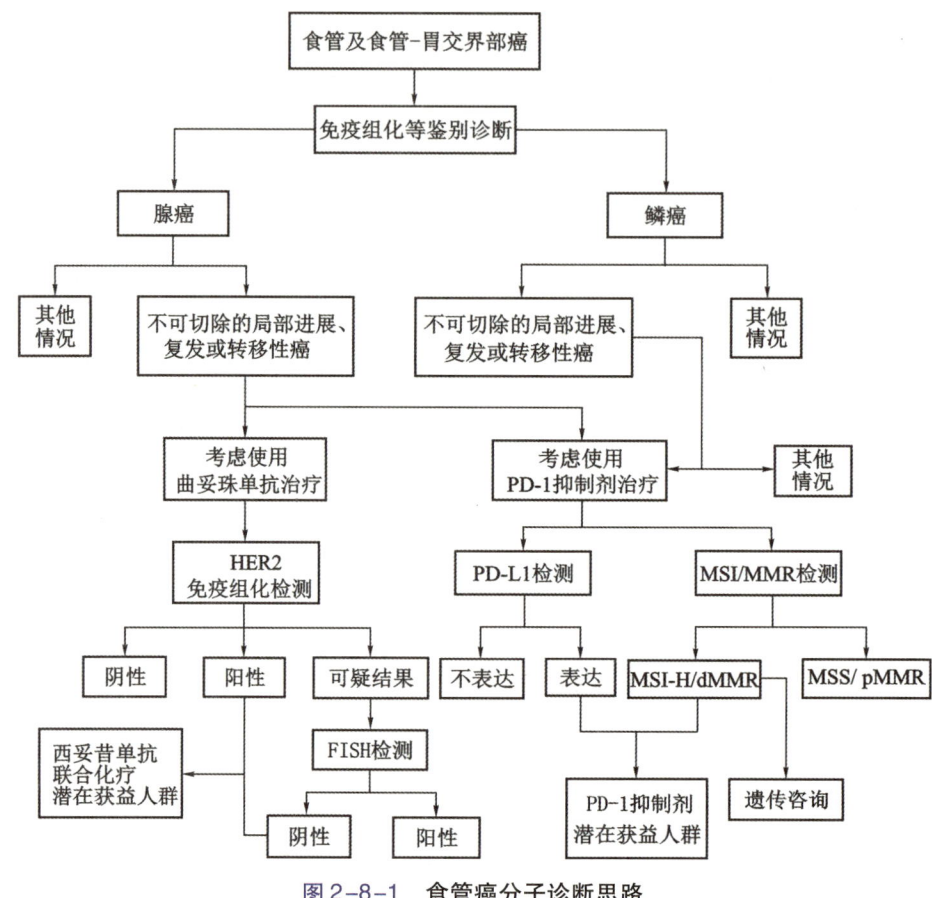

图 2-8-1　食管癌分子诊断思路

表 2-8-2 总结了目前具有临床意义的食管癌相关的分子标记物。

表 2-8-2　食管癌相关突变基因

基因/蛋白	常见突变	突变频率	诊断	治疗
HER2	过表达	11%	指南推荐晚期食管-胃交界部腺癌的患者做 HER2 免疫组化，++的病例需进一步行 FISH 检测	同时性转移性及术后远地转移的食管癌 HER2 阳性腺癌患者推荐曲妥珠单抗联合氟尿嘧啶用于一线治疗，鳞癌及 HER2 阴性腺癌主要推荐氟尿嘧啶类联合顺铂治疗

续表 2-8-2

基因/蛋白	常见突变	突变频率	诊断	治疗
MSI/MMR	MSI-H/dMMR		晚期食管-胃交界部腺癌应做 MMR 或 MSI 检测	MSI-H/dMMR 患者使用 PD-1/PD-L1 抑制剂的疗效明显优于 MSS/pMMR 患者
PD-L1	过表达		对于考虑使用 PD-1 抑制剂治疗的不可切除局部进展、复发或转移性食管癌及食管胃交界部癌的患者可考虑行 PD-L1 检测	有研究发现 PD-L1 阳性患者人群选用抑制剂的客观有效率明显高于阴性患者人群

参考文献

[1] BRAY F, FERLAY J, SOERJOMATARAM I, et al. Global cancer statistics 2018：GLOBOCAN estimates of incidence and mortality worldwide for 36 cancers in 185 countries[J]. CA Cancer J Clin,2018,68(6)：394-424.

[2] National Cancer Institute. Esophageal cancer treatment(adult)(PDQ®)[R/OL]. http://www.cancer.gov/types/esophageal/patient/esophageal-treatment-pdq.

[3] 中国临床肿瘤学会(CSCO). 食管癌诊疗指南[R]. 中国：CSCO,2019-2020.

[4] NCCN. Esophageal and esophagogastric junction cancers[R]. USA：NCCN Guidelines,2019,Version 2.

[5] BOSMAN F T, CARNEIRO F, HRUBAN R H, et al. WHO Classification of Tumours of the Digestive System[M],4th ed. WHO Press,2010.

[6] AMIN M B, GREENE F L, EDGE S B, et al. The eighth edition AJCC cancer staging manual：continuing to build a bridge from a population-based to a more "personalized" approach to cancer staging[J]. CA Cancer J Clin, 2017,67(2)：93-99.

[7] HUANG F L, YU S J. Esophageal cancer：Risk factors, genetic association, and treatment[J]. Asian J Surg,2018,41(3)：210-215.

[8] NCCN. Esophageal and esophagogastric junetion cancers[R]. USA：NCCN Guidelines,2020,Version 4.

第九节　甲状腺癌

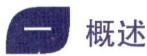

一、概述

甲状腺癌(thyroid carcinoma)是最常见的甲状腺恶性肿瘤,约占全身恶性肿瘤的 1%,包括乳头状癌(papillary thyroid carcinoma,PTC)、滤泡状癌(ollicui-lar thyroid carcinoma,FTC)、未分化癌和髓样癌(medullary thy-roid carcinoma,MTC)4 种病理类型。以恶性度较低、预后较好的乳头状癌最常见,除髓样癌外,大部分甲状腺癌起源于滤泡上皮细胞。绝大多数甲状腺癌发生于一侧甲状腺腺叶,常为单个肿瘤。乳头状癌:占甲状腺癌的 80%,约1/3 的患者有乳头状的钙化(称沙粒体),向颈部淋巴结转移较多,占 50%,预后好,20 年生存率超过 90%。

滤泡癌:占甲状腺癌的 5%,多数为实性,8% ~ 12%的患者发生远处转移,血性转移多于颈部淋巴结转移。包膜内滤泡癌的 5 年生存率为 90%。

髓样癌:占甲状腺癌的 3% ~5%,由于分泌多种激素,可以表现为库欣病或类癌综合征。在所有的甲状腺髓样癌患者的血清降钙素含量均有增高。

未分化癌:多发生在老年患者,年龄峰值为 70 ~ 80 岁,很多患者有甲状腺肿或甲状腺疾病史,预后差。

淋巴瘤占甲状腺癌的 2% ~5%,多数是非霍奇金淋巴瘤。

甲状腺转移癌较罕见,常见的原发灶是肺癌和乳腺癌,其次是肾癌,还有报道黑色素瘤和直肠癌[1]。

甲状腺癌发病率与地区、种族、性别有一定关系。北美与欧洲地区甲状腺癌发病率高,亚洲地区低;全国城市甲状腺癌发病率及死亡率均高于农村地区。在种族中,一项关于甲状腺癌种族差异的研究发现,白人和黑人发病率的年增长速度较亚洲人快[2]。近 20 年,我国甲状腺癌发病率一直呈上升趋势,2018 中国肿瘤登记年报数据显示[3],2014 年全国甲状腺癌发病率为12.4/10 万,男性 6.13/10 万,女性 18.99/10 万,女性发病率显著高于男性;甲状腺癌已是女性第 8 位最常见的恶性肿瘤,在男性中是第 18 位;甲状腺癌任何年龄均可发病,但以青壮年多见[4]。

由正常甲状腺滤泡细胞发展成高分化甲状腺癌的机制,研究比较了完善的分子模式,包括丝裂原激活蛋白激酶(mitogen activated protein kinase,MAPK)和磷脂酰肌醇-3-激酶(phosphatidylinositol-3-kinase,PI3K)信号通路。MAPK 通路包括熟知的癌基因和抑癌基因,如转染重排(rearranged during transfection,RET)酪氨酸激酶、大鼠肉瘤基因(rat sarcoma,RAS)的同种型 H-RAS、N-RAS 和 K-RAS;以及丝氨酸/苏氨酸蛋白激酶 B-Raf(serine / threonine-protein kinase B-Raf,BRAF),这些基因都与乳头状癌 PTC 的发生发展有关[5]。除了 PIK3CA,PI3K 通路也包括 RET、RAS、抑制磷酸酶和张力蛋白同源物(inhibitory phosphatase and tensin homolog,PTEN),以及蛋白激酶 B(proteinkinase B,AKT);AKT 通路被认为是滤泡甲状腺癌 FTC 重要的驱动因素[6]。髓样癌主要是由 RET 癌基因驱动,并且常常是遗传性疾病。既往研究发现,甲状腺癌的发生与 MAPK 及 PI3K/AKT 两条通路相关。甲状腺细胞发生 BRAF V600E 等突变后可激活 MAPK 通路,进而发展成为甲状腺乳头状癌,之后继续循此通路发展为低分化甲状腺癌(PDTC);若甲状腺癌发生 RAS、PTEN、PIK3CA 等突变,可激活 PI3K/AKT 通路,进而发展成为甲状腺滤泡状癌,之后继续循此通路也发展成为 PDTC;若甲状腺癌同时发生前述两者的突变,则可依 MAPK 及 PI3K/AKT 通路直接发展为 PDTC。上述三类原因的 PDTC 可循 MAPK、PI3K/AKT 通路进一步发展为未分化甲状腺癌(ATC)。甲状腺癌的诊疗除了取决于其亚型分类以外,分子诊断在其诊断和临床处理方面也具有一定的作用。基于广泛的分子变异谱系,不同的检测技术被推荐应用于甲状腺癌的诊断中。

 诊断标准

(一)临床症状

早期多无明显症状和体征,通常在体检时通过甲状腺触诊和颈部超声检查而发现甲状腺小肿块。

典型的临床表现为甲状腺内发现肿块,质地硬而固定、表面不平是各型癌的共同表现。腺体在吞咽时上下移动性小。未分化癌可在短期内出现上述症状,除肿块增长明显外,还伴有侵犯周围组织的特性。

晚期可产生声音嘶哑、呼吸、吞咽困难和交感神经受压引起 Horner 综合征及侵犯颈丛出现耳、枕、肩等处疼痛和局部淋巴结及远处器官转移等表现。颈淋巴结转移在未分化癌发生较早。

髓样癌由于肿瘤本身可产生降钙素和 5-羟色胺,从而引起腹泻、心悸、面色潮红等症状[1]。

(二) 影像学

颈部 B 型超声检查:是诊断甲状腺肿物性质的首先检查,且可以发现触诊难以发现的较小肿物。

核素扫描:实体性甲状腺结节应常规行核素扫描检查,甲状腺癌 I 和 Tc 显像多表现为冷结节。

CT 和磁共振成像:主要用于了解甲状腺癌侵犯范围和转移情况。

(三) 组织活检

甲状腺穿刺活检 在超声引导下行针吸细胞学检查或穿刺组织学检查,用以判断肿物的良恶性。

(四) 血液检查

甲状腺肿瘤治疗前后常需进行促甲状腺激素、甲状腺激素、甲状腺球蛋白、降钙素、甲状腺素结合力等项目的检查。检测血清降钙素水平有助于髓样癌的辅助诊断。

(五) 分期

美国癌症联合委员会(AJCC)分期系统根据肿瘤(T)、淋巴结(N)、转移(M)状态对甲状腺癌进行了 TNM 分期[8]。

(六) 组织类型与相关分子生物标记物

不同肿瘤亚型携带不同的分子标记改变,可以作为诊断的辅助证据,预后和治疗评估的参考指标,详见表 2-9-1[9]:

表 2-9-1 甲状腺癌组织类型与分子生物标记物

组织学类型	最常见突变
乳头状癌	BRAF
	RAS(同源体 H,N 与 K)
	RET/PTC 易位
	TERT
滤泡性癌	RAS(同源体 H,N 与 K)
	PAX8/PPARγ 易位
	PIK3CA
	TERT
髓样癌	RET

续表 2-9-1

组织学类型	最常见突变
间变性癌	RAS(同源体 H,N 与 K)
	BRAF
	PIK3CA
	P53
	β-连环蛋白

三 常见分子生物学异常及靶向用药

(一) BRAF 基因

大约 45% 的 PTC 有 BRAF 基因点突变 V600E(c.1799T>A)，约 20% 的 PTC 有克隆性 RET/PTC 易位，约 10% 有 RAS 突变[10]。

BRAF 是 MAPK 信号通路已知的最强的激活因子。在 PTC 中高频及特异性出现 V600E 突变被认为有助于诊断该肿瘤。此外，另有证据表明 BRAF 突变的发生率在 PTC 中逐渐升高，并且这种突变与环境有关，如碘离子及火山灰暴露过多等[11-12]。

在这些 PTC 相关的多种突变中，目前仅有 BRAF 突变状态与肿瘤生物学行为有关，可能对 PTC 治疗有预后价值。侵袭性肿瘤特征，包括局部肿瘤浸润，诊断时处于进展期，以及存在远处转移，与 BRAF V600E 突变有关联[13]。与之相似，BRAF V600E 突变频率与侵袭性组织学 PTC 亚型有关：在一项研究中，83% 具有高细胞组织学特征的甲状腺癌有 BRAF V600E 突变，这是一种侵袭性 PTC 变型，而这种突变在更为惰性的滤泡亚型中较为少见。已表明术后放射性碘治疗可以提高进展期 PTC 的生存率，但似乎在 BRAF 突变时疗效欠佳。这可能是肿瘤细胞摄碘能力下降的结果，可能由 BRAF 直接抑制钠钾协同转运子基因介导产生。与这些发现一致，BRAF 基因突变与疾病特异性死亡率有关：最近一项多中心研究发现 80% 的 PTC 相关的死亡与 BRAF V600E 突变相关[14]。

然而，同时存在一些研究发现，BRAF 突变状态和 PTC 侵袭性行为的关系存在争议。那些将 BRAF V600E 突变与侵袭性 PTC 临床病理特征相关联的研究具有局限性，尚未有权威数据表明，需基于 BRAF 基因异常而特异性改变 PTC 手术或术后处理方案。手术切除仍然是 PTC 的标准治疗手段，全甲状腺切除，伴或不伴术后放射性碘治疗适用于所有病例。

(二) RET/PTC 易位

乳头状甲状腺肿瘤中,RET/PTC 易位被认为与离子辐射有关,这种易位涉及 RET 癌基因与一个活化启动子融合,导致功能完好的 RET 酪氨酸激酶过多产生[15]。两种最常见的 RET/PTC 易位,是 RET/PTC1 和 RET/PTC3,在 10 号染色体长臂内发生的染色体内部臂内倒位。多种其他 RET/PTC 易位方式已有描述,均源自 10 号染色体以外的某个染色体中激活启动子的易位[16]。关于 RET/PTC 易位发生率的数据,令人困惑 RET/PTC 易位在良性甲状腺组织中也可检测到,这限制了该标记物的诊断价值。多个独特断裂位点存在的可能也使得准确检测 RET/PTC 易位困难重重,其中许多可能不能通过标准方法检测出。

(三) PAX8/PPARγ 易位

30% 的 FTC 有配对的同源盒蛋白 8 基因(paired homeobox protein 8, PAX8)和过氧化酶增殖因子活化受体亚型-γ(peroxisomeproliferator-activated receptor subtype-γ, PPARγ)PAX8/PPARγ 的 t(2;3)(q13;p25) 易位[10]。PAX8/PPARγ 的致癌影响尚不清楚。有研究显示,PPARγ 可能比 PAX8 更具有致癌性。该假设基于在 FTC 中,PPARγ 的同一断裂位点可发生另一种易位形式 [CREB3I.2/PPARγ t(3;7)(p25;q34)][17]。事实上,PAX8/PPARγ 易位中存在多个 PAX8 断裂位点,而 PPARγ 的断裂位点则呈现高度一致的保守性。假设 PPARγ 负责介导 FTC 的肿瘤发生,但仍不清楚肿瘤的恶性特征是否来自 PPARγ 的过渡激活/失活[18],因此也尚不清楚如何设计针对 PPARγ 相关的 PTC 的治疗方案。不管怎样,该易位与 FTC 的形态有很好的相关性,并且也可见于 PTC 的滤泡变异型,后者的组织形态特征介于 FTC 和 PTC 之间,但临床生物学行为更接近 FTC。关于在 FTC 中检测突变或者包括 PAX8/PPARγ 在内的易位对其治疗和预后意义的报道尚不充分。此外,PAX8/PPARγ 易位偶尔也可见于部分滤泡性腺瘤[19],以及细胞形态与 FTC 有重叠的良性肿瘤。

(四) RET 基因

与 PTC 和 FTC 存在多样的基因突变谱不同,甲状腺髓样癌(MTC)似乎是一种纯 RET 癌基因相关的肿瘤。MTC 在癌症遗传学史上占据特殊的地位,这是因为识别 RET 癌基因胚系突变的检测是第一个应用于临床的遗传学检测项目,用于诊断多发性神经内分泌肿瘤 2 型(MEN2)且最近用于诊断家族性 MTC[20-21]。评估 MTC 患者亲属的 RET 基因突变状况可用于预估 MTC 发病风险,从而指导血清降钙素筛查(MTC 患者常有血清降钙素水平升高)和(或)评估预防性甲状腺切除术的必要性。虽然在约半数的散发性

MTC 肿瘤中发现 RET 癌基因突变,但如果确定散发性 MTC 患者无该基因突变,即可排除家族筛查的必要性[22]。

术后 RET 突变在指导追加临床处理方面变得日益重要;几种酪氨酸激酶抑制剂在治疗播散性 MTC 中显示了良好的前景。RET 癌基因具有多种功能获得性胚系突变,包括 10、11、13、14、15 和 16 号外显子的突变,所有这些均与 MTC 相关联[20]。

正如 PTC 和 FTC 病例,手术切除是 MTC 的标准治疗方法。所有散发性 MTC 病例都应行全甲状腺切除和预防性中央区颈淋巴结清扫(Ⅵ级),如果发现颈侧淋巴结转移,则行更广泛的侧颈清扫。怀疑有遗传性 RET 突变的病例应明确涉及的突变类型。由于遗传性 MTC 的外显率可以达到 100%,手术治疗的目标是通过预防性甲状腺切除防止疾病发展。此外,因为特定的遗传性 RET 基因突变和疾病原因之间的联系已经得以验证,外科医生可以优化预防性手术的时机以减小疾病发生与播散的可能性。侵袭性的突变,如位于 883、918 和 922 号密码子的突变,应在一月龄内;进行预防性甲状腺切除加中央区颈淋巴结清扫,而对于位于 611、618、620、634 和 891 号密码子的突变,可将手术推迟到 5 岁[23]。

(五)RAS 基因

大约 50% 的滤泡性甲状腺癌有 RAS 突变,RAS 突变作为甲状腺癌驱动基因,是 MARK 和 PI3K 信号通路的成员之一。

一项仅评估了 53 例患者的研究显示,RAS 突变可以提示 ATC 预后差[24]。其他 ATC 和高分化肿瘤重合的突变包括 BRAF 和 PIK3CA,虽然仍然不清楚这些突变在 ATC 预后和治疗中的价值。

其他与低分化和 ATC 有关的突变为 p53 和 β-连环蛋白,其中 β-连环蛋白突变也见于 PTC 的筛状-桑葚状亚型[25]。

(六)TERT 基因

TERT(端粒酶逆转录酶)是 1985 年由 Carol 发现的,其通过在染色体的末端加上端粒从而维持染色体的长度及稳定性,这对机体的寿命和各项细胞活动有重要意义。编码 TERT 的基因位于 5 号染色体上,其启动子突变最早在黑色素瘤中发现,1295228 C>T 和 1295250C>T,分别记为 C228T 和 C250T。TERT 启动子突变后,可上调 MAPK、PI3K/AKT 通路,加速甲状腺癌的进程。

在侵袭性甲状腺癌中,TERT 启动子突变的发生率很高,尤其是在 ATC 中,C228T 和 C250T 的合计突变率为 46.3%,其次是 PDTC(37.5%),另外在各型 PTC(11.7%)、FTC(13.9%)中也存在突变的情况,但是在甲状腺髓样癌和甲状腺良性肿瘤中,未发现突变。其后的研究发现,TERT 启动子突变的甲状腺癌,肿瘤直径更大,甲状腺外侵犯更多,更易累及血管,淋巴结转移及远期复发率高[26]。多项研究发现,BRAF 突变和 TERT 启动子突变存在协同效应。TERT 启动子突变的甲状腺癌患者中,BRAF V600E 突变的比例更高;反过来,BRAF V600E 突变的甲状腺癌患者中,TERT 启动子突变的比例也更高。与二者中任意单一基因突变相比,PTC 相关的死亡率显著增加;二者的同时突变预示着 PTC 最高的侵袭性、最高的复发率。因此,4 种基因型的死亡风险排序:BRAF V600E+TERT 启动子突变>仅 BRAF V600E 突变=仅 TERT 启动子突变>二者野生型。

类似 BRAF 与 TERT 的关系,RAS 突变的甲状腺癌患者中,TERT 启动子突变的比例更高;TERT 启动子突变的甲状腺癌患者中,RAS 突变的比例更高,二者具有显著相关性,尤其是在 FTC、PDTC、ATC 中。来自癌症基因谱(TCGA)的数据表明,BRAF V600E/RAS 突变和 TERT 启动子突变具有协同效应,三者共存时,具有更高的死亡率和复发率[27]。因此有研究将 PTC 的不良预后依据 6 种基因型排序为 BRAF V600E/RAS+TERT 启动子突变>仅 BRAF V600E 突变=仅 TERT 启动子突变>仅 RAS 突变=三者野生型。

四 分子诊断思路和相关基因列表

2020 年,CSCO 指南[27]将甲状腺癌按病理分型分为:乳头状癌、滤泡癌、髓样癌和未分化癌,其中乳头状癌和滤泡癌合称为分化型甲状腺癌(DTC)。持续/复发及转移性甲状腺癌(prm-DTC)的诊断应采用多学科协作模式,包括血清学、病理学、影像学等综合诊断方法。

CSCO 指南推荐的病理学诊断包括免疫组化和分子病理学诊断。分子分型方面,PTC 中常见型别是 RET/PTC1 和 RET/PTC3;FTC 中比较常见 PAX8 断裂易位。预后方面,BRAF 突变的 PTC 可能预后不佳;RAS 突变提示 ATC 预后差;BRAF 启动子与 TERT 共突变与 PTC 侵袭性、复发、死亡风险与发生碘难治等密切相关;TERT 启动子、TP53 突变是预后不良标记。RET 基因突变状况可用于预估家族性 MTC 发病风险,如果确定散发性 MTC 患者无该基因突变,即可排除家族筛查的必要性。表 2-9-2 总结了 CSCO 推荐甲状腺癌相关分子标志物,表 2-9-3 进一步列出了甲状腺癌相关突变基因与诊断治疗预后的关系。

表 2-9-2　CSCO 推荐甲状腺癌分子标志物

项目	CSCO Ⅱ级推荐
免疫组化	CK、Tg、TTF-1、TTF-2、PAX-8、Syn、CgA、Calcitonin 和 CEA 等(提示起源)、galectin-3、HBME-1、CK19、CD56、E-cadherin、p27、cyclinD1、p53、Ki-67 指数(提示恶性程度)
分子病理	BRAF(V600E)、NRAS 61 号密码子、HRAS 61 号密码子、KRAS 12/13 号密码子突变、RET/PTC 及 PAX8/PPARγ

表 2-9-3　甲状腺癌相关突变基因

基因	常见突变	突变频率	诊断	治疗	预后
BRAF	V600E K601E	45% PTC	V600E 突变被认为有助于诊断乳头状甲状腺肿瘤,有研究表明该突变与环境如碘离子和火山灰暴露过多有关	BRAF 基因异常,手术切除仍然是 PTC 的标准治疗手段,全甲状腺切除,伴或不伴术后放射性碘治疗适用于所有病例。K601E 可能对 PLX8394 抑制剂有效	BRAF 突变的 PTC 可能预后不佳
RAS		10% PTC 50% FTC	RAS 突变为甲状腺癌驱动基因		RAS 突变可以提示 ATC 预后差
RET	M918T V804M CCDC6/RET	6.8%	诊断家族性 MTC,评估 MTC 患者亲属的 RET 基因突变状况可用于预估 MTC 发病风险,如果确定散发性 MTC 患者无该基因突变,即可排除家族筛查的必要性	酪氨酸酶抑制剂 LOXO-292,BLU-667 等治疗,可能使患者获益;特定的遗传性 RET 基因突变,侵袭性的突变,如位于 883、918 和 922 号密码子的突变,应在一月龄内进行预防性甲状腺切除加中央区颈淋巴结清扫,而对于位于 611、618、620、634 和 891 号密码子的突变,可将手术推迟到 5 岁	
RET/PTC 易位		20% PTC	PTC 中常现,导致功能完好的 RET 酪氨酸激酶过多产生,常见型别是 RET/PTC1 和 RET/PTC3		
PAX8/PPARγ 易位		30% FTC	FTC 中比较常见,存在多个 PAX8 断裂位点,而 PPARγ 的断裂位点则呈现高度一致的保守性		

续表 2-9-3

基因	常见突变	突变频率	诊断	治疗	预后
PIK3CA	G118D E110del M1043I	0.8%	在乳腺癌等其他癌症中，有致病意义，二类或三类变异		
TP53		0.4%			预后不良
TERT	C228T, C250T	46.3% ATC, 37.5% PDTC, 11.7% PTC, 13.9% FTC	在侵袭性甲状腺癌中，TERT启动子突变的发生率很高，但是在甲状腺髓样癌和甲状腺良性肿瘤中，未发现突变，可辅助良性/恶性的鉴别		与BRAF V600E，及RAS基因突变具有协同效应，提示预后不良

注：表中突变频率来自本文参考文献，部分突变频率源自 cBioportal 数据库(www.cbioportal.org)。

参考文献

[1] 陈孝平. 外科学[M]. 9版. 北京：人民卫生出版社，2018.

[2] FERLAY J, COLOMBET M, SOERJOMATARAM I, et al. Estimating the global cancer incidence and mortality in 2018：GLOBOCAN sources and methods[J]. International Journal of cancer 2019,144(8)：1941-1953.

[3] YANG L, ZHENG R, WANG N, et al. Incidence and mortality of stomach cancer in China, 2014[J]. Chin J Cancer Res, 2018, 30(3)：291-298.

[4] ZENG H, CHEN W, ZHENG R, et al. Changing cancer survival in China during 2003-15: a pooledanalysis of 17 population-based cancer registries[J]. The Lancet Global Health, 2018, 6(5): e555-e567.

[5] SITHANANDAM G, KOLCH W, DUH F M, et al. Complete coding sequence of a human B-raf cDNA and detection of B-raf protein kinase with isozyme specific antibodies.[J] Oncogene, 1990, 5(12): 1775-1780.

[6] STAAL S P. Molecular cloning of the akt oncogene and its human homologues AKT1 and AKT2: amplification of ATKT1 in a primary human gastric adenocardinoma.[J] Proc Natl Acad Sci USA, 1987, 84(14): 5034-5037.

[7] BROWN E J, ALBERS M W, SHIN T B, et al. A mammalian protein targeted by G1-arresting rapamycin-receptor complex.[J] Nature, 1994, 369(6483): 756-758.

[8] LAMARTINA L, GRANI G, ARVAT E, et al. 8th edition of the AJCC/TNM

staging system of thyroid cancer: what to expect (ITCO#2)[J]. Endocr Relat Cancer,2018,25(3):7-11.

[9] GEORGE M. YOUSEF, SERGE JOTHY. Molecular Testing in Cancer[M]. New York:Springer,2014.

[10] NIKIFOROV Y E, NIKIFOROVA M N. Molecular genetics and diagnosis of thyroid cancer.[J] Nat Rev Endocrinol,2011,7(10):569-580.

[11] MATHUR A, MOSES W, RAHBARI R, et al. Higher rate of BRAF mutation in papillary thyroid cancer over time: a single-institution study[J]. Cancer,2011,117(19):4390-4395.

[12] PELLEGRITI G, DE VATHAIRE F, SCOLLO C, et al. Papillary thyroid cancer incidence in the volcanic area of Sicily[J]. J Natl Cancer Inst,2009,101(22):1575-1583.

[13] KIM K M, PARK J B, BAE K S, et al. Analysis of prognostic factors in patients with multiple recurrences of papillary thyroid carcinoma[J]. Surg Oncol,2012,21(3):185-190.

[14] XING M, ALZAHRANI A S, CARSON K A, et al. Association between BRAF V600E mutation and mortality in patients with papillary thyroid cancer[J]. JAMA,2013,309(14):1493-1501.

[15] RABES H M, DEMIDCHIK E P, SIDOROW J D, et al. Pattern of radiation-induced RET and NTRK1 rearrangements in 191 post-chernobyl papillary thyroid carcinomas: biological, phenotypic, and clinical implications[J]. Clin Cancer Res,2000,6(3):1093-103.

[16] MINOLETTI F, BUTTI M G, CORONELLI S, et al. The two genes generating RET/PTC3 are localized in chromosomal band 10q11.2[J]. Genes Chromosomes Cancer,1994,11(1):51-57.

[17] LUI W O, ZENG L, REHRMANN V, et al. CREB3L2-PPAR gamma fusion mutation identifies a thyroid signaling pathway regulated by intramembrane proteolysis[J]. Cancer Res,2008,68(17):7156-7164.

[18] EBERHARDT N L, GREBE S K G, MCLVER B, et al. The role of the PAX8/PPAR gamma fusion oncogene in the pathogenesis of follicular thyroid cancer[J]. Mol Cell Endocrinol,2010,321(1):50-56.

[19] NIKIFOROVA M N, LYNCH R A, BIDDINGER P W, et al. RAS point mutations and PAX8-PPARA gamma rearrangement in thyroid tumors: evidence for distinct molecular pathways in thyroid follicular carcinoma[J]. J Clin Endocrinol Metab,2003,88(5):2318-2326.

[20] HU M I, COTE G J. Medullary thyroid carcinoma: who's on first? [J]. Thyroid, 2012, 22(5): 451-453.

[21] NCCN. Thyroid carcinoma [R]. USA: NCCN Guidelines, 2019, Version 1.

[22] ROMAN S, MEHTA P, SOSA J A. Medullary thyroid cancer: early detection and novel treatments [J]. Curr Opin Oncol, 2009, 21(1): 5-10.

[23] VOLANTE M, RAPA I, GANDHI M, et al. RAS mutations are the predominant molecular alteration in poorly differentiated thyroid carcinomas and bear prognostic impact [J]. J Clin Endocrinol Metab, 2009, 94(12): 4735-4741.

[24] SASTRE-PERONA A, SANTISTEBAN P. Role of the wnt pathway in thyroid cancer [J]. Front Endocrinol (Lausanne), 2012, 3: 31.

[25] XING M. Molecular pathogenesis and mechanisms of thyroid cancer [J]. Nat Rev Cancer, 2013, 13(3): 184-199.

[26] LIU R, XING M. TERT promoter mutations in thyroid cancer [J]. Endocr Relat Cancer, 2016, 23(3): R143-R155.

[27] 中国肿瘤学会(CSCO). 甲状腺癌诊疗指南 [R]. 中国: CSCO, 2020.

第十节　膀胱癌

一 概述

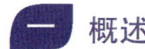

膀胱癌是指发生在膀胱黏膜上的恶性肿瘤,主要症状为血尿和膀胱刺激症状(尿频、尿急、尿痛)等,是泌尿系统最常见的恶性肿瘤,占我国泌尿生殖系肿瘤发病率的第一位,而在西方其发病率仅次于前列腺癌,居第2位。2012年全国肿瘤登记地区膀胱癌的发病率为6.61/10万,列恶性肿瘤发病率的第9位。膀胱癌可发生于任何年龄,甚至于儿童。其发病率随年龄增长而增加,高发年龄50~70岁。男性膀胱癌发病率为女性的3~4倍[1]。

2004年WHO《泌尿系统及男性生殖器官肿瘤病理学和遗传学》中,提出尿路系统肿瘤组织学分类,膀胱癌的病理类型包括膀胱尿路上皮癌(90%)、膀胱鳞状细胞癌、膀胱腺癌,其他罕见的还有膀胱透明细胞癌、膀胱小细胞癌、膀胱类癌。根据膀胱癌的分期,还可将膀胱癌分为浅表性膀胱癌(非肌层侵润性膀胱癌),约占74.0%;浸润性膀胱癌(肌层侵润性膀胱癌),约占25.2%[2]。

二 诊断标准

(一)临床症状

膀胱癌典型症状为间歇性全程无痛血尿,常见膀胱刺激征和盆腔疼痛,其他还可见腰痛、下肢水肿、盆腔包块、尿潴留,晚期症状消瘦、肾功能不全、腹痛、骨痛[3]。

(二)常规检查

常见的膀胱癌的诊断方法,是对尿液离心后在高倍显微镜下寻找红细胞,以判断血尿的存在。此为膀胱癌的诊断隐性血尿的唯一办法,简单易行,利用此方法可发现早期膀胱癌患者,也可作为高危人群的常规检查项目。

尿脱落细胞检查,是一种简单易行又无创伤的检查方法,对膀胱癌的诊断有重要价值,膀胱癌患者约85%尿脱落细胞检查可呈阳性。

(三)介入和影像学检查

膀胱镜,可以直接看到膀胱癌的肿瘤的生长部位、大小、数目、形状、有无蒂、浸润范围,是否合并出血。B超检查,是最为有效的膀胱癌的诊断方法,可以测量出膀胱癌肿瘤的大小、位置以及黏膜浸润的程度。X射线造影检查,通过造影可了解膀胱充盈情况和膀胱癌的肿瘤浸润的范围、深度。结合肾盂和输尿管造影可了解是否肾积水、输尿管浸润及浸润的程度等。

此外还有CT:评估膀胱癌浸润范围;MRI:评估肿瘤分期优于CT,对造影剂过敏时可行;PET-CT:判断淋巴结转移优于CT和MRI,用于判断术前淋巴结转移及软组织肿块鉴别,术后随访[3]。

(四)分期

美国癌症联合委员会(AJCC)分期系统根据肿瘤(T)、淋巴结(N)、转移(M)状态对膀胱癌进行了TNM分期[4]。

(五)生物标记物

最近几年,多种生物标记物在早期肿瘤检查和膀胱癌随访中显示潜在临床用途。依据采用的是尿液(可溶性尿液标记物)或是脱落细胞(细胞相关的标记物)用于检测,这些标记物可以被分为两种类型,细胞标记物和尿液标记物。主要的细胞标记物:DNA微卫星分析;尿液标记物:DNA甲基化、miRNA循环肿瘤细胞等[5]。

根据相应的分子机制,可将各种标记物总结如表2-10-1。

表 2-10-1 膀胱癌分子标记物

分子机制	标记物
细胞循环	p53,pRb,Ki-67,p21,p27,细胞周期蛋白
细胞凋亡	Fas(CD95),半胱天冬酶-3,bcl,存活素
血管生成	MVD,血小管反应蛋白-1,VEGE,bFGF
信号蛋白	EGFR,FGFR3
激素受体	HER2,AR,ER

三 常见分子生物学异常与靶向药物

(一) DNA 微卫星分析

微卫星是短的串联 DNA 重复片段(2~4 bp),广泛存在于整个人类基因组。DNA 微卫星位点是检测 LOH 和 MSI 的有效的分子标记物。在 UC 中,LOH 常常出现在染色体 4p、8p、9q、9p、11p、13p、16q 和 17p。报道显示 9q21 的缺失与浸润性生长有关。18q21.1 和 9p21~22 的 LOH 与预后差和致死率高相关。尿液样本的微卫星分析已经用于治疗后的监测。如果微卫星结果持续为阳性,2 年进展复发的风险达到 83%,若微卫星分析持续为阴性,2 年进展复发的风险则降为 22%。研究显示,MSI 表现出与肿瘤的分期及分级很好的相关性。高 MSI(>30% 的位点出现不稳定性)频繁地出现于分期晚(41%)和分级高的肿瘤(59%)。MSI 是一个很好的预后标记物,无论肿瘤分级如何,与表浅(Ta~T1 期)肿瘤的复发风险相关[6]。

(二) DNA 甲基化

Chan 等人首次通过从排空的尿液中获得的 DNA,分析甲基化状态来诊断膀胱癌的可行性。甲基化-敏感 PCR 分析了一组标记物(DAPK、RARB、E-钙黏蛋白和 p16),显示敏感性为 91%,特异性为 76%。接下来的研究显示,与细胞学相比,甲基化标记物灵敏度提高,但特异性降低。在另一项研究中,一组标记物(DAPK、BCL2 和 TERT)取得了 78% 的敏感性,100% 的特异性[7-8]。

(三) 循环肿瘤细胞

由于不精确的临床分期,行根治性膀胱切除术时发现,诊断为膀胱外淋巴结阳性的患者实际为局限性膀胱癌,这种情况并不少见。已经显示,转移性尿路上皮癌患者的外周血中有循环肿瘤细胞(CTC)[9]。Guzzo 等人发现

21%的患者根治前有低量的CTC。在这类群体中,其灵敏度、特异性和PPV分别为27%、88%和78%[10]。一些膀胱癌细胞标记物,如Uroplakin Ⅱ(UPⅡ)、CK20、EGFR和MUC-7用于寻找循环肿瘤细胞的候选分子。这些技术的敏感性高,但它们的诊断特异性仍然是有争议的[11]。

(四)FGFR2/3

FGFR2——纤维母细胞生长因子受体2型基因,通过选择性剪接,编码两个酪氨酸激酶跨膜受体,FGFR2b和2c。这种剪接形式为组织特异性表达,b型主要表达在上皮组织,c型主要在间质组织。该受体由一个细胞外结构域(包含3个Ig-样环),一个跨膜区域和一个有激酶活性的细胞内区域组成。FGFR3——纤维母细胞生长因子受体3型基因。FGFR3由一个细胞外结构域(包含2个Ig-样环),一个跨膜区域和一个有激酶活性的细胞内区域组成。FGFR2/3基因的每个受体的胞外域可识别FGF家族中一个独特的亚基或配体,配体结合诱导受体形成二聚体及自身磷酸化,这些磷酸化位点充当衔接蛋白的对接平台,如FSR2,激活几个癌基因信号,包括MAPK、PI3K/ATK、PLCγ和JAKSTAT,促进细胞增殖、侵袭和转移。FDA批准厄达替尼适用于合并FGFR2/3基因变异的晚期尿路上皮癌,但该药尚未在国内批准上市。

(五)其他分子标记物

研究表明,任何单一的分子生物标记物都不会提供可靠的预后分层,同时评价多个生物标记物,并结合临床和分子参数来提高膀胱癌的预测结果是一种明显的趋势。

针对肌层浸润性膀胱癌,美国的North Carolina大学(UNC)、MD Anderson癌症研究中心(MDA)和瑞典的Lund大学(Lund),以及癌症基因组图谱(The Cancer Genome Atlas TCGA)计划,根据各自的研究均提出了膀胱癌分子分型模式,为肌层浸润性膀胱癌预后判断和临床治疗的发展带来了新的机遇[12]。详见表2-10-2。

FGFR3或PIK3CA的单个突变,以及FGFR3-PIK3CA/AKTI和PIK3CA-RAS不同突变组合,可以激活AKT。RAS-MAPK和PI3K-AKT的信号通路突变基因组合是互斥事件。FGFR3突变和FGFR3-PIK3CA联合突变,而不是单一PIK3CA基因突变,是低级别膀胱肿瘤的特征;PIK3CA-KRAS和AKT1突变只存在于高级别肿瘤中[13]。

Bel-2、caspase-3、p53对膀胱癌的进展起协同效应。VEGF高表达与经尿道切除治疗患者的肿瘤的分期、分级、进展和复发相关[13]。近期研究显示,在大量行根治术的患者中VEGF是过表达的。

表2-10-2　不同分型膀胱癌的分子标记物

综合分型	UNC分型	MDA分型	TCAG分型	Lund分型	分子标志物	预后
CC2-2	管腔型	管腔型	ClusterⅠ	Urobasa-1A型	PPARγ，FGFR3突变，ERBB2，FOXA1	较好或一般
CC2-1	管腔型	p53样型	ClusterⅡ	基因组不稳定型	野生型p53，细胞周期和增殖标记低表达	较好或一般
CC3-1	管腔型	p53样型	ClusterⅡ	上皮渗出型	野生型p53，细胞周期和增殖标记低表达	较好或一般
CC1-2	基底型	基底型	ClusterⅢ	间质渗出型	p63，KRT5，EGFR	较差
CC1-1	低紧密连接蛋白型	基底型	ClusterⅣ	鳞状细胞癌样型	EMT标记，EGFR扩增，RB1突变	较差
				Urobas-alB型	EMT标记，EGFR扩增，RB1突变	较差
CC3-2					ENO2，CHGA/CHGB，SYP，NKX2-1和SCG2/SCG3	较差

血小板反应蛋白-1（TSP-1）是一种潜在的血管生成抑制剂，与根治术后复发和全因死亡率独立相关。Grossfeld等人报道，p53突变与TSP-1低表达相关，这些患者更有可能表现为高微血管密度。微血管密度是血管生成的替代指标，也被证明是一个预后标记物，与肌层浸润性癌高复发风险和癌症特异性死亡率相关。同时，血管密度与p53变化有关[14]。

四 分子诊断思路和相关基因列表

对于肌层浸润性膀胱癌患者，2020年CSCO推荐术后远端转移的晚期尿路上皮癌一线治疗首选化疗；对于铂类不耐受，尤其是顺铂不耐受的患者推荐一线免疫治疗，其中替雷利珠单抗仅适用于PD-L1高表达的局部晚期或转移性尿路上皮癌患者，因此治疗前必须检测PD-L1表达水平；在二线治疗上，除了免疫治疗，还推荐靶向治疗等其他选择，FDA批准厄达替尼适用于合并FGFR2/3基因变异的晚期尿路上皮癌。CSCO推荐靶向治疗前检测FGFR2/3基因突变。膀胱癌诊断相关基因详细列表见表2-10-3。

表 2-10-3 膀胱癌诊断相关基因

基因	常见突变	突变频率	诊断	治疗	预后
FGFR3	R248C、S249C、G370C、Y373C，FGFR 基因融合（FGFR3-TACC3、FGFR3-BAYP2L1、FGFR2-BICC1、FGFR2-CASP7）	61%	70%低分化级别的肿瘤FGFR-3过表达	杨森制药Balversa（Erdafitinib）口服泛FGFR酪氨酸激酶抑制剂获FDA加速批准，首款针对转移性膀胱癌的靶向药物，用于治疗局部进展或转移性尿路上皮癌（mUC）的成年患者	较好或一般
PIK3CA	E545K	17%	10%低分化级别的肿瘤PIK3CA过表达		
AKT1	T308，S473		PIK3CA-KRAS和AKT1突变只存在于高级别肿瘤中		
TP53		61%			野生型预后较好
EGFR			与肿瘤病理分期正相关，多为基地型		扩增预后较差
VEGE			与经尿道切除治疗患者的肿瘤的分期、分级、进展和复发相关	在大量行根治术的患者中VEGF是过表达的	

注：表中突变频率来自 cBioportal 数据库（www.cbioportal.org）．

参考文献

[1] YANG L, ZHENG R, WANG N, et al. Incidence and mortality of stomach cancer in China,2014[J]. Chin J Cancer Res,2018,30(3):291-298.

[2]（美）埃布尔. 泌尿系统及男性生殖器官肿瘤病理学和遗传学[M]. 冯晓莉,译. 北京：人民卫生出版社,2006.

[3] 陈孝平. 外科学[M]. 9版. 北京:人卫出版社,2018.

[4] WANG G, MCKENNEY J K. Urinary Bladder Pathology: World Health Organization Classification and American Joint Committee on Cancer Staging Update[J]. Arch Pathol Lab Med,2019,143(5):571-577.

[5] YOUSEF M, JOTHY S. Molecular Testing in Cancer[M]. New York: Springer,2014.

[6] VAISH M, MANDHANI A, MITTAL R D, et al. Microsatellite instability as prognostic marker in bladder tumors: a clinical significance[J]. BMC Urol, 2005,5:2.

[7] Reinert T. Methylation markers for urine-based detection of bladder cancer: the next generation of urinary markers for diagnosis and surveillance of bladder cancer[J]. Adv Urol,2012,2012:503271.

[8] FRIEDRICH M G, WEISENBERGER D J, CHENG J C, et al. Detection of methylated apoptosis-associated genes in urine sediments of bladder cancer patients[J]. Clin Cancer Res,2004,10(22):7457-7465.

[9] SCHAEFER A, STEPHAN C, BUSCH J, et al Diagnostic, prognostic and therapeutic implications of microRNAs in urologic tumors[J]. Nat Rev Urol, 2010,7(5):286-297.

[10] NICOLAZZO C, BUSETTO G M, GRADILONE A, et al. Circulating tumor cells identify patients with super-high-risk non-muscle-invasive bladder cancer: Updated outcome analysis of a prospective single-center trial[J]. Oncologist,2019,24(5):612-616.

[11] CHENG L, ZHANG S, MACLENNAN G T, et al. Bladder cancer: translating molecular genetic insights into clinical practice[J]. Hum Pathol,2011,42(4):455-481.

[12] 王猛,滕晓东. 肌层浸润性膀胱癌的分子分型研究进展[J]. 中华病理学杂志,2017,46(6):439-442.

[13] CHEN J X, DENG N, CHEN X, et al. A novel molecular grading model: combination of Ki-67 and VEGF in predicting tumor recurrence and progression in noninvasive urothelial bladder cancer[J]. Asian Pac J Cancer Prev,2012,13(5):2229-2234.

[14] GROSSFELD G D, GINSBERG D A, STEIN J P, et al. Thrombospondin-1 expression in bladder cancer: association with p53 alterations, tumor angiogenesis, and tumor progression[J]. J Natl Cancer Inst,1997,89(3):219-227.

第十一节　胰腺癌

 概述

胰腺癌是一种恶性程度极高的消化系统肿瘤,大多为起源于腺管上皮的导管腺癌,少数为囊腺癌、腺泡细胞癌等。胰腺癌常见的症状是上腹部饱胀不适和腹痛,晚期呈持续性进行性加剧并出现腰背痛;食欲缺乏、消化不良,可伴有恶心、呕吐、腹泻和便秘,晚期可出现脂肪泻、黄疸、消瘦乏力,以及失眠、抑郁、焦虑等神经系统症状;其他表现如消化道出血、贫血、发热等[1]。据 2018 年全球癌症统计数据,全世界范围内胰腺癌死亡率为 4.5%,在所有癌种中居第七位,女性患者死亡率(4.9%)高于男性(4.2%),总体发病率呈逐年上升趋势[2]。我国胰腺癌死亡率在恶性肿瘤中列第九位[3]。

胰腺癌发病率和死亡率相近,在美国,胰腺癌的 5 年生存率低于 6%,是预后最差的恶性肿瘤之一。胰腺癌早期症状隐匿,确诊时大多已是晚期。早期诊断率低是胰腺癌患者生存期短的主要原因。据统计,20% 确诊的患者可行手术切除,但术后复发概率大,5 年生存率仅为 25%。90% 的胰腺癌患者都存在远处转移,患者平均总生存率不到 6 个月,5 年生存率约为 8%[4]。早期诊断难、晚期缺乏有效的治疗手段是胰腺癌诊治的两大挑战[3]。

烟、酒精、咖啡、高脂类饮食、肥胖和缺乏运动等被认为是增加患胰腺癌风险的因素,某些化合物如 β-萘酸胺、联苯胺、烃化物等对胰腺有致癌作用。此外,糖尿病、慢性胰腺炎、胆结石患者,老年人和有家族史的人群患胰腺癌的风险更高[3],对相关人群应做好健康管理。

 诊疗标准

(一)诊疗总则

胰腺癌的诊疗应高度重视多学科诊疗团队(multidisciplinary team,MDT)的作用,MDT 实施过程中由多个学科(CSCO 推荐包括胰腺外科、肿瘤内科、放射治疗科、放射诊断科、病理科、消化内科、营养科、疼痛科、内分泌科、影像科、分子检验科等)的专家共同分析患者的临床症状、体征、影像、病理和分子检测等资料,对患者的体能状态、疾病诊断、分期、浸润范围、发展趋向和预后作出全面的评估,并根据国内外治疗规范/指南/循证医学依据,结合现有的治疗手段,制订科学、合理的诊疗计划,积极应用手术、化疗、放疗、介入以及分子靶向药物等手段进行综合治疗,以期达到治愈或控制肿瘤,延长生存期和提高生活质量的目的[5]。

(二)诊断

多数胰腺癌患者起病隐匿,可表现为上腹部不适、隐痛、消化不良或腹泻,须与其他消化系统疾病相鉴别。当疾病处于进展期时,可出现黄疸、肝脏增大、胆囊肿大、上腹部肿块及腹腔积液等体征。出现胰腺癌相关临床表现或发现胰腺占位,须进行体能状态评估、体格检查、实验室检查、影像学检查、病理诊断及 MDT 讨论。对年轻患者应详细询问家族史,必要时进行遗传筛查[5]。

1.影像诊断　影像学主要用于胰腺癌的初步诊断、术前分期和评估随访,协助诊断胰腺癌的影像学技术多样,包括 B 超、CT、MRI、ERCP、PET/CT 和 EUS 等。由于各种技术特点不同,选择时应遵循"完整、精细、动态、立体"的基本原则。胰腺癌的初步诊断推荐采用胰腺增强 CT 或增强 MRI、腹部 B 超和 ERCP;临床分期采用胸部、腹部、盆腔增强 CT 或增强 MRI;评估随访时对存在骨相关症状的患者,行骨 ECT 扫描,存在脑转移相关症状的患者,行头颅 MRI 增强。不推荐 PET/CT 作为常规检查手段,对疑似有远处转移而高质量的 CT/MRI 检查仍无法确诊的患者,推荐进行 PET/CT 扫描检查。对影像学和多学科讨论难以初步诊断或分期的患者,可考虑 EUS-FNA、腹腔镜或开放手术探查。根据影像学可初步分为:可切除胰腺癌、临界可切除胰腺癌、局部晚期胰腺癌和转移性胰腺癌[5-6]。

2.病理诊断　胰腺导管腺癌是最常见的病理类型,病理学表现为腺体排列紊乱、核多型、腺腔不完整、坏死、腺体侵犯血管、嗜神经侵犯及淋巴侵犯等。此外还有导管内乳头状黏液瘤和黏液囊性瘤,各自又可分为低、中、高分化。组织病理学和(或)细胞学是确诊胰腺癌的唯一依据,应尽可能在抗肿瘤治疗前获得病理学检查结果。手术活检是获取组织病理学诊断的可靠方法;对无法手术获得组织的患者,指南建议影像引导下经皮穿刺或超声内镜引导下穿刺获取标本;对有转移病灶的患者,原发病灶获取和诊断困难,推荐对转移病灶活检;通过胰管细胞刷检、胰液收集检查、体腔积液化验等方法可行脱落细胞学检查。观察手术切除的病理标本辨别组织学类型、确定病理分级、病灶大小、肿瘤侵犯范围、切缘情况和淋巴结情况。行穿刺术活检明确病变性质和类型(肿瘤/非肿瘤、良性/恶性)、组织学类型、肿瘤分化、检测免疫组化标记物[5]。

3.其他诊断　与胰腺癌相关的肿瘤标志物有糖类抗原 CA19-9、癌胚抗原 CEA、糖类抗原 CA12-5 等。生化检查方面应关注肝功能的变化,特别是肿瘤阻塞胆管时。基因检测推荐 KRAS、NRAS、BRAF、BRCA1/2、MSI/MMR、TMB、NTRK、Her2 等,适用于手术切除标本及穿刺活检术标本,有助于为患者制订合适的治疗方案[5]。

(三)病理分型与分期

根据 WHO 组织学分型(2010 年第 4 版),胰腺癌可分为起源于胰腺导管上皮的导管腺癌、腺鳞癌、胶样癌、肝样腺癌、髓样癌、印戒细胞癌、未分化癌、未分化癌伴破骨细胞样巨细胞和起源于非胰腺导管上皮的恶性肿瘤(包括腺泡细胞癌、腺泡细胞囊腺癌、胰母细胞瘤等)。

胰腺癌的分期采用 UICC/AJCC TNM 分期系统(2017 年第 8 版):T 代表原发肿瘤,不同分级判定肿瘤大小及侵犯程度,N 代表区域淋巴结,判定区域淋巴结转移的数目,M 代表远处转移,评定有无转移,综合评定 T、N 和 M 三要素,可分为 0、Ⅰ(A、B)、Ⅱ(A、B)、Ⅲ和Ⅵ期[5-6]。

(四)治疗

对于体能状态良好、可耐受手术治疗的患者,根据肿瘤发生的部位(胰头、胰体尾部、全胰或胰腺内有多发病灶)行不同区域的切除术。术前应进行 MDT 讨论,充分评估根治性切除的可能性,明确是否有远处转移和合并症。术后辅助化疗可以防止或延缓肿瘤复发,提高术后长期生存率。术后辅助化疗方案推荐 GEM 单药或氟尿嘧啶类药物;对体能状态良好的患者,可以考虑联合化疗。对于体能状态较差,不能耐受手术治疗的患者。专家推荐穿刺活检明确病理、解除黄疸、晚期姑息化疗、最佳支持治疗、减症放疗、根治性放疗和介入治疗。对于局部进展期和转移性胰腺癌患者的治疗,也推荐穿刺活检明确病理、解除黄疸、化疗及最佳支持治疗等,具体可参考 CSCO 胰腺癌诊疗指南[5]。

三 常见分子生物学异常与靶向药物

(一)胰腺癌蛋白标记物

CA19-9 是迄今报道的敏感性最高的胰腺癌标志物。在血清中它以唾液黏蛋白形式存在,分布于正常胎儿胰腺、胆囊、肝、肠和正常成年人胰腺、胆管上皮等处。研究发现,大部分胰腺癌患者血清 CA19-9 水平明显增高。如果以正常参考范围上限(37 U/mL)为诊断标准,敏感性和特异性均可达 90% 以上。CA19-9 水平对预后有一定提示作用:血清中其高低往往提示手术的难易程度;术前低者预后好;术后 CA19-9 水平降至正常者生存期长于未下降者。肿瘤复发时,CA19-9 可再度升高,并且发生于影像学诊断之前[7],因此可用作监测肿瘤复发。但应注意,其他恶性肿瘤(包括卵巢癌、淋巴瘤、胃癌、肝癌、食管癌、乳腺癌、结直肠癌和胆道系统肿瘤等)和一些良性疾病,如胰腺炎、胆道系统炎症、肠道炎症也可出现 CA19-9 的升高。胰腺癌患者常存在胆道系统炎症,因此 CA19-9 升高提示胰腺癌复发或进展可能,但不能作为复发、转移、肿瘤进展和更换化疗药物的主要依据,仍应以影像学证据为主,对于不能确定的患者应密切随访[5]。

此外,癌胚抗原 CA72-4、CA50、CA242 也被用于胰腺癌的诊断[8]。

(二)胰腺癌相关基因及分子通路

与其他肿瘤一样,胰腺癌也是由癌症相关基因(癌基因、抑癌基因、细胞周期基因、凋亡和基因组维稳基因)的胚系或体细胞获得性突变引起的,突变也可导致癌症的进展和转移。此外,细胞更新、端粒酶缩短和基因组不稳定性在胰腺癌的进展中也起着重要作用[8]。端粒酶缩短、KRAS 基因突变和 p16 缺失在正常胰管上皮细胞向胰腺癌进展的早期起着重要的作用;而 p53 缺失、SMAD4/DPC 缺失在进展期晚期发挥影响[8]。近年研究发现与胰腺癌发病及转移相关的主要基因如下。

1. 癌基因　RAS 基因家族包括 HRAS、KRAS 和 NRAS。早期研究表明 KRAS 基因突变最为常见,突变位点主要在密码子 12、13、18 和 61,其中以密码子 12 突变最为常见。RAS 基因突变可导致 Ras 蛋白信号通路处于持续激活状态,刺激细胞不断增殖,从而引发肿瘤生成和发展。研究发现约 90% 的胰腺癌患者携带 KRAS 基因突变[9];但由于在慢性胰腺炎及胰腺腺瘤的患者中也发现有 KRAS 蛋白的高表达,KRAS 基因是否突变尚不能作为诊断胰腺癌的特异性指标。但有研究提示,在胰腺癌的病例中部分伴有胰腺周围淋巴结 KRAS 基因突变,而胰腺良性病变中则无,淋巴结 KRAS 基因是否突变与患者的生存率和肿瘤的复发密切相关[10],因此可提出将胰周淋巴结中 KRAS 基因突变作为评估胰腺癌预后的一项指标[11]。KRAS 突变可诱发导管癌前病变的形成,并在胰管处引起多灶性增生。KRAS 还能激活许多信号通路:如影响细胞生命周期的 P13K-AKT 通路、MEK 和 ERK1/2 通路(影响血管生成、细胞增殖、细胞凋亡、癌细胞迁移和细胞周期调节)、NOTCH 通路(影响细胞增殖、分化和凋亡)、Hedgehog 途径(引发转移),以及在胰腺癌患者中被观察到的 STAT3 活化(STAT3 抑制剂用于癌症治疗)[8]。

除 KRAS 外,还有 15 个基因(TP53、CDKN2A、SMAD4、MLL3、TGFBR2、ARID1A、SF3B1、EPC1、ARID2、ATM、ZIM2、MAP2K4、NALCN、SLC16A4、MAGEA6)的突变也被发现与胰腺癌相关[8]。

CDKN2A 基因编码两种蛋白,p16INK4A 和 p14ARF,具有调节细胞生长和存活的功能;CDKN2A 基因的突变和(或)缺失变异在多种肿瘤中出现,其中已知 H83Y 突变是致癌的。实验室数据表明,CDKN2A 功能缺失改变的癌细胞可能对 CDK4/6 抑制剂如 palbociclib、ribociclib 和 abemaciclib 敏感。

SMAD4 基因编码一种肿瘤抑制和转录因子,是 TGF-信号转导通路的下游效应因子。SMAD4 基因突变在胰腺癌和结肠直肠癌中较为常见,在其他癌症中少见。SMAD4 R361C 突变可能是致癌的。

一般认为,KRAS 基因激活突变是肿瘤发生的驱动因素,而肿瘤抑制基因 CDKN2A/p16、TP53、SMAD4 等的失活突变与 KRAS 突变协同作用,导致肿瘤侵袭性生长[4]。

约有 10% 的胰腺癌病例被认为有家族遗传因素,有家族患病史及患相关遗传综合征的人群被认为具有高风险,这部分人群应做好早期筛查等健康管理,表 2-11-1 总结了与胰腺癌相关的遗传综合征及突变基因。

表 2-11-1　与胰腺癌患病风险相关的遗传综合征及突变基因[12]

综合征	基因	预计患胰腺癌累积风险	与一般人群相比增加的风险
Peutz-Jeghers syndrome	STK11	到 65~70 岁 11%~36%	132 倍
Familial pancreatitis	PRSS1、SPINK1、CFTR	到 70~75 岁 40%~53%	26~87 倍
Melanoma-pancreatic cancer syndrome	CDKN2A	到 70 岁 14% 到 75 岁 17%	20~47 倍
Lynch syndrome	MLH1、MSH2(MSH6)	到 70 岁 4%	9~11 倍
Hereditarybreast-ovarian-cancer syndrome	BRCA1、BRCA2	到 70 岁 1.4%~1.5%(女性),2.1%~4.1%(男性)	2.4~6.0 倍

2.抑癌基因　抑癌基因的作用是维护细胞周期或细胞凋亡以防止肿瘤发生,如 TP53 基因的表达产物是一种调控细胞有丝分裂过程的转录因子,能使受损的细胞停留在 G1 和 G2 期进行修复,如果修复失败,则诱导细胞凋亡以维持系统的稳定性。野生型 p53 促进受损细胞分裂周期停滞或细胞凋亡,故而可以阻碍肿瘤的发生;TP53 基因缺失或突变已被证实是许多肿瘤发生发展的原因之一,TP53 基因异常多为点突变,突变型 p53 失去抑癌功能,而且还能通过与野生型 p53 蛋白结合而对后者产生明显抑制

效应,使细胞增殖处于不受控制的状态,导致肿瘤生成与转移。TP53 基因失活与胰腺癌的发生发展密切相关,在胰腺癌患者中其突变率高达 50%～70%[11]。

此外,在 95% 的胰腺癌病例中发现了 DPC4 缺失、LKB1(肝激酶 B1)突变、INK4a 缺失/突变,MKK4(mitogene 激活蛋白激酶 4)缺失也在胰腺癌患者中可见。DPC4 可引起胰腺癌的远处转移;LKB1 基因突变导致 Peutz-Jeghers 综合征,进而可引发胰腺癌[8]。

(三)微卫星不稳定性与免疫治疗

微卫星(microsatellite)是遍布于人类基因组中的短串联重复序列。微卫星不稳定(microsatellite instability,MSI)是指与正常细胞相比,肿瘤细胞中的微卫星由于重复单位的插入或缺失而出现长度改变的现象。MSI 现象是由错配修复(mismatch repair,MMR)基因突变导致 MMR 蛋白表达缺失而引起的,在多种肿瘤中被发现。通过对多种不同类型但同时存在错配修复蛋白缺陷(dMMR)的肿瘤研究表明,dMMR 型肿瘤对 PD-1 抑制剂敏感。基于这项研究,2007 年 Pembrolizumab 获得 FDA 批准用于治疗不可切除或转移的微卫星高度不稳定性(MSI-H)或错配修复缺陷(dMMR)的实体瘤患者,这些患者先前的治疗效果不佳且没有合适的备选方案。因此 NCCN 指南提示考虑免疫治疗前,需对这类胰腺癌患者进行 MSI/MMR 检测。

四 分子诊断思路和相关基因列表

关于胰腺癌分子检测的诊断思路 2020 年第 1 版 NCCN 指南中提及下列要点:

1. 对于需选抗肿瘤治疗方案的局部进展/转移性疾病的患者,推荐使用肿瘤/体细胞基因分析发现不常见突变。考虑进行的检测包括但不限于:ALK、NRG1、NTRK、ROS1 等基因的融合,BRAF、BRCA1/2、HER2、KRAS、PALB2 等基因的突变和错配修复缺陷(IHC、PCR 或 NGS 检测)。首选肿瘤组织进行检测;如果不可行,可以考虑游离 DNA 检测。

2. 对于局部进展、转移及术后复发的胰腺癌,应进行遗传性肿瘤综合征相关基因胚系突变检测(参见表 2-11-1)及上述肿瘤组织基因检测。

3. 帕博丽珠单抗仅适用于 MSI-H/dMMR 的患者。

4. Larotrectinib 和 Entrectinib 仅适用于 NTRK 融合阳性的患者。

5. 局部进展的及不适用于放疗的转移性癌的一线治疗中对已知的 BRCA1/2 或 PALB2 突变可选用 FOLFIRINOX(或改良的 FOLFIRINOX)或吉西他滨联合顺铂;局部进展、转移及复发的胰腺癌的二线治疗中,如先前有基于氟嘧啶的治疗,对已知的 BRCA1/2 或 PALB2 突变可选用吉西他滨联合顺铂。

6. 相比于有创检查,新的胰腺癌筛查技术在未来可使更多人群获益,目前正在开发的技术有全血中 microRNA 生物标记物检测、血清代谢物分析及循环游离 DNA 检测。一项研究表明,血浆中游离 DNA 甲基化模式在鉴别胰腺炎和胰腺癌方面具有良好的敏感性和特异性。此外,CA19-9 在筛查高危人群方面也具有潜在应用价值。

表 2-11-2 总结了具有临床意义的胰腺癌分子生物标记物。

表 2-11-2　胰腺癌相关突变基因

基因/蛋白	常见突变	突变频率	诊断	治疗	预后
CA19-9	/	/	胰腺癌早期检测和监测中最有效和最具临床价值的生物标志物,虽不是肿瘤特异性的,但 CA19-9 水平升高的程度可能有助于区分胰腺癌和胰腺炎症状态[12]		作为切除后的预后标记以及作为化疗反应的预测标记方面有潜在临床意义
KRAS	G12D/V/R	约 60%	参考	目前还没有 FDA 批准或 NCCN 指南列出的针对 KRAS 突变的胰腺癌患者的治疗方案。然而,实验室和初步临床数据表明,KRAS 突变型癌症可能对 MEK 或 ERK 靶向抑制剂敏感	
CDKN2A	H83Y、R80*	约 18%	参考	实验数据表明,伴有 CDKN2A 功能缺失的癌细胞可能对 CDK4/6 抑制剂敏感	
TP53	R273H/C、R175H、R248Q、R282W	约 55%	参考		变异提示预后不良

续表 2-11-2

基因/蛋白	常见突变	突变频率	诊断	治疗	预后
MSI/dMMR	/	/	NCCN 指南建议,局部进展或转移的胰腺癌患者进行肿瘤组织的 MSI/MMR 检测(2B 类推荐)	PD-1 抑制剂派姆单抗于 2017 年获 FDA 审批用于进展期具有 MSI-H/dMMR 特征的实体瘤的治疗,帕博丽珠单抗仅适用于 MSI-H/dMMR 的患者[12]	
NTRK	融合	约5%		Larotrectinib 和 Entrectinib 被 FDA 批准用于治疗 NTRK 融合阳性的实体肿瘤患者[12]	
BRCA1/2	扩增	约7%		存在 BRCA1/2 基因的胚系突变,可考虑使用含铂类的化疗或 PARP 抑制剂 局部进展的及不适用于放疗的转移性癌的一线治疗中对已知的 BRCA1/2 或 PALB2 突变可选用 FOLFIRINOX(或改良的 FOLFIRINOX)或吉西他滨联合顺铂;局部进展、转移及复发的胰腺癌,如先前有基于氟嘧啶的治疗,对已知的 BRCA1/2 或 PALB2 突变可选用吉西他滨联合顺铂[12]	

注:表中突变频率来自 cBioportal 数据库(www.cbioportal.org).

参考文献

[1] 中华人民共和国卫生部. 中华人民共和国卫生行业标准—胰腺癌诊断: WS 333-2011[R]. 中国:中华人民共和国卫生部,2011.

[2] BRAY F,FERLAY J,SOERJOMATARAM I,et al. Global cancer statistics 2018:GLOBOCAN estimates of incidence and mortality worldwide for 36 cancers in 185 countries[J]. CA Cancer J Clin,2018,68(6):394-424.

[3] 武赞凯,杜恒锐,王振江,等.胰腺癌流行病学及诊治的研究进展[J].中南大学学报(医学版),2017,42(6):713-719.

[4] GRANT T J,HUA K,SINGH A. Molecular pathogenesis of pancreatic cancer[J]. Progress in Molecular Biology and Translational Science,2016,144: 241-275.

[5] 中国临床肿瘤协会(CSCO).胰腺癌诊疗指南[R].中国:CSCO,2019.

[6] NCCN. Pancreatic adenocarcinoma[R]. USA:NCCN Guidelines,2019,Version 2.

[7] DARRAGH P,NEOMAL S,CLAIRE J,et al. Serum CA19-9 is significantly upregulated up to 2 years before diagnosis with pancreatic cancer:Implications for early disease detection[J]. Clin Cancer Res,2015,21(3):622-631.

[8] GORAL V. Pancreatic cancer:pathogenesis and diagnosis[J]. Asian Pac J Cancer Prev,2015,16(14):5619-5624.

[9] NAKAMURA Y,ONDA M,UCHIDA E. Analysis of K-ras codon 12 point mutations using duodenal lavage fluid for diagnosis of pancreatic carcinoma [J]. Pancreas,1999,18(2):133-140.

[10] NIEDERGETHMANN M,REXIN M,HILDENBRAND R,et al. Prognostic implications of routine,immunohistochemical,and molecular staging in resectable pancreatic adenocarcinoma[J]. Am J Surg Pathol,2002,26(12):1578-1587.

[11] 赵海华,朱明华.胰腺癌相关基因研究进展[J].医学综述,2006,12(5):257-259.

[12] NCCN. Pancreatic adenocarcinoma[R]. USA:NCCN Guidelines,2020,Version 1.

第十二节 肾癌

一 概述

肾细胞癌(renal cell carcinoma,RCC,简称肾癌)是起源于肾小管上皮的恶性肿瘤,占肾脏恶性肿瘤的80%~90%。肾癌的组织病理类型中最常见的为透明细胞癌,其次为乳头状肾细胞癌、肾嫌色细胞癌,以及集合管癌等少见类型的肾细胞癌。在泌尿系统肿瘤中,肾癌发病率仅次于前列腺癌和膀胱癌,居第三位。

肾癌的病因尚不明确,其发病可能与遗传、吸烟、肥胖、高血压及抗高血压药物等有关,吸烟和肥胖是最公认的致肾癌危险因素。

随着医学影像学的发展,肾癌早期确诊率有所提高,局限性肾癌经过根治性肾切除术或者保留肾单位的肾脏肿瘤切除术可获得满意的疗效。据统计,目前确诊时既已属晚期的患者已由数年前的30%下降至17%,随着靶向治疗的持续发展及新型免疫治疗药物的兴起,晚期肾癌的预后也逐步得到改善。[1]

二 诊断标准

肾癌的临床诊断主要依靠影像学检查。实验室检查结果一般作为对患者术前状况、肝肾功能以及预后判定的评价指标,确诊则需病理学证据。

(一)实验室检查

推荐必须包括的实验室检查项目:尿素氮、肌酐、肝功能、全血细胞计数、血红蛋白、血钙、血糖、血沉、碱性磷酸酶和乳酸脱氢酶。

(二)影像学检查

推荐必须包括的影像学检查项目:腹部B超或彩色多普勒超声、胸部X射线片(正、侧位)、腹部CT平扫和增强扫描(碘过敏试验阴性、无相关禁忌证者)。腹部CT平扫和增强扫描及胸部X射线片是术前临床分期的主要依据。

推荐参考选择的影像学检查项目:腹部平片可为开放性手术选择手术

切口提供帮助;核素肾图扫描或 IVU 对不能行 CT 增强扫描无法评价对侧肾功能者;核素骨扫描适于碱性磷酸酶高或有相应骨症状者;胸部 CT 扫描针对胸部 X 射线片有可疑结节、临床分期≥Ⅲ期的患者;头部 CT、MRI 扫描适用于有头痛或相应神经系统症状患者;腹部 MRI 扫描针对肾功能不全、超声波检查或 CT 检查提示下腔静脉瘤栓患者。

有条件地区及患者选择的影像学检查项目(具备以下检查设备的医院以及具有良好经济条件的患者可选择的检查项目):肾声学造影、螺旋 CT 及 MRI 扫描主要用于肾癌的诊断和鉴别诊断;正电子发射断层扫描(positronemission tomography,PET)或 PET-CT 检查主要用于发现远处转移病灶以及对化疗或放疗的疗效评定。

(三) 非常规检查

不推荐的检查项目:穿刺活检和肾血管造影对肾癌的诊断价值有限,不推荐作为常规检查项目,但特定病例可考虑使用;不推荐对能够进行手术治疗的肾肿瘤患者行术前穿刺检查;对影像学诊断有困难的小肿瘤患者,可以选择定期(1~3 个月)随诊检查或行保留肾单位手术;对不能手术治疗的晚期肾癌需化疗或其他治疗的患者,治疗前为明确诊断,可选择肾穿刺活检获取病理诊断;对需姑息性肾动脉栓塞治疗或保留肾单位手术前需了解肾血管分布及肿瘤血管情况者可选择肾血管造影检查[2]。

三 常见分子生物学异常与靶向药物

对于局限性和局部进展性肾癌患者而言,外科手术仍然是首选的可能使患者获得治愈的治疗方式。对于晚期肾癌患者,应以内科治疗为主,根据患者自身情况,可考虑同时采取减瘤性质的肾切除术,同时推荐转移病灶也在充分评估后采取手术切除。对于转移性或不可切除性透明细胞型肾细胞癌可选用靶向药物治疗,WHO 分类指南中列出了和复发相关的常见分子变异类型及分类,见表 2-12-1[3]。

表 2-12-1 常见分子变异类型及分类

肿瘤类型	主要遗传学变异
肾透明细胞癌	3p25 VHL,3p21 RASSF1A,3p14.2 FHIT:缺失突变和甲基化
多囊性肾癌	3p25 VHL 突变
乳头状肾癌	7,17,三体,7q31 c-MET,Y 缺失

续表 2-12-1

肿瘤类型	主要遗传学变异
肾嫌色细胞癌	1,2,6,10,13,17,21,Y 多染色体缺失
集合管肾癌	1,6,14,15,22 单体(基于个案)
肾髓质癌	CGH 没有缺失和插入(基于少数情况)
与 Xp11.2 易位相关的肾癌	易位;PSF-TFE3 t(X;1)(p11.2;p34),PRCC-TFE3 t(X;1)(p11.2;q21),CLTC-TFE3 t(X;17)(p11.2;q23),ASPL-TFE3 t(X;17)(p11.2;q25),t(X;3)(p11.2;q12),or NonO-TFE3 inv(X)(p11.2;q12)
神经母细胞肾癌	须预先确定
黏液管状和梭形细胞癌	多染色体缺失(基于少数病例)

目前最常用的靶向药物有舒尼替尼、索拉非尼、培唑帕尼等,这类药物或可提高晚期肾癌患者有效生存率,但同时会出现不良反应须对症处理。

(一)舒尼替尼

舒尼替尼(sunitinib)是多靶点受体酪氨酸激酶抑制剂,主要作用靶点为血管内皮生长因子受体 1-2(VEGFR 1-2)、血小板衍生生长因子受体(PDGFR-α、PDGFR-β)、干细胞生长因子受体(c-KIT)以及 FMS 样酪氨酸激酶 3(FLT-3),具有抗肿瘤血管生成、抑制肿瘤细胞增殖的作用。

(二)索拉非尼

索拉非尼(sorafenib)是最早上市用于转移性肾癌的多靶点受体酪氨酸酶抑制剂,具有双重抗肿瘤作用:一方面通过抑制 RAF/MEK/ERK 信号传导通路,另一方面作用于 VEGFR、PDGFR,以及 c-KIT、FLT-3、MET 等靶点,抑制肿瘤生长。

(三)培唑帕尼

培唑帕尼(pazopanib)是多靶点受体酪氨酸激酶抑制剂,其主要作用靶点为 VEGFR 1~3,PDGFR α、β,c-KIT。

(四)阿昔替尼

阿昔替尼(axitinib)为新一代 VEGFR 1~3 的受体多靶点酪氨酸激酶抑制剂。2013 年《柳叶刀》杂志报道随机对照Ⅲ期临床研究,288 例患者按照阿昔替尼与索拉非尼 2∶1 入组一线治疗晚期肾透明细胞癌,中位 PFS 分别为 10.1 个月和 6.5 个月(HR 0.77,95% CI 0.56~1.05)。

(五)卡博替尼

卡博替尼(cabozantinib)是针对 VEGFR、MET、AXL 等靶点的口服小分子激酶抑制剂,一项Ⅱ期多中心随机研究(CABOSUN)比较了卡博替尼和舒尼替尼一线治疗中危或高危(Heng评分)肾透明细胞癌患者的疗效。

基于国外临床研究数据,推荐卡博替尼可以作为中高危晚期肾透明细胞癌患者的一线治疗。

(六)贝伐珠单抗联合干扰素

贝伐珠单抗(bevacizumab)为抗血管生成的抗VEGF单克隆抗体,其与IFN-α联合用于转移性肾癌的一线治疗,其主要的Ⅲ期临床数据来自国外的AVOREN研究以及CALGB90206研究,均证实了其临床疗效。

(七)替西罗莫司

替西罗莫司(temsirolimus,CCI-779)为mTOR抑制剂,除了通过抑制mTOR信号抗肿瘤作用,还具有抑制血管生成作用,主要抑制缺氧诱导因子HIF-1的转录,减少对血管相关生长因子如VEGF/PDGF/TGF等的刺激,从而达到抑制肿瘤血管生成的作用[4]。

大部分肾细胞癌是散发性的,遗传性肾癌占肾癌总数的2%~4%,多以常染色体显性遗传方式在家族中遗传,由不同的遗传基因变异造成,这些基因既包括抑癌基因又包括癌基因,其中von Hippel Lindau(VHL)病是最常见的。VHL病是由VHL基因的常染色体显性突变引起的,该突变易导致透明细胞RCC和其他增生性血管病变。遗传性肾细胞癌的临床特征主要有:发病呈家族聚集性、双肾多发性、发病年龄轻、器官伴发肿瘤等。对于这部分患者,可以建议本人及相关家属进行基因突变检测。常见的与遗传性肾癌相关的基因,见表2-12-2[5]。

四 分子诊断思路与相关基因列表

表2-12-2 肾癌相关突变基因

综合征	染色体位置	基因	相关的肾癌亚类
Von Hippel-Lindau	3p25	VHL	肾透明细胞癌
遗传性乳头状肾癌(hereditary papillary RCC)	7q31	c-MET	乳头状肾癌(Ⅰ型)
遗传性平滑肌瘤病和肾细胞癌(hereditary leimyomatosis and RCC)	1q42	FH	肾细胞癌(Ⅱ型)

续表 2-12-2

综合征	染色体位置	基因	相关的肾癌亚类
BHD综合征（Birt-Hogg-dube）	17p11	FLCN	肾细胞癌、混合嫌色-嗜酸性肾细胞癌（肾透明细胞癌和乳头状肾癌少见）
家族性与染色体3易位相关的肾细胞癌	3p and 3q	FHIT	透明细胞癌
所有这些遗传形式都与常染色体显性遗传性肾细胞癌有关			

晚期肾癌对放射治疗和已知的化疗不敏感，长期以来，转移性疾病唯一可用的治疗方法是基于白细胞介素-2（IL-2）和（或）干扰素-α（IFN-α）的免疫治疗，对不到10%的患者有持久的疗效。2000年来，随着有效靶向治疗的应用，肾癌出现了一种新的治疗模式，包括抗血管生成药物（抗血管内皮生长因子α抗体贝伐单抗和VEGFR2酪氨酸激酶抑制剂舒尼替尼和索拉非尼）和雷帕霉素（mTOR）抑制剂的哺乳动物靶点（替米罗莫司和依维莫司）。这些药物中的大多数目前被用作转移性疾病的一线治疗[6]。酪氨酸激酶抑制剂和VEGF抗体广泛应用于肾细胞癌的一线和二线治疗。至今，已有9种药物获FDA批准用于晚期RCC的一线或序贯治疗，分别是舒尼替尼（sunitinib）、索拉非尼（sorafenib）、帕唑帕尼（pazopanib）、阿昔替尼（axitinib）、替西罗莫司（temsirolimus）、依维莫司（everolimus）、贝伐珠单抗+干扰素、卡博替尼（cabozantinib）、乐伐替尼（lenvatinib）。其中，肿瘤抑制基因VHL（3p25）常因缺失、突变或启动子甲基化而失活（高达86%的病例），强调其在该肿瘤中的关键作用。我们可以参考表2-12-3所列基因。

表2-12-3 肾癌靶向药物治疗相关突变基因

基因	常见突变	突变频率	治疗
MTOR	T1977K、C1483F/Y	6%	MTOR基因的错义突变发生在许多肿瘤中，特别是在约6%的透明细胞肾细胞癌、7.5%的肺腺癌、5%的子宫内膜癌和4%的结直肠癌中。两种MTOR抑制剂，依维莫司和替马西莫司，已被FDA批准用于治疗人类癌症，许多具有替代作用机制的化合物正处于不同的发展阶段。实验室数据表明，具有某些MTOR突变（如MTOR C1483Y突变）的癌细胞可能对MTOR靶向的变构抑制剂（如西罗莫司、依维莫司和替莫司）或MTOR靶向的ATP竞争抑制剂（如MLN0128和GDC-0980）敏感

续表 2-12-3

基因	常见突变	突变频率	治疗
VHL	缺失、突变或启动子甲基化	80% 以上	靶向 VEGF 受体和 HIF 蛋白的抑制剂可能对 VHL 丢失的肿瘤有治疗作用。VHL 病是由 VHL 基因的常染色体显性突变引起的，该突变易导致透明细胞 RCC 和其他增生性血管病变
PTEN	X343_splice	6%	PTEN 功能丧失的癌细胞对选择性 PI3K 靶向抑制剂可能是敏感的
VEGF	S158P	0.60%	贝伐珠单抗、卡博替尼作用靶点

参考文献

[1] 肾癌诊疗规范：中华人民共和国国家卫生健康委员会官网，2018 年版．

[2] NCCN. Kidney Cancer[R]. USA：NCCN Guidelines，2016，Version 3.

[3] LOPEZ-BELTRAN A，SCARPELLI M，MONTIRONI R，et al. 2004 WHO classification of the renal tumors of the adults[J]. Eur Urol，2006，49(5)：798-805.

[4] POSADAS E M，LIMVORASAK S，FIGLIN R A. Targeted therapies for renal cell carcinoma[J]. Nat Rev Nephrol，2017，13(8)：496-511.

[5] ALLORY Y，CULINE S，Taille A. Kidney cancer pathology in the new context of targeted therapy[J]. Pathobiology，2011，78(2)：90-98.

[6] REAUME M N，BASAPPA N S，WOOD L，et al. Management of advanced kidney cancer：Canadian Kidney Cancer Forum (CKCF) consensus update 2017[J]. Can Urol Assoc J，2017，10(11)：310-320.

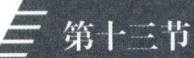

第十三节　黑色素瘤

 概述

根据 *Cancer. Net Editorial Board* 最新的黑色素瘤统计数据，2019 年美国

预计有96 480名成人(57 220名男性和39 260名女性)将被诊断为皮肤浸润性黑色素瘤。黑色素瘤是男女中第五大最常见的癌症。在50岁之前,被诊断出患有黑色素瘤的女性多于男性。但是,到65岁时,男性被诊断出黑色素瘤的可能性要高2倍。到80岁,男性被诊断出黑色素瘤的可能性更高。尽管黑色素瘤的发展随着年龄的增长而变得更加普遍,但它也发生在年轻人中,包括30岁以下的年轻人。实际上,它是年轻成年女性中最常见的癌症之一。黑色素瘤在白人中的发病率是黑人的20倍[1]。

黑色素瘤是由健康的黑色素细胞发生变化并不受控制地生长而形成的恶性肿瘤,它可以生长并扩散到身体的其他部位。大多数情况,黑色素瘤是由人皮肤上已有的正常痣引起的,痣将发生形状、大小、颜色或痣边界的变化。黑色素瘤可以在身体的任何部位发展,包括头和颈部,指甲下的皮肤,生殖器,甚至脚掌或手掌。黑色素瘤的颜色可能不像痣,通常没有颜色或略带红色。早期黑色素瘤常可通过手术治愈。但是,黑色素瘤是皮肤癌最严重的形式之一,它可以深入皮肤,称为浸润性黑色素瘤;它也可以侵入淋巴结和血管,并扩散到人体的远处,称为转移性黑色素瘤。

留意黑色素瘤的早期征兆,并定期对皮肤自检,或根据危险因素和病史进行体检,有助于及早发现和治愈黑色素瘤。

 诊断标准

(一)诊断

皮肤黑色素瘤的高危人群主要包括严重的日光晒伤史,皮肤癌病史,肢端皮肤有色素痣、慢性炎症及其不恰当的处理,如盐腌、切割、针挑、绳勒等。

皮肤黑色素瘤多由痣发展而来,痣的早期恶变症状可总结为以下ABCDE法则。

A. 非对称(asymmetry):色素斑的一半与另一半看起来不对称。

B. 边缘不规则(border irregularity):边缘不整或有切迹、锯齿等,不像正常色素痣那样具有光滑的圆形或椭圆形轮廓。

C. 颜色改变(color variation):正常色素痣通常为单色,而黑色素瘤主要表现为污浊的黑色,也可有褐、棕、棕黑、蓝、粉、黑甚至白色等多种不同颜色。

D. 直径(diameter):色素痣直径>5~6 mm或色素痣明显长大时要注意,黑色素瘤通常比普通痣大,对直径>1 cm的色素痣最好做活检评估。

E. 隆起(elevation):一些早期的黑色素瘤,整个瘤体会有轻微的隆起。

皮肤镜可以弥补肉眼观察的不足,同时可以检测和对比可疑黑色素瘤的变化,其应用可显著提高黑色素瘤早期诊断的准确度。黑色素瘤进一步发展可出现卫星灶、溃疡、反复不愈、区域淋巴结转移和移行转移。晚期黑色素瘤根据不同的转移部位症状不一,容易转移的部位为肺、肝、骨、脑。眼和直肠来源的黑色素瘤容易发生肝转移。

(二)影像学诊断

影像学检查应根据当地实际情况和患者经济情况决定,必查项目包括区域淋巴结(颈部、腋窝、腹股沟、腘窝等)超声,胸部 CT,腹盆部超声、CT 或 MRI,全身骨扫描及头颅检查(CT 或 MRI)。经济情况好的患者可行全身 PET-CT 检查,特别是原发灶不明的患者。PET 是一种更容易发现亚临床转移灶的检查方法。大多数检查者认为对于早期局限期的黑色素瘤,用 PET 发现转移病灶并不敏感,受益率低。对于Ⅲ期患者,PET-CT 扫描更有用,可以帮助鉴别 CT 无法明确诊断的病变,以及常规 CT 扫描无法显示的部位(比如四肢)。PET-CT 较普通 CT 在发现远处病灶方面存在优势。

(三)实验室检查

血常规、肝肾功能和乳酸脱氢酶(LDH),这些指标主要为后续治疗做准备,同时了解预后情况。尽管 LDH 并非检测转移的敏感指标,但能指导预后。黑色素瘤尚无特异的血清肿瘤标志物,目前不推荐肿瘤标志物检查。

(四)病灶活检

皮肤黑色素瘤的活检方式包括切除活检、切取活检和环钻活检,一般不采取削刮活检。常规推荐切除活检,切缘 0.3~0.5cm,切口应沿皮纹走行方向(如肢体一般选择沿长轴的切口)。避免直接地扩大切除,以免改变区域淋巴回流影响以后前哨淋巴结活检的质量。部分切取活检不利于组织学诊断和厚度测量,增加了误诊和错误分期风险。切取活检和环钻活检一般仅用于大范围病变或特殊部位的诊断性活检,比如在颜面部、手掌、足底、耳、手指、足趾等部位的病灶,或巨大的病灶,完整切除活检无法实现时,可考虑进行切取活检或者环钻活检。

(五)病理诊断

组织病理学是黑色素瘤确诊的最主要手段,免疫组织化学染色是鉴别黑色素瘤的主要辅助手段。

(六)分期

根据 2017 AJCC 第 8 版,对头颈部的恶性黑色素瘤进行 TNM 分期[2]。

三 常见分子生物学异常与靶向药物

（一）BRAF

BRAF 是一种丝氨酸/苏氨酸激酶，可激活有丝分裂原激活蛋白（MAPK）的激酶途径。该基因的突变导致细胞不受约束增长和扩散。一般情况下，MAPK 信号通路调控细胞增殖，而 AKT 通路抑制细胞凋亡并促进细胞存活。BRAF 的二聚化和激活由 NRAS 介导[3]。

BRAF 突变是黑色素瘤中最常见的突变，约见于 50% 的病例，其中 80%~90% 的 BRAF 突变位于第 600 位氨基酸，原有缬氨酸被谷氨酸取代，通常标记为 BRAF V600E，这一替换导致 MARK/ERK 通路激活，从而促进细胞增殖。第二种最常见的突变形式是 BRAF V600K（赖氨酸取代缬氨酸），在黑色素瘤 BRAF 基因突变中约占 10%，其他的 BRAF 基因突变所占比例很小（<1%），因此，病理分子检测中主要针对 BRAF V600E 和 V600K。现有证据表明，BRAF 抑制剂对无 BRAF V600 突变的患者无效。BRAF V600 突变也与 MEK 抑制剂的敏感性相关。BRAF 基因突变除 600 密码子外，附近位置的突变（L597、K601）对 MEK 抑制剂和 BRAF 抑制剂也具有敏感性[3]。

（二）KIT

KIT 是一种跨膜糖蛋白，分布于细胞表面，属于Ⅲ型酪氨酸激酶家族，配体为干细胞因子（stemcellfactor，SCF）。KIT 在正常的黑色素细胞周期中，通过与相应的配体 SCF 结合形成二聚体，激活酪氨酸激酶，通过自身磷酸化进一步磷酸化激活下游各种效应因子，完成多种信号的传递，包括 MAPK 通路及 AKT/PI3K 通路等，最终活化胞浆内的转录因子，从而调控基因表达、细胞生长和增殖。KIT 基因异常包括突变和扩增，两者既可单独存在，也可同时出现。KIT 检测结果有助于预测黑色素瘤的进展、远期转移和生存期，所以在黑色素患者中检测 KIT 基因突变还是非常有必要的。

在黑色素瘤中最常见的 KIT 突变位点为第 11 号外显子的 L576P 和第 13 号外显子的 K642E。KIT 第 11 号外显子和第 13 号外显子突变（例如 W557、V559、L576P、K642E）对 KIT 抑制剂（伊马替尼、舒尼替尼、尼罗替尼）具有很高的敏感性。KIT 外显子 17 突变（例如 D816H）对 KIT 抑制剂的敏感性很小或没有。KIT 扩增对 KIT 抑制剂的敏感性最低或没有。但 KIT 基因突变具有明显的异质性，黑色素瘤中的 KIT 突变分布于第 9、11、13、17 和 18 号外显子中，因此 KIT 突变检测时需要检查所有这些外显子的序列。

（三）NRAS

NRAS 是一种 GTP 酶，可激活丝裂原激活的蛋白激酶信号传导和其他信号传导途径,从而导致细胞生长和扩散。NRAS 突变似乎与局部和晚期黑色素瘤的不良生存相关。

NRAS 突变与先天性色素痣相关性最强,尤其是那些直径较大的痣(>37.5 px),研究发现在大约 55% 的先天性色素痣中可检测到 NRAS 突变,最常见的突变形式是第 3 号外显子的氨基酸改变,包括 Q61K 和 Q61R,约占 NRAS 突变的 65%。检测 NRAS 突变的意义在于 NRAS 优先激活 CRAF 而不是 BRAF,这可以解释为什么有些色素痣不发生 BRAF 突变,可能通过 NRAS 激活 CRAF 途径导致黑色素细胞的增生,因此,临床也尝试通过 CRAF 抑制剂诱导黑色素瘤细胞的凋亡。

四 分子诊断思路和相关基因列表

NCCN 指南建议通过免疫组化的方法对 BRAF V600E 和 c-KIT 进行检测,间接检测基因突变后的蛋白,由此确定是否可以使用 BRAF 抑制剂治疗;由于 KIT 基因广泛的突变谱和缺失,为了避免假阴性和假阳性,在免疫组化的基础上加做分子检测是非常必要的。强烈建议处于Ⅲ期高风险黑色素瘤病人进行 BRAF 基因检测,在 BRAF 单基因检测结果阴性情况下,推荐 NGS pane 多基因检测来筛查其他基因突变位点(KIT,非 BRAF V600E)。除了 BRAF 和 KIT 基因,NARS 基因突变中少部分患者可能会从 MEK 抑制剂(trametinib)中获益[3]。请参阅黑色素瘤相关突变基因列表 2-13-2。

表 2-13-2 黑色素瘤相关突变基因

基因	常见突变	突变频率	治疗	预后
BRAF	V600E V600K V600R/M/D/G	80% 15% 5%	两种 BRAF 抑制剂,vemurafenib(维罗菲尼)和 dabrafenib(达拉菲尼),在治疗 BRAF V600E 突变的黑色素瘤都显示出 50%~60% 的反应率(RRs),同时使患者获得更长的无进展生存期	BRAF 突变在许多癌症类型中都与不良预后相关
NRAS	Q61K/R	65%		
KIT	L576P K642E	1.3%	对 KIT 抑制剂(伊马替尼、舒尼替尼、尼罗替尼)具有很高的敏感性	

注:表中突变频率源自 cBioportal 数据库(www.cbioportal.org)。

参考文献

[1] National Cancer Institote. Melanoma statistics cancer[R]. Cancer Statistics, 2019.
[2] AJCC, AJCC staging[R]. American joint Committee on cancer, 2019.
[3] NCCN. Cutaneous melanoma[R]. USA: NCCN Guidelines, 2019, Version 2.

第十四节　中枢神经系统肿瘤

一　概述

中枢神经系统（central nervous system, CNS）肿瘤是一组具有相当高致残率和死亡率的异质性肿瘤，绝大多数（90%）病发部位在大脑，其余可发生在脑膜、脊髓和颅神经等 CNS 的所有解剖区域，在儿童和成人群体中均有病例，其临床症状和体征的个体差异化取决于受影响的解剖区域，主要有头痛、失明、癫痫、言语障碍和瘫痪等。有研究统计，2016 年全球新确诊 CNS 肿瘤共计 330 000 例、死亡 227 000 例。1990—2016 年间全球范围内，按年龄标准计算的中枢神经系统肿瘤发病率增加了 17.3%。2016 年的数据显示，东亚地区是 CNS 肿瘤发病率最高的地区，其次是西欧和南亚，发病率最高的 3 个国家是中国、美国和印度。

CNS 肿瘤大多是散发性的，相对较小比例的原发性 CNS 肿瘤具有遗传综合征背景。不论良、恶性，其导致的病残率和死亡率居所有类型肿瘤之首。CNS 肿瘤的高危因素有：暴露于电离辐射或电磁场中，伴有糖尿病、高血压和帕金森病等其他疾病。

在过去几十年里，CNS 肿瘤的诊断和治疗取得了很大进步，但恶性脑瘤患者生存期和生活质量得到的改善非常有限，因此积极开展神经系统肿瘤大数据、多样本的临床研究具有重要意义。新发现的潜在致癌机制或可为疾病的分型、诊断及精准治疗提供更多依据[1]。

二 诊断标准

（一）影像学检查

CNS 肿瘤分类较多，以胶质瘤为例，强烈推荐的影像学诊断以 MRI 平扫加增强为主，CT 为辅。MRI 平扫加增强检查不仅可鉴别胶质瘤与部分非肿瘤病变，避免不必要的手术，而且有助于胶质瘤分级，实时发现肿瘤术中移位，明确胶质瘤侵犯范围，帮助肿瘤立体定向活检区域选择，有利于胶质瘤的切除和预后评估。推荐 MRI 特殊功能检查、PET 和 SPECT 用于鉴别诊断、术前评估、疗效评价和术后随访[2]。

（二）实验室检查/分子生物学检测

中枢神经系统肿瘤分类较多，具体诊断以弥漫性胶质瘤的诊断为例：按组织形态可分为星形细胞瘤、少突星形细胞瘤、少突胶质瘤和胶质母细胞瘤；分子分型方面，首先可检测 IDH 基因有无突变，胶质母细胞瘤可分为 IDH 突变型和野生型；星形细胞瘤、少突星形细胞瘤和少突胶质瘤若发现有 IDH 突变可进一步检测 ATRX、TP53 及 1p19q 状态以进一步明确分型（图 2-14-1）。

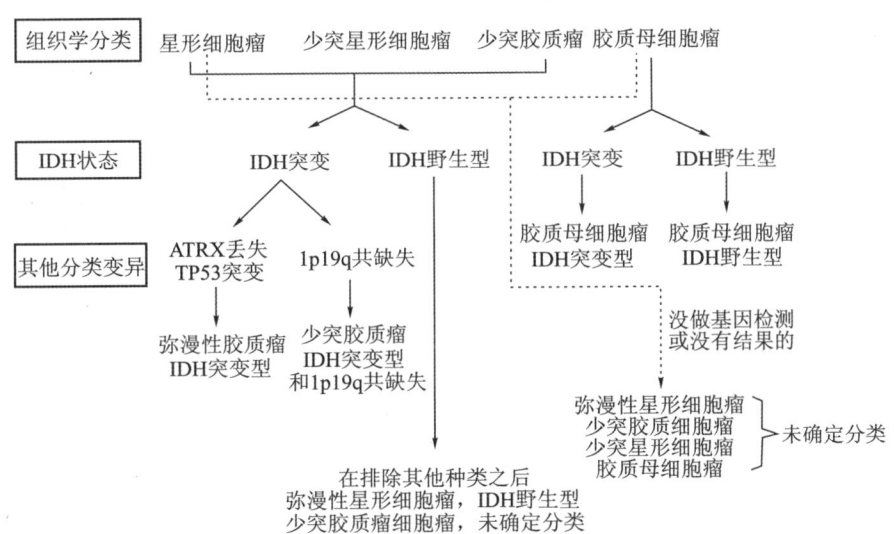

图 2-14-1 依据组织和分子特点对弥漫性胶质瘤分类的路径

(三) 分级

世界卫生组织(WHO)根据组织病理学特征和基因变异情况将胶质瘤分为Ⅰ~Ⅳ级。一般来说,Ⅰ级胶质瘤是良性的,可以通过手术切除。虽然Ⅱ级胶质瘤被认为是低级别的恶性肿瘤,但可能不能被完全切除。Ⅲ级胶质瘤具有侵袭性,特点是疾病进展快和预后不良。Ⅳ级肿瘤,也称为多形性胶质母细胞瘤(glioblastoma,GBM),是侵袭性最强的肿瘤,预后差。GBM 有两种类型,即原生 GBM 和次生 GBM。尽管有多种治疗策略,包括手术切除、放疗和辅助化疗,但恶性神经胶质瘤患者的预后仍然很差,GBM 患者的中位总生存时间只有 15 个月[1,3]。

三 常见分子生物学异常与靶向药物

胶质瘤约占 CNS 肿瘤的 30%,占颅内恶性脑瘤的 80%。此处以胶质瘤为例,列出相应的分子生物学异常和靶向药物。

(一) 异柠檬酸脱氢酶 1/2 (isocitrate dehydrogenase1/2,IDH1/2)

在 70%~80% 的Ⅱ、Ⅲ级弥漫性胶质瘤及 12% 的胶质母细胞瘤中发现杂合突变代谢酶基因编码的 IDH1/2 表达。这些突变主要涉及胞浆内的 IDH1 及线粒体内更小的 IDH2,IDH1 突变可能是星形细胞瘤和少突胶质瘤发生的早期分子事件,这种突变可引起表观遗传修饰,如在 IDH 突变的弥漫性胶质瘤中发现了广泛的 DNA 甲基化(脑胶质瘤的 CpG 岛甲基化表型/Glioma CpG island methylator phenotype,G-CIMP)。IDH 基因突变时常伴随 1p19q 染色体缺失,从而使胶质瘤对化疗更加敏感,推测 IDH 基因突变可能因增强化疗效果而影响预后。

NCCN 指南建议脑胶质瘤的检查应进行 IDH 突变检测。最常见的 IDH1 突变(R132H)可通过突变特异性免疫组化法筛选,如果 R132H 免疫染色结果为阴性,在适当的临床背景下,强烈建议对 IDH1 和 IDH2 进行测序,以检测较少见的 IDH1 和 IDH2 突变。55 岁之前,如果 R132H 免疫染色阴性,则需要对 IDH1 和 IDH2 进行测序。标准测序方法包括 Sanger 测序、焦磷酸测序和下一代测序,应取用福尔马林固定、石蜡包埋的组织进行检测。

IDH 突变常伴随 MGMT 启动子甲基化。IDH1 或 2 突变与相对较好的预后相关,在临床试验分层中很重要。在Ⅱ或Ⅲ级浸润性神经胶质瘤中,野生型 IDH1/2 与疾病进展风险增加相关,IDH1/2 突变与接受放化疗患者的生存获益相关。

（二）O～6-甲基鸟嘌呤-DNA 甲基转移酶（O6-methylguanine DNA methyltransferase，MGMT）

MGMT 全称 O～6-甲基鸟嘌呤-DNA 甲基转移酶，是一种 DNA 修复酶，可逆转由烷基化剂引起的 DNA 损伤，从而导致肿瘤对替莫唑胺和基于亚硝基脲的化学疗法产生耐药。MGMT 基因定位于染色体 10q26，其启动子的甲基化使 MGMT 沉默，使肿瘤对烷化剂的治疗更加敏感。MGMT 基因启动子区甲基化与免疫组化联合检测，结果更可靠，对高级别胶质瘤临床疗效观察及预后判断有一定帮助。MGMT 甲基化状态还可以评估假性进展（pseudo-progression，PsPD）的发生率[4]。

（三）染色体 1p/19q 杂合子共缺失

1 号染色体短臂（1p）和 19 号染色体长臂（19q）同时杂交性缺失，即 1p/19q 共缺失，最早于 1994 年由 Reifenberger 等在少突胶质细胞瘤（少突胶质细胞瘤和少突胶质星形细胞瘤）中发现。后来经许多研究证实，不同级别及类型的胶质瘤组织中 1p/19q 共缺失发生率也存在着明显的不同，1p/19q 共缺失是少突胶质细胞瘤典型的遗传学特征，在星形细胞瘤中则少见。因 1p/19q 共缺失的少突胶质细胞瘤对放、化疗敏感，故经典的治疗方法"手术全切除+放疗/化疗"或者"手术全切除+放疗+化疗"可取得较好的疗效，从而改善预后及提高生存期。也有研究发现，1p/19q 缺失发生率在颅内胶质瘤的所有部位中最高的部位为额叶。

NCCN 指南指出，1p/19q 双缺失检测是少突胶质细胞瘤分子诊断的重要部分，可采用荧光原位杂交（FISH）法、PCR 法，也可以采用其他方法，包括基于阵列的基因组拷贝数变异检测和下一代测序。

（四）端粒酶逆转录酶（telomerase reverse transcriptase，TERT）和 α-地中海贫血/智力缺陷综合征 X 染色体连锁基因（α-thalassemia/mental retardation syndrome X-linked，ATRX）

TERT 编码端粒酶的催化活性位点，端粒酶是负责维持分裂的细胞中端粒长度的酶。在神经胶质瘤中发现的 TERT 突变位于其非编码启动子区域，突变可导致 TERT 蛋白表达增加。TERT 的突变最常见于髓母细胞瘤，约 80% 的原发性脑胶质瘤存在 TERT 启动子的突变。可通过对启动子区域进行测序来检测 TERT 突变。在 1p/19q 共突变的少突胶质神经胶质瘤中几乎总是存在 TERT 突变，TERT 突变、IDH 突变和 1p/19q 共缺失的同时出现是少突胶质细胞瘤的特征。若无 TERT 突变而有 IDH 突变，则提示星形细胞瘤。预后预测方面，在没有 IDH 突变的情况下，与 TERT 未突变的神经胶质瘤相比，弥漫浸润性神经胶质瘤发生 TERT 突变与总体生存期缩短有关。在不存在 1p/19q 共缺失的情况下,TERT 和 IDH 突变同时发生并不常见,但是这类肿瘤的预后与 3 种分子改变的神经胶质瘤一样好。NCCN 指南建议进行 TERT 突变检测,但对于神经胶质瘤而言则不需要。

(五)少突胶质细胞转录因子 2(oligodendrocyte transcription factor 2,Olig2)

螺旋-环-螺旋转录因子家族包括三个成员即 Olig1、Olig2 和 Olig3,其中 Olig2 主要表达于中枢神经系统内,在不同的发育阶段发挥不同的作用,既可以是一种抗神经元因子,也可以是一种神经生长因子。目前,Olig2 的作用中已被熟知的包括在确定运动神经元和少突胶质细胞的分化方面以及其在发育早期持续复制的作用。Olig2 是少突胶质细胞瘤的非特异性标记物,Olig2 主要表达于少突胶质细胞核,也较为广泛表达于星形细胞肿瘤中。

(六)TP53 基因/P53 蛋白

TP53 基因是一种抑癌基因,分为野生和突变两种亚型,野生型 P53 蛋白可抑制带有 DNA 损伤和染色体畸变的细胞发生分裂,从而阻止畸变传递给子细胞,具有广谱的肿瘤抑制作用。TP53 基因的突变(缺失)与肿瘤的发生、发展有密切关系。基因表达产物 P53 蛋白存在于多种肿瘤组织中,在正常情况下对细胞分裂起着监控的作用,可根据 DNA 变异的程度促使细胞自我修复或诱导细胞凋亡。在星形细胞起源的胶质瘤或继发性胶质母细胞瘤中,TP53 基因突变率达 65% 以上。突变型 P53 蛋白稳定性增加,半衰期延长,可被免疫组化方法检测出来。有研究数据显示,10% 以上弥漫性星形细胞肿瘤中 P53 免疫组化结果呈强阳性,高度提示 TP53 基因突变。

(七)表皮生长因子受体 vⅢ(epithelial growth factor receptor vⅢ,EGFRvⅢ)

EGFR 蛋白过表达和基因突变均与肿瘤发生发展有密切关系。EGFR 过表达主要与胶质瘤细胞基因扩增有关。90% 以上的星形胶质细胞瘤高表达 EGFR,有 50% 存在 EGFR 基因扩增。但也有只存在 EGFR 蛋白的过表达而不伴有 EGFR 基因扩增的情况,说明 EGFR 表达水平的调节异常也存在于翻译及翻译后过程。EGFR 突变广泛存在于肿瘤细胞中,正常组织不表达,突变的类型有缺失、点突变和重排等。

目前发现 3 种 EGFR 胞外缺失突变体以 EGFRvⅢ 最常见。由于 EGFRvⅢ 仅在肿瘤组织中表达,采用特异性 EGFRvⅢ 单抗检测高级别胶质瘤,作为靶向治疗的突破口,已应用于临床。

四 分子诊断思路和相关基因列表

通过基因和分子检测,组织学上相似的中枢神经系统肿瘤可以在预后和某些情况下对不同疗法的反应方面得到更准确的鉴别。分子/遗传特征不能代替标准的组织学评估,但可以作为辅助诊断和提供预后分层信息,为治疗选择提供依据。2020 年 NCCN 给出以下建议:

1. IDH1 和 IDH2 的突变检测。IDH 突变定义了 WHO Ⅱ级和Ⅲ级星形胶质细胞瘤和少突胶质瘤,以及星形细胞瘤经常演变成的继发性Ⅳ级胶质母细胞瘤,在诊断方面提供了重要依据。IDH 突变通常与 MGMT 启动子甲基化有关。IDH1 或 2 的突变与相对良好的预后相关,在临床试验分层中起到重要作用。在Ⅱ级或Ⅲ级浸润性胶质瘤中,野生型 IDH1 或 2 与侵袭性疾病的风险增加有关。IDH1 或 2 突变可从放疗或烷基化化疗中获益。

2. 1p19q 缺失检测是少突胶质瘤分子诊断的重要组成部分,与少突胶质组织学密切相关,有助于对组织学特征不明显的少突胶质肿瘤的确诊。1p 和 19q 的编码可通过荧光原位杂交或聚合酶链反应进行检测。如果肿瘤同时含有 IDH 突变和 1p/19q 编码,则应诊断为少突胶质瘤。1p19q 缺失表明预后良好,对烷基化化疗和联合化疗敏感。

3. MGMT 启动子甲基化与 IDH 突变和全基因组表观遗传变化(G-CIMP 表型)密切相关。MGMT 启动子甲基化在胶质母细胞瘤中具有生存优势,并用于临床试验中的风险分级。

4. NCCN 指南强烈建议对 ATRX 和 TERT 基因进行测序,除胶质瘤外。胶质瘤中 ATRX 突变与 IDH 突变密切相关,且几乎总是相互排斥的。TERT 突变在 1p/19q 编码缺失少突胶质瘤中几乎都存在,并在大多数胶质母细胞瘤中发现。TERT 突变与 IDH 突变和 1p/19q 编码突变相结合,是少突胶质瘤的特征。缺乏 TERT 突变,加上 IDH 突变,即为星形细胞瘤。在预后方面,与缺乏 TERT 突变的胶质瘤相比,弥漫性浸润性胶质瘤的 TERT 突变与总生存率降低有关[5]。

表 2-14-2 列举了与中枢神经系统肿瘤诊断和预后判断相关的分子。

表 2-14-2　与中枢神经系统肿瘤诊断和预后判断相关的分子

基因	常见突变	突变频率	诊断	治疗	预后意义
IDH1	R132H/C	~77%（LGG）~4%（GBM）	NCCN 指南建议胶质瘤的检查应进行 IDH 突变检测；IDH 突变的通常只见于 WHO 定义的Ⅱ级/Ⅲ级星形细胞瘤和少突胶质细胞瘤以及继发于星形细胞瘤的Ⅳ级胶质母细胞瘤；IDH 突变可作为诊断弥漫浸润性胶质瘤的一个证据。真正的Ⅰ级非浸润性胶质瘤，例如毛细胞型星形细胞瘤和神经节胶质瘤，并不包含 IDH 突变	临床数据显示，IDH1 靶向抑制剂 ivosidenib 治疗 IDH1 R132 突变型胶质瘤具有临床应用前景	在Ⅱ或Ⅲ级浸润性神经胶质瘤中，野生型 IDH1/2 与疾病进展风险增加相关。IDH1/2 突变与接受放化疗患者的生存获益相关
IDH2	R172K	~4.5%（LGG）~0.5%（GBM）			
TERT	R889Q	~1.5%（LGG）~2.5%（GBM）	TERT 突变、IDH 突变和 1p/19q 共缺失的同时出现是少突胶质细胞瘤的特征		在没有 IDH 突变的情况下，与 TERT 未突变的神经胶质瘤相比，弥漫浸润性神经胶质瘤发生 TERT 突变与总体生存期缩短有关
ATRX	R1426*、F2113Sfs*9	~40%（LGG）~6%（GBM）	ATRX 功能缺失和 IDH 突变，是星形细胞瘤的典型特征		
1p/19q 共缺失			有助于确认具有模糊或混合组织学特征的肿瘤的少突神经胶质特征	可预测对烷化化疗以及放疗和化疗联合放疗的反应	该变异提示预后良好

注：表中突变频率源自 cBioportal 数据库（www.cbioportal.org）。

参考文献

[1] Komori T. The 2016 WHO classification of tumours of the central nervous system: The major points of revision[J]. Neurol Med Chir (Tokyo), 2017, 57(7): 301-311.

[2] 中华医学会神经外科分会肿瘤专业组. 中国中枢神经系统胶质瘤诊断和治疗指南[R]. 中国: 中华医学会神经外科分会肿瘤专业组, 2012.

[3] GBD 2016 Brain and Other CNS Cancer Collaborators. Global, regional, and national burden of brain and other CNS cancer, 1990-2016: a systematic analysis for the Global Borden of Disease Study 2016[J]. Lancet Nevrol, 2019, 18(4): 376-393.

[4] HERTENSTEIN A, PLATTEN M, WICK W. Highlights in central nervous system tumors[J]. JAMA Oncol, 2016, 2(12): 1535-1536.

[5] NCCN. Central nervous system cancers[R]. USA: NCCN Guidelines, 2020, Version 3.

第十五节 卵巢癌

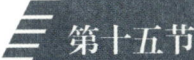

一、概述

根据 *CA: A Cancer Journal for Clinicians* 最新的卵巢癌统计数据，2018 年美国预计将有约 22 240 例新发卵巢癌病例，14 070 例卵巢癌死亡病例。卵巢癌占所有女性恶性肿瘤的 2.5%。在美国，整体卵巢癌发病率从 1985 年（每 10 万人 16.6 人患病）到 2014 年（每 10 万人 11.8 人患病）下降了 29%，死亡率在 1976 年（每 10 万人 10.0 人患病）和 2015 年（每 10 万人 6.7 人患病）之间下降了 33%。在亚太地区，发病率最高的是子宫内膜癌和透明细胞癌，并且发病年龄较早，5 年存活率为 57%。根据美国收集的人群癌症发病率数据，一生罹患卵巢癌的平均风险为 1.3%[1]。

90% 的卵巢癌发生在上皮细胞，最常见的是浆液性癌，卵巢癌通常始于卵巢细胞周围的组织外层，这被称为上皮性卵巢癌。癌细胞因不会死亡而形成肿瘤。卵巢癌的一些症状包括腹胀、消化不良、腹部或骨盆疼痛、尿频[2]。

上皮性卵巢癌通常确诊已是晚期,因为卵巢癌发病早期阶段没有明显的症状。迄今为止,卵巢癌还没有有效的筛查手段。卵巢癌晚期最常见症状是腹水引起的腹部肿胀[1]。然而,研究表明,一些女性在诊断前的几个月内会出现持续的非特异性症状,包括背部疼痛、腹胀、盆腔或腹部疼痛、进食困难、呕吐、消化不良、排便习惯改变、尿急或尿频。每天经历这种症状超过几周的女性应立即进行医学评估。患有非上皮性肿瘤的女性通常会出现更具特异性的早期症状,包括不规则的阴道出血。

研究者们一直在寻求早期诊断标记物或方法,但目前临床仍主要采用检测血液肿瘤标志物 CA-125 和经阴道超声,不能有效早期诊断,迄今为止,尚没有满意的筛查手段应用于早期诊断。对于卵巢癌,手术+化疗仍然是最主要的治疗方式,且初始治疗中手术的满意减瘤是卵巢癌最重要的独立预后因素,然而我国理想的肿瘤细胞减灭术只有 10%~20%。近年来,从卡铂为基础的化疗、紫杉醇的化疗,2015 年,首个多聚腺苷二磷酸核糖核苷聚合酶抑制剂(PARPi;olaparib,Lynparza)获得 FDA 批准,具有同源重组修复缺陷(homologous recombination deficiency,HRD)的卵巢癌对引起 DNA 断裂的铂类药物和 PARP 抑制剂表现出高度敏感。评估选择直接手术或新辅助化疗后再手术,这也是目前实现对晚期卵巢癌患者实施个体化治疗的途径。

二 诊断标准

(一)诊断

大约有 20% 的卵巢癌被发现时处于早期阶段,早期的卵巢癌如果未出现转移,患者诊断后的 5 年生存率可以高达 94%。常规的诊断性检查包括:超声、腹盆腔计算机断层扫描(CT)、胸部 X 射线和正电子发射断层扫描(PET)等。年轻人群应注意查血清人绒毛膜促性腺激素(hCG)、甲胎蛋白(AFP)和乳酸脱氢酶、全血细胞计数和肝肾功能。若患者可疑为性腺母细胞瘤且未有月经来潮,建议术前完善染色体检查以排除性腺发育不全。大多数生殖细胞肿瘤(GCTs)通过普通病理切片即可明确诊断,但某些特殊病例需借助免疫组化及 12p 荧光原位杂交加以确诊,如成人型颗粒细胞瘤。在形态学诊断不确定时,抑制素 A(a-inhibin)、钙视网膜黏蛋白(calretinin)、FOXL2 基因系列染色,以及 FOXL2(402C-G)基因突变分析对确诊有帮助。卵巢癌诊断流程参考图 2-15-1。

第二章 分子诊断技术在实体肿瘤中的应用

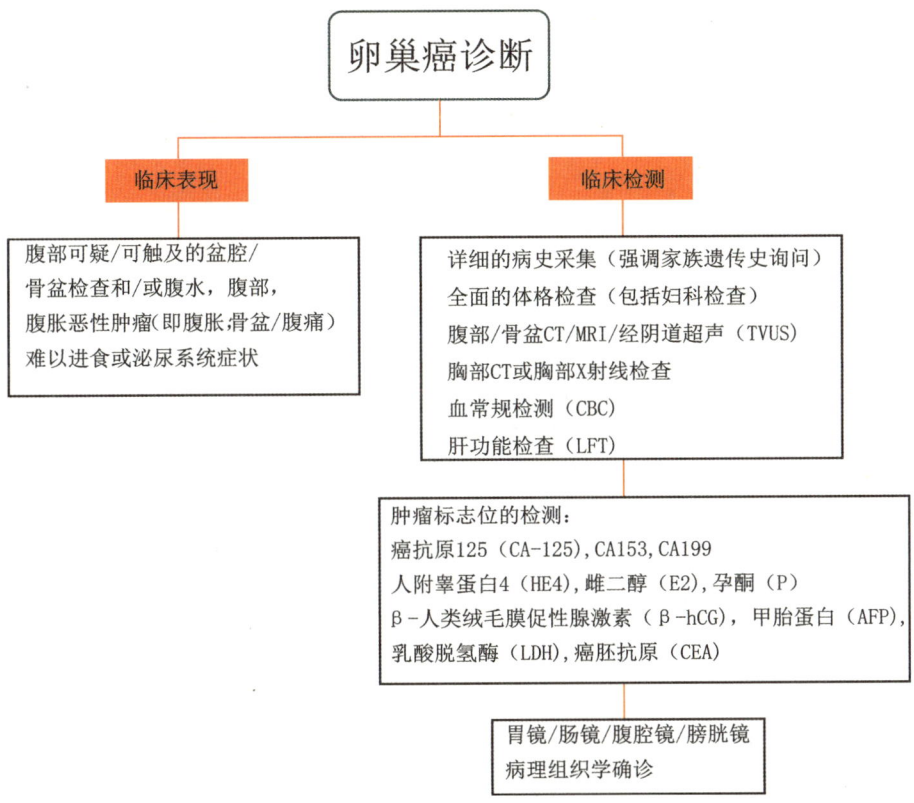

图 2-15-1 卵巢癌诊断

（二）分期

采用国际妇产科联盟（FIGO）的手术病理分期[3]，见表 2-15-1：

表 2-15-1 FIGO 卵巢癌-输卵管癌-原发性腹膜癌分期标准

Ⅰ期	肿瘤局限于卵巢或输卵管
ⅠA	肿瘤局限于一侧卵巢（包膜完整）或输卵管，卵巢和输卵管表面无肿瘤；腹水或腹腔冲洗液未找到癌细胞
ⅠB	肿瘤局限于双侧卵巢（包膜完整）或输卵管，卵巢和输卵管表面无肿瘤；腹水或腹腔冲洗液未找到癌细胞
ⅠC	肿瘤局限于单或双侧卵巢或输卵管，并伴有如下任何一项： ⅠC1：术中肿瘤包膜破裂 ⅠC2：术前肿瘤包膜已破裂或卵巢、输卵管表面有肿瘤 ⅠC3：腹水或腹腔冲洗液中找到癌细胞

续表 2-15-1

Ⅱ期	肿瘤累及一侧或双侧卵巢或输卵管伴盆腔扩散(在骨盆入口平面以下)或原发性腹膜癌
ⅡA	肿瘤扩散至或种植到子宫和(或)输卵管和(或)卵巢
ⅡB	肿瘤扩散至其他盆腔内组织
Ⅲ期	肿瘤累及单侧或双侧卵巢、输卵管或原发性腹膜癌,伴有细胞学或组织学证实的盆腔外腹膜转移,或腹膜后淋巴结转移
ⅢA	ⅢA1:仅有腹膜后淋巴结阳性(细胞学或组织学证实) ⅢA1(i)期:淋巴结转移灶最大直径≤10 mm ⅢA1(ii)期:淋巴结转移灶最大直径>10 mm ⅢA2:显微镜下盆腔外腹膜受累,伴或不伴腹膜后阳性淋巴结
ⅢB	肉眼可见盆腔外腹膜转移,病灶最大直径≤2 cm,伴或不伴腹膜后阳性淋巴结
ⅢC	肉眼可见盆腔外腹膜转移,病灶最大直径>2 cm,伴或不伴腹膜后阳性淋巴结(包括肝、脾表面受累,但无脏器实质转移)
Ⅳ期	超出腹腔外的远处转移
ⅣA	胸腔积液细胞学检查发现癌细胞
ⅣB	肝、脾实质受累,腹腔外器官转移(包括腹股沟淋巴结转移或腹腔外淋巴结转移)

三 常见分子生物学异常与靶向药物

(一) PARP 抑制剂相关的生物标志物

近年来,多项 PARP 抑制剂的临床研究证实,其对于卵巢癌患者的显著疗效,改变了卵巢癌患者的诊疗策略。目前,与 PARP 抑制剂治疗相关的生物标志物主要有 BRCA1/2 基因突变,HRR 基因突变,BRCA1/RAD51C 启动子甲基化,HRD 状态等。在新诊断的卵巢癌中,BRCA1/2 和 HRD 检测被推荐用于指导一线卵巢癌的治疗方案。

1. BRCA1/2 和同源重组基因　BRCA 是乳腺癌/卵巢癌易感基因(breast cancer susceptibility genes,BRCA),包括 BRCA1 和 BRCA2,这两个基因负责编码合成一种肿瘤抑制蛋白,其参与 DNA 同源损伤修复并防止细胞过度增殖。自然/医疗辐射、其他环境因素或细胞分裂时会产生 DNA 损伤,BRCA 通过对该损伤的修复则可维持细胞遗传信息的稳定性。

BRCA1/2 基因负责编码一种肿瘤抑制蛋白,该蛋白与 PARP(Poly ADP-ribose polymerase,聚 ADP 核糖聚合酶)作为修复 DNA 损伤的两条途径。当其中一条修复途径发生故障时,DNA 损伤的部位能通过另一条途径来进行修复,以稳定细胞内遗传信息。当肿瘤细胞发生 BRCA1/2 突变时,虽然其失去 BRCA 修复途径,但还能通过 PARP 途径来对 DNA 损伤进行修复,BRCA1/2 突变的肿瘤细胞仍能存活。同源重组修复 HRR(homologous recombination repair)通路相关的基因突变是导致同源重组修复缺陷(homologous recombination deficiency,HRD)的主要原因,卵巢癌中常见的 HRR 突变有 BRCA1、BRCA2、ATM、BARD1、BRIP1、CHEK1、CHEK2、FAM175A、MRE11A、NBN、PALB2、RAD51C、RAD51D 等[9],肿瘤细胞通过 PARP 途径进行 DNA 损伤修复,针对这一修复机制,BRCA 靶向药应运而生,通过对 PARP 途径的抑制来阻断 BRCA 细胞。

2. HRD 状态 HRD 状态检测原理是基于细胞内因 HRD 而引起的 DNA 损伤,将以一些特定且可识别的方式在基因组上留下痕迹,如杂合性丢失(loss of heterozygosity,LOH)、端粒等位基因失平衡(telomeric allelic imbalance,TAI)和大片段迁移(large-scale state transitions,LST)等。HRD 检测采用 NGS 方法,通常包括两个部分,BRCA1/2 突变状态及基因组不稳定性状态的评分(genomic instability score,GIS),或称 HRD 评分(HRD score)。对于后者,一般通过对细胞内单核苷酸多态性位点(single nucleotide polymorphism,SNP)进行检测和计算得出。

奥拉帕尼(olaparib)、卢卡帕尼(rucaparib)和尼拉帕尼(niraparib)是目前经 FDA 批准用于治疗卵巢癌的 PARA 抑制剂,中国国家药品监督管理局(NMPA)也已批准后两种药用于临床。针对 BRCA1/2 突变及对铂类药物敏感或者耐药的患者具有较好的预后[10]。

3. 癌抗原 125(CA125) CA125 是一种黏蛋白型糖蛋白,由 MUC16 基因产生,并与细胞膜结合。在 83% 的 OC 患者中发现 CA125 水平升高最常用于卵巢癌变,CA125 检测卵巢癌的特异性为 78%(95% CI 76~80),只能作为初期的筛查。当发现有卵巢囊肿时,通过测量血清中 CA125 水平来排除恶性肿瘤。但是由于其低特异性和在不同生理情况下观察到的增加的水平,它不被认为是卵巢肿瘤非常好的分子生物标志物。因此必须结合其他生物标志物、超声镜检及组织病理的结果进行诊断[4]。

(二)人附睾蛋白 4

人附睾蛋白 4(HE4)是一种新的生物标志物,目前已被评估用于诊断卵巢恶性肿瘤[5]。该生物标志物在呼吸和生殖器官的上皮组织中弱表达,但在卵巢肿瘤中过表达,特别是在子宫内膜样卵巢癌中。HE4 在透明细胞卵巢癌中的表达不如其他上皮性卵巢癌。HE4 的特异性为 86%，根据最近一项意大利多中心研究报道的 387 例患者的数据显示，用于诊断卵巢上皮癌的 HE4 似乎比 CA125 更可靠[6]。

（三）SATB2、CK20 和 CDX2

SATB2、CK20 和 CDX2 在转移性的结直肠癌中有很大的特异性，免疫染色通常呈阳性[10]。Perez Montiel D 等人研究了 SATB2 在卵巢原发性和转移性肿瘤中的差异表达。对 CK20、CDX2 和 SATB2 进行免疫组织化学染色，由 2 位妇科病理学家进行评估。共鉴定出 106 个黏液性肿瘤，其中 26 个被认为是转移性的，其中 80 个是原发性卵巢肿瘤。所有与囊性畸胎瘤无关的原发性肿瘤均为 SATB2 阴性，与畸胎瘤相关的 4 例为 SATB2 阳性[8]。

四 分子诊断思路和相关基因列表

盆腔肿块、腹水、腹胀且无其他恶性肿瘤表现者应优先进行肿瘤标志物 CA125 的检查，同时可以进一步检测 MUC16 基因。对于一些有家族史高风险人群在 CA125 筛查之后，非常有必要进行 BRCA1/2 基因检测，约 50% 的上皮性卵巢癌存在同源修复缺陷，BRCA1/2 胚系突变还与肿瘤的遗传易感性相关，携带有 BRCA1/2 胚系致病性变异的女性，乳腺癌发生风险提高 5 倍，卵巢癌发生风险提高 10～30 倍；进行风险评估。约 25% 的上皮性卵巢癌发病与遗传因素相关，推荐患者接受遗传风险评估，相关遗传咨询。

近年来，随着 PARP 抑制剂广泛应用于临床，有效地延长了晚期卵巢癌患者的无进展生存期（progression-free survival, PFS），改变了卵巢癌的治疗格局。对卵巢癌患者进行相关的生物标志物检测，有助于指导临床合理用药，改善卵巢癌患者的治疗结局（表 2-15-2）。

2020 上皮性卵巢癌 PARP 抑制剂相关生物标志物检测的中国专家共识对于卵巢癌患者 PARP 抑制剂生物标志物检测的建议如下：

（1）推荐所有非黏液性卵巢癌患者在初次病理学检查确诊时，明确肿瘤 BRCA1/2 的突变（包括胚系和体细胞突变）状态。

（2）对于新诊断的晚期卵巢癌患者（目前主要证据在高级别浆液性卵巢癌和高级别子宫内膜样癌），HRD 状态（包括 BRCA1/2 和 HRD score）有助于医师选择不同维持治疗方案以期达到最佳治疗效果。

（3）对于铂敏感复发的卵巢癌患者，BRCA1/2 突变状态及 HRD 状态并不作为含铂类药物化疗后 PARP 抑制剂维持治疗的选择标准，但对于患者疗效预测及预后判断具有一定的参考价值。

表 2-15-2 卵巢癌相关突变基因

基因	常见突变	突变频率/%	诊断	治疗
BRCA1 BRCA2	全长	14%~15%	上皮性卵巢癌	PARP 抑制剂 olaparib、rucaparib 和 niraparib 已获得 FDA 批准，用于治疗 BRCA1/2 突变型卵巢癌患者，在新诊断的卵巢癌中，BRCA1/2 和 HRD 检测被推荐用于指导一线卵巢癌的治疗方案[7]
HRR	panel		上皮性卵巢癌（BRCA1/2、ATM、BARD1、BRIP1、CHEK1、CHEK2、FAM175A、MRE11A、NBN、PALB2、RAD51C、RAD51D）	
HRD	评分	50	上皮性卵巢癌	
CA125	血清 CA125	83	初期的筛查	

注：表中突变频率源自 cBioportal 数据库（www.cbioportal.org）。

（4）对于考虑使用 PARP 抑制剂作为单药挽救性治疗的后线卵巢癌患者：①既往已经接受过 BRCA1/2 或 HRD 的检测，暂不推荐重复检测。②铂敏感复发的患者，推荐进行 HRD 检测（包括 BRCA1/2 和 HRD score）。③铂耐药复发的患者，仅需接受胚系和（或）肿瘤 BRCA1/2 检测。④当 HRD 检测不可及时，可考虑进行肿瘤组织 HRR 基因检测。

参考文献

[1] SIEGEL R L, MILLER K D, JEMAL A, et al. Cancer statistics, 2019[J]. CA Cancer J Clin, 2019. 69(1):7-34.

[2] CDC. What Are the Symptoms of Ovarian Cancer? [R/OL]. USA: Centers for Disease Control and Prevention. 2020. //www.cdc.gov/cancer/ovarian/basic_info/symptoms.htm.

[3] 周琦,吴小华,刘继红,等 卵巢恶性肿瘤诊断与治疗指南（第四版）[J]. 中国实用妇科与产科杂志,2018,34(7):739-749.

[4] Yang W. L, Z. Lu, et al. The role of biomarkers in the management of epithelial ovarian cancer[J]. Expert Rev Mol Diagn,2017,17(6):577-591.

[5] HELLSTROM I, RAYCRAFT J, HAYDEN-LEDBETTER M, et al. The HE4 (WFDC2) protein is a biomarker for ovarian carcinoma[J]. Cancer Res,

2003,63(13):3695-3700.

[6] ROMAGNOLO C,LEON A E,FABRICIO ASC,et al. HE4,CA125 and risk of ovarian malignancy algorithm (ROMA) as diagnostic tools for ovarian cancer in patients with a pelvic mass: An Italian multicenter study[J]. Gynecol Oncol,2016,141(2):303-311.

[7] NCCN. Ovarian cancer including fallopian tube cancer and primary peritoneal cancer[R]. USA:NCCN Guidelines,2019.

[8] PEREZ MONTIEL D,ARISPE ANGULO K,CANTÚ-DE LEÓN D,et al. The value of SATB2 in the differential diagnosis of intestinal-type mucinous tumors of the ovary: primary vs metastatic[J]. Ann Diagn Pathol,2015,19(4):249-252.

[9] 中国抗癌协会妇科肿瘤专业委员会,中华医学会病理学分会. 上皮性卵巢癌PARP抑制剂相关生物标志物检测的中国专家共识[J]. 中国癌症杂志,2020,30(10):841-848.

[10] NCCN. Ovarian cancer including fallopian tube cancer and primary peritoneal cancer[R]. USA:NCCN Guidelines,2019,Version 1.

第十六节　鼻咽癌

一　概述

鼻咽癌(NPC)是一种独特的上皮恶性肿瘤,是一种与爱泼斯坦-巴尔病毒(EBV)感染密切相关的罕见癌症。它始于鼻咽,在鼻子后面,靠近颅骨底部的喉咙上部。鼻咽癌地域分布独特,在中国南方(例如广东),东南亚,北非和某些北极地区(例如因纽特人、阿拉斯加本地人)的某些族裔中发现NPC的发生率最高。广东省肿瘤登记点鼻咽癌情况统计的最新数据(2009年)显示:广东省鼻咽癌的发病率为10.51/10万(全国的为2.05/10万),是全国平均发病率的5倍多;其中男性的鼻咽癌发病率为16.05/10万(全国的为2.89/10万),女性为6.45/10万(全国的为1.21/10万),分别为全国发病率水平的5.7倍、5.3倍。NPC发病率的显着下降可能是由于生活方式和饮食习惯的改变,例如咸鱼消费的减少以及该城市的持续移民,这凸显了遗传和环境因素对NPC流行病学的影响。

鼻咽癌具有很大的遗传易感性,对家族性 NPC 病例进行的全外显子测序研究已经确定了几种可能与 NPC 易感性有关的种系变异,包括 MST1R、NIPAL1、ITGB6 的种系变体,以及参与 Notch 信号传导的多个基因[1]。

EBV 感染是 NPC 发生发展的的一个重要因素。除了在非流行地区发现的罕见角质化类型之外,NPC 始终与 EBV 潜伏感染相关。鉴于 NPC 是主要的 EBV 相关癌症,因此了解 EBV 在 NPC 肿瘤发生中的作用将为其他罕见癌症的生物学研究提供重要见解,包括 EBV 相关的淋巴上皮瘤样癌(LELC)、唾液腺[2]。

在正常的鼻咽上皮细胞中很少能够检测到 EBV 感染病毒,但是鼻咽癌上皮细胞遭到 EBV 病毒感染,将会诱导细胞周期调节剂 CDKN2A/p16 的表达。

二 诊断标准

(一)诊断

1. 体征检查　根据复发部位不同,鼻咽癌局部复发可无任何症状,出现涕血、耳鸣、鼻塞、头痛等症状,体检可能有颅神经麻痹表现。鼻咽镜:腔内复发可见鼻咽腔不对称、黏膜隆起、糜烂或肿块,但对鼻咽腔外的肿瘤复发常难以发现。淋巴结复发:鼻咽癌区域复发表现为颈部肿块,体检可发现颈部淋巴结肿大。但由于放疗后局部纤维化等原因,并非所有的区域复发临床检查均能发现颈部肿块,临床触诊发现肿块亦可能是放疗后淋巴结炎性改变或淋巴结反应性增生。

2. EBV 相关检查　鼻咽刷片行 EBV 相关检查:具有一定的临床意义,但只适用于鼻咽腔内复发者,而且只能作为复发诊断的间接指标而起辅助诊断作用。

(1)血清 VCA-IgA:治疗后肿瘤控制患者 VCA-IgA 可持续存在较长的时间,在诊断鼻咽癌复发中的价值有限。

(2)EBV-DNA:血浆 EBV-DNA 经有效治疗后迅速下降,治疗后如果鼻咽癌患者的 EBV-DNA 升高往往提示肿瘤进展,并且早于影像学检查。由于放疗后局部纤维化及血管闭塞等原因影响了 EBV-DNA 释放进入血液循环等原因,鼻咽癌复发患者血浆 EBV-DNA 阳性率仅为 51% ~ 63%,远低于初治和远处转移患者,影响了其在诊断复发鼻咽癌中的应用价值。总之,血浆 EBV-DNA 检测对诊断高发区鼻咽癌治疗后肿瘤进展具有较大的价值。

（二）影像学检查

1. CT　表现为新出现的肿块或原肿块增大、鼻咽腔或咽旁间隙不对称、颅底骨质新破坏或渐进性破坏增大，以上表现增强扫描时可见不同程度的强化。

2. MRI　除具有以上 CT 表现外，鼻咽癌复发在 MRI-DWI 扫描时常表现为弥散受限的高亮信号。研究表明 MRI 显示鼻咽癌软组织侵犯、颅底和颅内病变优于 CT，特别是对鉴别肿瘤复发和炎症以及放疗后改变优于 CT。

3. PET　在残留或复发灶区域由于肿瘤细胞的高代谢表现为放射性物质高浓聚，在瘢痕区则为低浓聚。所以 PET 在鉴别放疗后局部异常改变是纤维化瘢痕还是肿瘤残留或复发上具有一定优势。

4. PET-CT 与 MRI　在诊断某些鼻咽癌复发时具有互补作用。通过 MRI 的动态变化对判断鼻咽癌复发具有重要的临床意义和价值。

总之，血浆 EBV-DNA 检测对诊断高发区鼻咽癌治疗后肿瘤进展具有较大的价值。

（三）组织病理学和细胞学检查

鼻咽镜引导下活检病理检查：其敏感性为 83.3%，特异性 100%，阳性预测值为 100%，阴性预测值为 97.5%。只适用于腔内病变，对于颅底、鼻窦、黏膜下及咽旁复发难以取材。

鼻内镜引导下活检：诊断鼻咽癌放疗后鼻咽颅底复发的敏感性、特异性和正确率分别为 90%、97.8% 和 95%。

颈部肿块细针穿刺细胞学检查：其敏感性和特异性均为 75%，阳性预测值为 93.8%～100%，阴性预测值为 37.5%～42.9%。

常见分子生物学异常与靶向药物

对于 NPC 早期，生物标记物筛查可以有效控制这种致命疾病，预测性的生物标记物进行早期诊断让 NPC 患者的治愈率非常高。与健康人相比，NPC 患者中 IgA 抗 VCA 和（或）IgA 抗 EA 的水平显着升高，因此有必要在常规诊断和人群筛查研究中将它作为一个生物标记。然而，它们具有较高的敏感性（>90%），但针对 EBV 裂解蛋白或 EBNA1 的各种 IgA 抗体，相对较低的特异性（80%～86%）可能会降低其对 NPC 易感人群筛查的预测价值，以及它们在疾病进展中的监控作用。

（一）EBV-DNA

基于实时荧光定量 PCR 技术的血浆 EBV-DNA 检测是目前临床应用

最广泛的基础鼻咽癌标志物。专家组认为:血浆 EBV-DNA 筛查可以显著提高鼻咽癌的早诊率,从而相应地提高疗效,在鼻咽癌高发区,推荐将 EBV-DNA 检测作为鼻咽癌早期筛查的常规项目;治疗前后血浆 EBV-DNA 水平的变化可用于鼻咽癌疗效判断的依据;综合考虑治疗全程的血浆 EBV-DNA 水平和 TNM 分期,可更加准确地判断预后,为肿瘤治疗后进展提供早期干预依据。

EBV 是首个发现可以编码 miRNAs 的病毒。迄今为止,已鉴定出 25 个 EBV 相关的 miRNA 前体和由前体产生的 48 个 miRNA 成熟体,分别由 BART(BamH I-A region rightward transcript) 和 BHRF1 (BamH I fragment H right ward pen reading frame 1) 编码。专家组认为:部分 EBV 编码的 miR-BARTs 有可能成为鼻咽癌新的诊断和预后判断标志物,但仍需大样本研究验证,并制定相关判定标准[3]。

(二)外周血 EBV 抗体

鼻咽癌是中国和亚洲其他地区的主要肿瘤类型,它与人类疱疹病毒 Epstein-Barr 病毒有很强的联系,具有抗 EB 病毒衣壳抗原(VCA)的高血清 IgA 抗体水平的普遍升高是肿瘤的一个突出特征。一项前瞻性研究总结了血清学变化与疾病进展之间的关系。这项研究已经延长了 16 年以上,他们采用免疫酶法检测 EB 病毒特异性 VCA-IgA 抗体水平的测定,结果可达到 90%~95% 的检测特异和 91%~97% 灵敏度。他们认为定期对目标人群进行反复血清学筛查,可以作为监测 II 型病例进入血清学窗口时的哨兵,并为此提供有价值的高预测率。鼻咽癌高发区人群血清 EBV 抗体筛查可用于预测癌症的发病[4]。

四 分子诊断思路和相关基因列表

鼻咽癌标志物临床应用专家共识推荐,判断鼻咽癌治疗后肿瘤复发和进展,通过检测 EBV-DNA 的敏感度和特异性,分别是 97.1% 和 98.6%。鼻咽癌患者的 EBV-DNA 水平与肿瘤进展、分期等呈正相关,治疗效果理想的患者血浆 EBV-DNA 水平会迅速降低至检测值以下。治疗后 EBV-DNA 水平恢复或持续升高提示肿瘤进展和复发,且 EBV-DNA 水平上升的时间早于 CT、MRI 及 PET/CT 等判断肿瘤实体进展的影像学证据时间[3]。

2020 CSCO 鼻咽癌诊疗指南[5]指出:明确的病理分类对于分期诊断和治疗选择至关重要[6],目前的病理分类并不能有效地区分患者的预后[7],目前各指南也尚不建议根据病理检测结果决定后续个体化的治疗策略[8]。对于鼻咽癌患者,外周血 EBV 抗体与 EBV-DNA 拷贝数若为阳性[9-10],可协助鼻

常见实体肿瘤分子诊断思路

咽癌的诊断。最新的一项整群随机对照的筛查研究发现,基于 VcA-IgA 和 EBNAI-IgA 两个 EB 病毒抗体的组合可将鼻咽癌的早期诊断提高 3 倍并降低死亡风险 88%,但需注意,如果分子检测阴性不能排除鼻咽癌诊断[11](表 2-16-2)。

表 2-16-2 鼻咽癌相关分子标记物

基因	分子标记	敏感度和特异性	诊断	治疗	预后
EBV-DNA	EBV-DNA 水平	97.1% 和 98.6%	早期筛查	治疗前 EBV-DNA>4 000 copies/mL 阳性可以从同步化疗中获益较单独化疗	鼻咽癌患者的EBV-DNA 水平与肿瘤进展、分期和疗效呈正相关
EBV 抗体	VCA/IGA 和 EBNAI/Iga	91%~97% 和 90%~95%	早期诊断		降低死亡风险 88%

注:表中突变频率源自 cBioportal 数据库(www.cbioportal.org)。

参考文献

[1] YU G,HSU W L,COGHILL A E,et al. Whole-exome sequencing of nasopharyngeal carcinoma families reveals novel variants potentially involved in nasopharyngeal carcinoma[J]. Sci Rep,2019,9(1):9916.

[2] TSAO S W,TSANG C M,TO K F,et al. The role of Epstein-Barr virus in epithelial malignancies[J]. J Pathol,2015,235(2):323-333.

[3] 肖志强.《鼻咽癌标志物临床应用专家共识》解读[J]. 中国癌症防治杂志,2020,12(1):14-20.

[4] JI M F,WANG D K,YU Y L,et al. Sustained elevation of Epstein-Barr virus antibody levels preceding clinical onset of nasopharyngeal carcinoma[J]. Br J Cancer,2007,96(4):623-630.

[5] CSCO. 鼻咽癌诊疗指南[R]. 中国:CSCO 指南,2020,Version 1.

[6] HELLIWELL T R,GILES T E. Pathological aspects of the assessment of head and neck cancers:United Kingdom National Multidisciplinary Guidelines[J]. J Laryngol Otol,2016,130(2):59-65.

[7] WANG H Y,CHANG Y L,TO K F,et al. A new prognostic histopathologic

classification of nasopharyn geal carcimoma[J]. Cancer Communications, 2016,35(6):294-309.
[8] NCCN. Head and neck cancers[R]. USA:NCCN Guidelines,2021, Version 1.
[9] JI M F,SHENG W,CHENG W M,et al. Incidence and mortality of nasopharyngeal carcinoma:interim analysis of a cluster randomized controlled screening trial(PRO-NPC-001)in southern China[J]. Ann Oncol,2019,30(10):1630-1637.
[10] CHAN K C A,WOO J K S,KING A,et al. Analysis of plasma epstein-barr virus DNA to screen for nasopharyngeal cancer[J]. N Engl J Med,2017, 377(6):513-522.
[11] CHEN Y P,CHAN A T C,LE Q T,et al. Nasopharyngeal carcinoma[J]. Lancet,2019,394(10192):64-80.

第十七节　软组织肉瘤

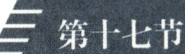

一　概述

软组织肉瘤是来源于间叶组织和与其交织生长外胚叶神经组织的肿瘤,可发生于脂肪、筋膜、肌肉、纤维、淋巴及血管等,每种都有不同的组织学、生物学特性和不一样的局部浸润、血行和淋巴转移倾向。软组织肉瘤分布广泛,病理类型多,可分为50多种亚型。

软组织肉瘤各种年龄均可发生,无性别差异。可发生于任何部位,约75%的病变位于四肢(最常见于大腿)。软组织肉瘤多为恶性。不同年龄肿瘤类型有所不同。软组织肉瘤发病率很低,在成人恶性肿瘤中约占1%,在儿童恶性肿瘤中约占15%[1-2]。软组织肉瘤的好发年龄在30~50岁,国内的发病高峰年龄为20~50岁;欧美发病年龄偏高,多见于40~80岁。大量的流行病学研究显示男女之间的发病率无明显差异[3-4]。

Fisher[5]报道了200例的软组织肉瘤中前六位分别是恶性纤维组织细胞瘤、脂肪肉瘤、横纹肌肉瘤、滑膜肉瘤、恶性神经鞘瘤以及骨外骨肿瘤。高度恶性的软组织肉瘤为:胚胎横纹肌肉瘤、腺泡状横纹肌肉瘤、滑膜肉瘤深部恶性纤维组织细胞瘤、圆形细胞脂肪肉瘤、血管肉瘤及多形性脂肪肉瘤。因组织学的变化,目前尚有约15%的软组织肉瘤还不能确定分化,如:上皮样肉瘤、滑膜肉瘤、骨外黏液样软骨肉瘤、腺泡状软组织肉瘤、成纤维性小细胞瘤、软组织透明肉瘤、恶性叶间瘤、尤因肉瘤等。还有其他一些起源未定的新类型,如侵袭性血管黏液瘤、血管肌纤维母细胞瘤、关节旁黏液瘤等约10余种。

胃肠道间质瘤也是软组织肉瘤的一种,占胃肠道恶性肿瘤的1%~3%,详细介绍见本章,第十八节[6]。

软组织肉瘤的治疗在过去以单纯手术治疗为主,术后的复发率及转移率往往较高,预后较差,目前结合放疗和化疗等综合治疗,软组织肉瘤的复发率及转移率已大大降低。软组织肉瘤的病因尚不明确,普遍认为是多因素引起,目前已知少部分遗传因素与某些软组织肉瘤发病有一定的关系,如家族性神经纤维瘤病的患者因NF1基因的突变,发生恶性神经鞘瘤的概率约为10%;Rb基因以及p53抑癌基因突变导致软组织肉瘤的发生概率增高等[5]。

诊断标准

(一)临床症状

主要包括肿块、疼痛、神经压迫症状、关节活动受限、破溃感染、畸形及局部皮温升高、胸腹水、区域淋巴结肿大等,临床表现特点为病程短,较早出现血行转移,治疗后易出现复发等,查体时可查肿块的位置、局部皮温、肤色、硬度、活动度、触痛等。

显微镜的病理形态学评估仍然是软组织肉瘤诊断的金标准。然而因为很多时候单纯地依靠形态学并不能直接明确诊断,所以常常需应用一些辅助的诊断方法,其中包括细胞遗传学、免疫组化及基因分析等。分子遗传学检测是一种新兴有效的辅助诊断方法,非常多的肉瘤亚型都有特征性的遗传变异,包括单个碱基对的替换、缺失或移位、扩增等。目前遗传学的检测已开始应用于滑膜肉瘤、腺泡状软组织肉瘤和透明细胞肉瘤等多种肉瘤的辅助诊断及鉴别诊断[7]。

(二)影像学

软组织肉瘤的影像学检查包括X射线、CT、MRI、超声检查及PET-CT等,它们都有各自优缺点,可根据其优缺点进行选择应用。其中MRI是软组织肉瘤最重要的影像学检查,可从多方位明确肿瘤的解剖位置、性质及其与周围器官组织的关系,为制订下一步的手术方案提供重要的依据。MRI对软组织有良好的对比度,为软组织肉瘤首选的检查方法,目前已广泛应用于软组织肉瘤的定位及定性诊断。MRI 对脂肪肉瘤有着诊断意义,脂肪肉瘤在抑制脂肪像时不像普通脂肪瘤那样会被抑制,但对其他肿瘤的诊断意义并不大。

(三)组织活检

软组织肉瘤的活检要在完善影像学检查之后进行,包括套管针吸活检及切开活检。一般不推荐细针抽吸活组织检查,因为软组织肉瘤大多存在一定的不均质性,且大多时候需进行免疫组化辅助诊断。建议做粗针穿刺活检或切开活检。一份完善的病理报告应该包括肿瘤的诊断、部位、深度、坏死情况、组织学分级、有丝分裂程度、脉管癌栓、切缘大小及淋巴结状态等。软组织肉瘤一般可按肿瘤的组织结构以及细胞形态学进行诊断,但确定瘤细胞的组织起源比较困难,此时可采用免疫组化及电镜技术。免疫组化可弥补肿瘤病理形态学上的不足。

(四)分期

软组织肉瘤的种类很多,其治疗方式与肿瘤病理类型密切相关。但真正影响治疗方案的是软组织肉瘤的分期,决定了软组织肉瘤是否该行放化疗。软组织肉瘤的外科分期常用的有 Enneking 分期系统及 AJCC(美国癌症联合委员会)分期系统。

Enneking 分期系统:此系统是根据外科分级(G)、外科部位(T)及有无转移(M)对软组织肉瘤进行分期的。根据 G、T、M 的不同组合将软组织肉瘤分为 Ⅰ、Ⅱ、Ⅲ期。

AJCC 分期系统[8],主要依据组织学分级(G)、肿瘤大小(T)、淋巴结状态(N)及有无远处转移(M)。后三者的分级标准非常明确,但组织学分级的标准目前还存在争议。AJCC 以前采用的是四级系统,但真正效应是作为一个二级系统来影响最终分期:G1/G2 为低级别,G3/G4 为高级别。目前比较流行的法国国家联邦癌症中心(FNCLCC)和美国国家癌症中心(NCI)系统采用的都为三级的分级方法。NCI 分级的依据是肿瘤的组织学类型、部位及坏死程度,FNCLCC 分级依据是肿瘤的分化程度、有丝分裂计数及肿瘤坏死程度。最新版的 AJCC 系统也采用三级系统,不同类型的软组织肉瘤都有相应的组织学分级,如皮肤隆突性纤维肉瘤属于 G1,而滑膜肉瘤、横纹肌肉瘤等多属于 G3。另外,不同亚型还存在一定差异,如在脂肪肉瘤中高分化者属于 G1,黏液样者则属于 G2,而圆细胞性、去分化及多形性属于 G3。最后分级中,G1 的肿瘤均属于 Ⅰ 期,G2 及部分 G3(T1N0M0)属于 Ⅱ 期,淋巴结转移及部分 G3(T2N0M0)属于 Ⅲ 期,有远处转移者属于 Ⅳ 期。

三 常见分子生物学异常与靶向药物

(一)脂肪细胞肿瘤

1. 非典型脂肪瘤样肿瘤,高分化和去分化的脂肪肉瘤　脂肪肉瘤是最常见的软组织肉瘤,通常发生于成年人,男女比例相当。非典型脂肪瘤样肿瘤(ALT)和高分化脂肪肉瘤(WD-LPS)是同义词,ALT/WD-LPS 的诊断主要依靠形态学,免疫组化检测 p16 的表达有潜在的帮助。而 DD-LPS 的诊断需要结合病史、影像学和分化好的脂肪肉瘤组成成分。没有特异性的免疫组化标记,可出现 S-100、CD34、SMA 和 Desmin 的表达。

WD-LPS 和 DD-LPS 的细胞遗传学研究结果相似。可以观察到 1~2 个"标记染色体"呈多个环状或巨大棒状,包括 12 号染色体。去分化脂肪肉瘤可以包括更多标记染色体的数目,除了更加复杂的细胞遗传学改变之外。荧光原位杂交(FISH)和比较基因组杂交(CGH)一致显示 q14~15 区域存在扩增。这些区域的扩增导致细胞增殖活性增高,凋亡减少。MDM2 基因位于此区域,几乎无一例外地出现扩增,而在此区域内其他基因扩增是可变的,如 HMGA2 和 CDK4[8-9]。虽然这些基因可以用免疫组化检测,但是不如荧光原位杂交特异和敏感。目前 MDM2 扩增的 FISH 检测已经常规用于协助 WD-LPS/DD-LPS 的诊断,90% 的这类肿瘤会出现这种改变[10]。基于 PCR 的技术方法也同样有用。

2. 黏液/圆细胞脂肪肉瘤　与普通性脂肪肉瘤亚型相比,黏液/圆细胞脂肪肉瘤较少见,占所有脂肪肉瘤的 15%~20%。倾向发病于更年轻的患者,中位年龄 45 岁,男性多见[11]。最常见的发病部位是四肢的深部软组织,约 90% 的病例发生于下肢[12]。富细胞成分≥5% 时,提示预后较差。免疫组化对确诊疾病帮助不大,但在局限性的疾病中,p53 的高表达预示着预后不良。

超过 90% 的病例存在 t(12;16)(q13;p11)重现性基因易位,易位包括 DDIT3(以往称为 CHOP)和 TLS(以往称为 FUS)。较少见的情况下,存在 t(12;22)(p13;q12)易位,即 DDIT3 与 EWSRI 融合。也有其他结构重排的报道。用 FISH 检测 TLS,易于诊断圆细胞黏液性脂肪肉瘤(当 TLS 阴性时,有经典的组织学形态检测 EWs 基因);或者,可以用 DDIT3 分离探针,可以覆盖这两种重排[13]。TLS 存在几个常见的外显子断裂点,包括 5、7 和 8,这几个断裂点与 DDIT3 的 2 号外显子融合;这就会出现几个基本的转录本类型:1 型(7-2 融合),2 型(5-2 融合)和 3 型(8-2 融合),这些融合类型与预后无关。其他的融合也有报道,包括 FUS-DDIT3 和 EWSRI-D73,这就导致用 PCR 方法进行诊断很复杂。有趣的是,在细胞系中转导这样的融合,也可以导致圆细胞/黏液性脂肪肉瘤[14]。这可能是由于核因子 kB(NFKB)通路的失调与 FUS-DDIT3 相互作用实现的[15]。

(二)纤维母细胞肿瘤/肌纤维母细胞肿瘤

1. 低级别纤维黏液样肉瘤　低级别纤维黏液肉瘤(LGFMS)和伴有花环样巨细胞(巨菊形团)透明变性梭形细胞肿瘤具有共同的形态学谱系。这些恶性成纤维细胞肿瘤罕见,在出现肿瘤和晚期转移之间,通常特征性地表现为较长的病史。它们主要发生于年轻人(年龄范围为 2~70 岁),无明显性别差异。肿瘤细胞常为 EMA 和 Actin 局灶阳性,MUC4 的表达为相对特异和有意义的标记物。

多数 LGFMS 有特征性的 t(7;16)(q32~34;p11)易位,源于 FUS 和 CREB3L2 基因融合,少数情况下 FUS 和 CREB3LI 融合导致 t(11;16)(p11;p11)易位。最近也有 2 例 EWSRI 和 CREB3LI 融合的报道。FISH 和 RT-PCR 的方法均可以检测出这些改变。虽然可能出现多个不同融合产物,使用市售 EWSRI 和 FUS 分离,探针可以帮助确诊。不同的融合产物似乎无形态学或免疫组织化学差异的相关性;目前的研究还不能明确不同的融合产物是否与临床预后相关。CREB3L2 的结构和功能与 CREB3L1 相似;这些嵌合蛋白质的作用仍不清楚,但很可能与转录激活的改变有关系[16]。

2. 炎性肌纤维母细胞肿瘤　炎性肌纤维母细胞肿瘤(inflammatory myofibrob-lastietumor,IMT)是一种具有(肌)成纤维细胞分化的肿瘤。肿瘤发病年龄较广,从胎儿到老年人均可发病,但多见于儿童,男女发病相当。任何部位均可发病,常见于胸腔和腹腔,其次内脏、头颈和软组织也可发病。10%~30%的病例伴有发热和体重下降,部分有血液学改变。免疫组化通常表达 SMA、肌间线蛋白和角蛋白。大约一半的病例表达 ALK 蛋白[17]。

约 1/2 的病例存在 2p23 区的 ALK 基因的重排。针对 ALK 的酪氨酸激酶抑制剂的出现使得分子诊断尤为必要[18]。已经报道许多与 ALK 融合的伙伴基因,包括 TPM3 和 TPM、CLTC、RANBP2、ATIC、CARS、SEC3IL 和 PFIBP,新的伙伴基因仍不断被发现[16]。没有 ALK 基因重排的肿瘤发生机制仍在研究中。鉴于 ALK 阴性病例占很大比例,在病理诊断过程中,应强调以形态学及免疫组化为基础的诊断标准。一些融合产物被报道提示预后较差,如 RANBP2-ALK,有趣的是,其中的一部分病例常常可见到上皮样的形态,ALK 的表达也不是典型的胞浆着色,可能是细胞核周或细胞核膜的着色用。目前也有 IMT 中关于 p53 基因突变和 MDM2 基因扩增的报道。已报道的各种伙伴基因都伴有 N 末端的寡聚构型,导致 ALK 激酶催化激活[19]。

(三) 平滑肌肿瘤

目前还没有可用于平滑肌肿瘤诊断的分子标记物。但最近有报道显示,约70%的子宫肌瘤存在介导复合物亚基12(mediator complex subnit 12, MED12)基因的突变。随后的报道发现,7%~20%的子宫平滑肌肉瘤也存在类似突变。这也意味着,这一基因突变并不能用于区分平滑肌肿瘤的良性和恶性,子宫外一些罕见部位的平滑肌肿瘤也会出现 MED12 基因突变,这也表明这一基因突变并不能确定平滑肌肿瘤发生部位。

(四) 横纹肌肿瘤

腺泡状横纹肌肉瘤(alveolar rhabdomyosarcoma, ARMS)通常发生于年龄较大的儿童(中位年龄9岁)。通常表现为四肢的肿块,也可累及头颈部、躯干和腹膜后。诊断依赖于形态学、免疫组化和分子病理手段相结合。弥散的肌细胞生成素、P-钙黏蛋白和AP2β阳性支持腺泡状横纹肌肉瘤的诊断,而表皮生长因子受体,原纤蛋白2和IGF-2的表达则支持胚胎性横纹肌肉瘤(ERMS)的诊断[20]。

分子病理表明FOX01基因与PAX基因家族成员存在重排,约50%的病例存在t(2;13)(q35;q14)重排,产生FOX01/PAX3融合基因,然而,约25%的病例存在t(1;13)(p36;q14)重排,产生FOXO1/PAX7融合基因。其余的肿瘤无基因的改变称为"无易位的腺泡状横纹肌肉瘤",这类肿瘤比经典的ARMS的预后要好,应注意与胚胎性横纹肌肉瘤区别。最近的研究显示PAX3/FOX01阳性的非转移性患者较无易位或PAX7/FOX01阳性的患者预后差。有趣的是"临床分子风险评分"系统结合基因状态,TNM分期和年龄能更好地预测患者的预后。PAX3/FOXO1融合基因可通过多种机制导致肿瘤的发生,包括刺激细胞增殖,细胞存活,抑制细胞分化和促进肿瘤血管生成[21]。最近的微阵列数据和其他一项利用基因本体分析的研究表明,PAX3/FOX01融合基因可以改变细胞凋亡、细胞死亡、发育和信号转导,可能导致更差的预后。

(五) 神经源性肿瘤

恶性外周神经鞘膜瘤(maglinant peripheral nervesheath tumor, MPNST)主要发生于成年人,10%~20%的患者在20岁前确诊。其占所有儿童软组织肉瘤的5%~17%。通常情况下,MPNST表现为皮下或深部的软组织肿块,在神经纤维瘤病1型(NF1)患者中常常继发于神经纤维瘤网。MPNST的危险因素包括NFI和放射治疗,NF1的患者进展为MPNST要比非NFI的患者早10年[22]。

MPNST的诊断依赖于下列临床标准中的1项或以上:①肿瘤起源于外

周神经;②肿瘤继发于既往存在的良性或恶性神经源性肿瘤;③肿瘤发生于 NF1 的患者;④肿瘤发生于非 NF1 的患者,形态学、免疫组化和电镜检查均支持其具有施万细胞或神经束膜细胞的分化网。组织学上,MPNST 由片状的梭形细胞组成。细胞密度高,细胞核呈椭圆形锥形或波浪状。MPNST 表现出多样的形态结构,一些 MPNST 具有纤维肉瘤和滑膜肉瘤的形态学表现。MPNST 有很多组织学亚型,包括上皮样、梭形细胞型、伴有腺样结构、伴有神经束膜分化和伴有横纹肌肉瘤的 MPNS1。高达 70% 的免疫组化显示局灶性神经分化(S100 蛋白,CD57),E-MA 和 CD34 阳性也可见。

MPNST 的分子遗传学分析未能显示具有诊断意义的重排。然而,MPNST 的特点是存在复杂的核型,包括多个染色体的缺失,获得和重排。1、3、9、10、11、15、17 和 22 号染色体存在短臂缺失,11、13、16、17 和 22 号染色体存在长臂缺失回。基因重排也有报道,主要是 1p.7p22.11q13~23.20q13 和 22q11~13167,通过比较基因组杂交分析,17q23~25 和 7p15~21 的获得常常提示预后不良[23]。

NF1 的作用值得深思。NF1 是一个经典的抑癌基因,其功能缺失导致 Ras 通路激活通路激活使得 NF1 的患者发生多发性神经鞘瘤。丢失 NF1 的第二个拷贝可能有助于这些肿瘤发展为 MPNST,额外的遗传学改变(如 TP53、RB 和 CDCKC)在恶性转化中也需要。当然,表达阵列研究发现,MPNST 与神经鞘瘤相比,数个与分化相关的基因下调,而与神经嵴相关蛋白如 TWIST 和 SOX9 则上调[24]。

(六)血管源性肿瘤

1. 骨血管瘤 血管瘤是可发生于身体任何部位的良性血管源性肿瘤,可发生于任何年龄,无性别差异。通常依靠临床表现和影像学检查可以作出诊断,活检即可确诊。但是有些穿刺组织内出现纤维和脂肪成分时,会增加确诊的难度。

血管瘤虽然发病率高,但对其病理生理学我们却知之甚少。最近在一例骨血管中发现 t(18;22)(q23;q12)易位,产生 EWSRI-NFATCI 融合基因。这种基因改变在其他部位的血管瘤是否存在还有待研究。NFATCI 是 NFAT 转录因子家族中的一员,对细胞具有多效性作用用;EWSRI-NFATC1 融合基因曾罕见地在尤因家族肿瘤中报道过[25]。

最近,全基因组测序发现,在伴有或不伴有 Sturge-Weber 综合征的葡萄酒色斑的病例中,存在 GNAQ 体细胞突变[26]。

2. 上皮样血管内皮瘤 上皮样血管内皮瘤是一种恶性的血管源性肿瘤,可以发生于任何年龄,但主要发生在二十多岁的患者,可以发生于任何部位,无明显性别倾向。组织学上,常含有黏液样玻璃样变的背景,可发生于血管内或与血管相关。肿瘤细胞为单个或条索状上皮样细胞,丰富嗜酸性胞质,部分可见细胞内空泡和细胞内红细胞。核呈卵圆形,常伴有轻度异型,核仁明显;常可见较多核分裂象。有些病例异型性增加,可见分化,好的血管腔,肿瘤呈上皮样、巢状或实片状排列。免疫组化通常表达 CD31、CD34、MI 因子 ERG 和 FLI-1。

近期证实了在上皮样血管内皮瘤中出现重现性 t(1;3)(p36.3;q25)易位,易位形成 WWTRI-CAMTAI 融合基因。融合主要发生于 WWTR1 基因的 3 号或 4 号外显子以及 CAMTAI 基因的 8 号或 9 号外显子。FISH 和 RT-PCR 是用于检测融合有效的诊断工具。有趣的是,最近发现在上皮样血管内皮瘤的不典型组织学亚型中存在 YAP-TFE3 基因融合。附加说明的是,这类肿瘤免疫组化 TFE3 呈弥散强阳性[27]。目前,由于病例数量有限,尚不知这些基因改变是否与不同临床表现和预后相关。当然细胞遗传学分析还提出了存在更多基因改变的可能性,有待于进一步验证。

3.血管肉瘤 血管肉瘤是一种恶性肿瘤,形态学通常多变,可见血管腔隙,肿瘤细胞核多形,核深染,易见到核分裂象。肿瘤发生于任何年龄,多见于老年人。除了卡波西肉瘤与 HHV8 感染相关外,辐射淋巴水肿或某些化学物质的接触可能与血管肉瘤发病相关。肿瘤细胞表达 CD31、CD34、ERG 和 FLI-1。

至今尚没有对血管肉瘤的全面的分子研究;其发生于深部软组织的发病机制鲜有了解。在头颈部血管肉瘤中,有关于 t(12;22)易位产生 EWSR1-ATF1 融合基因的个例报道。在骨的血管肉瘤中,有一例关于 t(1;14)(p21;q24)易位的报道。与辐射相关的血管肉瘤,FISH 检测证实其存在 MYC 基因扩增[28]。

(七)软骨肿瘤

除一些例外情况,软骨肿瘤表现为连续的临床和组织学谱系。传统的谱系包括良性内生性软骨瘤,是一种常见的良性软骨源性肿瘤,发生于任何年龄,最常见于长短状骨。在软骨肿瘤谱系恶性的一端是软骨肉瘤,软骨肉瘤常见于成年人。可继发于内生性软骨瘤,尤其是 Ollier 病,但大部分是原发的软骨肉瘤。最常见的位置包括骨盆和长管状骨。组织学上,内生性软骨瘤细胞稀少,细胞增生不明显,细胞核淡染,胞浆嗜酸性,核分裂象不易找到,肿瘤背景通常是透明和乏血管的基质。肿瘤一般不累及骨小梁,如果有骨小梁的累及,应考虑低级别软骨肉瘤。软骨肉瘤的诊断依据核的异型性双核和多核、一级核分裂象,这些形态的严重程度与软骨肉瘤的分级相关。

尽管软骨源性肿瘤较常见,直到最近,其可能的发病机制才被阐明。大约 1/2 的内生性软骨瘤和软骨肉瘤存在异柠檬酸脱氢酶基因 IDHI 或 IDH2 的突变。这种突变一般不存在于其他类似疾病中,因此,当出现这些突变时,可以作为鉴别脊索瘤和软骨母细胞性骨肉瘤的指标。全外显子组测序证实了这一发现,并且发现 37% 的病例存在 COL2AI 突变,此外,也存在 TP53 突变,并且可以出现 RB1 和 Hedgehog 通路的改变。不同的软骨肉瘤亚型分子表现不一,比如间叶性软骨肉瘤存在 HEYI-NCO42 融合基因[29]。

(八)骨肿瘤

1. 动脉瘤样骨囊肿　动脉瘤样骨囊肿可以是原发,也可以继发于其他疾病如继发于巨细胞瘤。20 岁以前多见,主要发生在长骨干骺端和脊柱。动脉瘤样骨囊肿这个名称有一定的歧义,因为软组织也可以发生;此外,也有实体型的变型。组织学上,常常可见纤维分隔,血池周围可见较多梭形细胞、破骨巨细胞和成骨细胞。当活检充分并且结合影像学时,诊断通常不困难,但当活检组织较少或出现较少见类型时,诊断会有一定困难。

在原发性动脉瘤样骨囊肿中,重现性的核型异常已有报道,包括 t(16;17)(q22;p13) 易位,引起 CDHII-USP6 融合基因;也有其他易位的报道,包括 I(1;17)(p34.1~34.3;p13),t(3;17)(q21;p13),t(5;17)(q33;p13),t(9;17)(q22;p11~12),t(11;16)(q13;q22~23) 和 t(17;17)(q12;p13) 和 t(6;13)(q15;q34)[16]。大部分的易位都与 USP6 有关,所以 USP6 的 FISH 分离探针对临床诊断有重要意义。

2. 骨肉瘤　骨肉瘤是一种恶性的成骨性肿瘤,有很多亚型。传统的分子生物学特点是复杂的和不平衡的染色体异常,迄今为止,很少有研究结果转化为诊断标记物。特别的亚型可能有有效的分子标记物。例如,骨旁骨肉瘤与环状染色体有关,大部分都有 MDM2 和 CDK4 扩增[30],这些都可以通过 FISH 和(或)免疫组化的方法证实。

(九)起源未知的肿瘤

1. 滑膜肉瘤　滑膜肉瘤好发于年龄较大的儿童、青少年和年轻人,其发病高峰在 30~40 岁。通常发生于四肢,特别是膝盖和脚踝的周围软组织,但是上肢、躯干和头颈部也可发生。它并不是来源于滑膜的肿瘤。低分化滑膜肉瘤的诊断较为困难,如果没有局灶的经典滑膜肉瘤成分,就需要辅助手段来鉴别诊断。免疫组化有一定的帮助,上皮性指标通常局灶或不同程度的阳性,包括 EMA 和细胞角蛋白。Bcl-2 通常呈弥散阳性,但是并不特异。最近,TLEI 被认为是滑膜肉瘤的一个非常特异的标记,有学者认为细胞核阳性可能不需要再行分子检测来确认是否有融合基因存在[31]。然而,也有报道称未发现 TLE1 阳性和滑膜肉瘤之间显著相关,因此,使用要进一步研究。

滑膜肉瘤的分子检测显示 18q11.2. 上的 SYT 基因和 Xp11.2 上的 SSX 基因有重排,SSX 包括 SSXI、SSX2 和少见的 SSX4。虽然有报道称 SYT 有染色体重塑作用和各种转录因子的表达,但 SYT-SSX 融合基因的功能尚不清楚。SSX 基因中已识别的 9 个成员,具有转录抑制因子的作用。各种研究表明滑膜肉瘤基因表达谱显示一些肿瘤学蛋白质上调,包括胰岛素样生长因子 ERBB2 和 β-连环蛋白,并可能与 NMYC 相关。此外,嵌合蛋白的持续表达导致培养的大鼠成纤维细胞表型转化,其组织学形态类似滑膜肉瘤。不同分子易位的滑膜肉瘤,组织学亚型不一样,SYT/SSX1 常表现为双相型,而 SYT/SSX2 则表现为单相型。最近的几项研究表明基因型的差异并不影响预后[32]。

2. 腺泡状软组织肉瘤　腺泡状软组织肉瘤非常罕见,发病年龄范围广,主要见于青年人。尽管其生物学行为相对惰性,但这种肿瘤转移率高,特别在晚期阶段。组织学上,肿瘤细胞小群分布,呈巢状或假腺泡样结构;纤细的纤维进行分隔。肿瘤细胞呈多角形,胞浆淡染,核圆形,可见大核仁。消化 PAS 染色可以显示胞质内的嗜酸性结晶体。免疫组化常常表达 S-100 和肌间线蛋白,通常 TFE3 核强阳性表达。

腺泡状软组织肉瘤通常会存在典型的 t(X;17)(p11;q25) 易位产生 ASPL-TFE3 融合基因,但并非所有病例都如此。这种分子改变可以通过 TFE3 分离探针或 RT-PCR 证实。

3. 透明细胞肉瘤　透明细胞肉瘤是一种具有色素分化的恶性肿瘤。多发于青年人,无明显性别差异,多见于四肢深部软组织,此外,气管、皮肤、胃肠道和肾脏等不常见的部位亦可发生。免疫组化几乎总是表达 S100、HMB45、MAR'T-1 和 MiTF,使得分子手段成为鉴别恶性黑色素瘤的关键。

肿瘤通常特征性地存在 t(12;22)(q13;q13) 易位。易位导致形成 EWSRI-A TFI 融合基因。EWSRI 基因的 8.7 和 10 号外显子与 ATFI 的 4 号或 5 号外显子出现融合。最近,也有报道发现胃肠道和软组织的透明细胞肉瘤存在 EWSRI-CREB1 融合基因,RT-PCR 仍然是检测融合基因的最佳手段。鉴于融合基因多样性,用 EWSR1 探针通过 FISH 的方法检测更加方便。融合基因的类型与预后无关。在具有表达 EWS/ATFI 基因的小鼠模型中出现与散发于人类的类似的肿瘤。

4. 骨外黏液样软骨肉瘤　虽然其名称如此,但骨外黏液样软骨肉瘤并不具有软骨母细胞的分化。事实上,最近的报道认为其起源于骨,而不是更典型的深部软组织;少数病例可发生于颅内和关节腔。通常发生于成年人,没有性别倾向。没有恒定的免疫组化表型,通常表达 S100、E-MA、突触素和嗜铬素。需要注意的是,当肿瘤伴有横纹肌样形态时,INI1 表达可能缺失。

细胞遗传学分析显示大部分肿瘤存在 t(9;22)(q22;q12) 的易位,导致 NR4A3 和 EWSRI 重排。除了 RT-PCR 外,用 EWSR1 分离探针也可以通过 FISH 的方法证实。当然还有其他不包括 EWS 的融合产物,比如 t(9;17)(q22;q11)140 和 t(9;15)(q22;q21) 的易位。

四 分子诊断思路和相关基因列表

基于组织学切片显微检查的形态学诊断仍然是诊断肉瘤的金标准。然而,一些辅助技术是有用的支持形态学诊断,包括免疫组化,经典细胞遗传学,电子显微镜和分子遗传检测。分子遗传检测已经成为一种特别强大的辅助检测手段,因为许多肉瘤类型都存在典型的遗传畸变,包括单碱基对替换、缺失和扩增以及易位。

靶向治疗方面,2012 年 FDA 批准培唑帕尼用于已接受化疗的进展期软组织肉瘤患者的治疗,2019 年《CSCO 软组织肉瘤诊疗指南》中,培唑帕尼和瑞戈非尼推荐用于除脂肪肉瘤外的晚期或不可切除软组织肉瘤的二线治疗;安罗替尼推荐于晚期或不可切除的软组织肉瘤的二线治疗;伊马替尼则被推荐用于治疗隆突性皮肤纤维肉瘤。培唑帕尼是血管内皮生长因子受体(VEGFR)-1、VEGFR-2、VEGFR-3、血小板衍生生长因子受体(PDGFR)-和-、纤维母细胞生长因子受体(FGFR)-1 和-3、细胞因子受体(Kit)、白介素-2 受体可诱导 T 细胞激酶(Itk)、白细胞-特异性蛋白酪氨酸激酶(Lck)和穿膜糖蛋白受体酪氨酸激酶(c-Fms)的一种多酪氨酸激酶抑制剂。安罗替尼(AL3818,Anlotinib Hydrochloride),是一种小分子多靶点酪氨酸激酶抑制剂,能有效抑制 VEGFR、PDGFR、FGFR、c-Kit 等激酶,具有抗肿瘤血管生成和抑制肿瘤生长的作用。以上基因可用于预测靶向治疗效果。另外,CDK4/6 抑制剂哌柏西利获推荐用于腹膜后的高分化和去分化脂肪肉瘤患者,mTOR 抑制剂西罗莫司或者依维莫司可用于治疗恶性血管周上皮样细胞瘤(PEComa)。

大多数分子检测采用荧光原位杂交(FISH)方法或基于聚合酶链反应(PCR)的方法和基于二代测序(NGS)的方法。肉瘤中复发性遗传异常如表 2-17-1 所示[6]:

常见实体肿瘤分子诊断思路

表 2-17-1 肉瘤中复发性遗传异常

导致嵌合转录因子的易位		
（translocations resulting in chimeric transcription factors）		
肿瘤类型	染色体易位	融合基因
尤因肉瘤；原始神经外胚叶肿瘤（Ewing sarcoma；primitive neuroectodemal tumor，PNET）	t（11；12）（q24；q12） t（21；22）（q22；q12） t（7；22）（p22；q12） t（2；22）（q33；q12） t（17；22）（q12；q12） inv（22）（q21；12） t（16；21）（p11；q22）	EWSR1-FLI1 EWSR1-ERG EWSR1-ETV1 EWSR1-FEV EWSR1-E1AF EWSR1-ZSG FUS-ERG
血管瘤样纤维组织细胞瘤（angiomatoid fibrous histiocytoma）	t（12；22）（q13；q12） t（2；22）（q33；q12） t（12；16）（q13；p11）	EWSR1-ATF1 EWSR1-CREB1 FUS-ATF1
透明细胞肉瘤（clear-cell sarcoma）	t（12；22）（q13；q12） t（2；22）（q33；q12）	EWSR1-ATF1 EWSR1-CREB1
低度恶性纤维黏液样肉瘤（low-grade fibromyxoid sarcoma）	t（7；16）（q33；p11） t（11；16）（p11；p11）	FUS-CREB3L2 FUS-CREB3L1
促结缔组织增生性小圆细胞肿瘤（desmoplastic small round-cell tumor）	t（11；22）（p13；q12）	EWSR1-WT1
骨外黏液样软骨肉（extraskeletal myxoid chondrosarcoma）	t（9；22）（q22；q12） t（9；17）（q22；q11） t（9；15）（q22；q21） t（3；9）（q11；q22） Rearrangements of 9q22	EWSR1-NR4A3 TAF2N-NR4A3 TCF12-NR4A3 TFG-NR4A3 NR4A3
软组织和骨的肌上皮瘤（myoepithelial tumor of soft tissue and bone）	t（6；22）（p21；q12） t（19；22）（q13；q12） t（1；22）（q23；q12）	EWSR1-POU5F1 EWSR1-ZNF444 EWSR1-PBX1
黏液/圆细胞脂肪肉瘤（myxoid/round-cell liposarcoma）	t（12；16）（q13；p11） t（12；22）（q13；q12）	FUS-DD1T3（TLS-CHOP） EWSR1-DD1T3（EWSR1-CHOP）

续表 2-17-1

肿瘤	易位	融合基因
肺黏液样肉瘤（pulmonary myxoid sarcoma）	t(2;22)(q34;q12)	EWSR1-CREB1
硬化性上皮样纤维肉瘤（sclerosing epithelioid fibrosarcoma）	t(7;16)(p22;q24)	FUS-CREB3L2
腺泡状横纹肌肉瘤（alveolar rhabdomyosarcoma, RMA）	t(2;13)(q35;q14) t(1;13)(p36;q14) t(X;2)(q13;q35)	PAX3-FOXO1 PAX7-FOXO1 PAX3-AFX
胚胎性横纹肌肉瘤（embryonal RMS）	复合变异	多种 MYOD1 突变
腺泡状软组织肉瘤（alveolar soft-part sarcoma）	der(17)t(X;17)(p11;q25)	ASPL-TFE3
子宫内膜间质瘤（endometrial stromal sarcoma）	t(7;17)(p15;q11) t(6;7)(p21;p15) t(6;10)(p21;p11)	JAZF1-JJAZ1(SUZ12) JAZF1-PHF1 EPC-PHF1
高级子宫内膜间质瘤（high-grade endometrial stromal sarcoma）	t(10;17)(q22;p13)	YWHAE-FAM22A/B
上皮样血管内皮瘤（epithelioid hemangioendothelioma）	t(1;3)(p36;q25) t(X;11)(q22;p11.23)	WWTR1-CAMTA1 YAP1-TFE3
上皮样肉瘤（epithelioid sarcoma）	INI1（SMARCB-1）基因的失活、突变或缺失	INI1（SMARCB-1）
间叶性软骨肉瘤（mesenchymal chondrosarcoma）	t(8;8)(q13;q21)	HEY1-NCOA2
滑膜肉瘤（synovial sarcoma）	t(X;18)(p11;q11)	SS18-SSX1,SSX2,SSX4
未分化的蓝色小圆细胞瘤（undifferentiated small round blue cell tumor）	t(4;19)(q35;q13) t(10;19)(q26;q13)	CIC-DUX4

续表 2-17-1

易位/扩增导致基因过表达 translocations/amplifications resulting in gene overexpression		
肿瘤类型	染色体易位	融合基因
高分化脂肪肉瘤/非典型脂肪瘤肿瘤/去分化脂肪肉瘤(well differentiated liposarcoma/atypical lipomatous tumor/dedifferentiated liposarcoma)	12q14~15(ringchromosomes, giant-marker chromosomes)	Amplification of MDM2, CDK4, HMGA2, GL1, SAS
骨肉瘤,低度恶性(骨膜外和骨髓内)[osteosarcoma, low grade (parosteal and intramedullary)]	12q14~15(ring chromosomes, giant-marker chromosomes)	Amplification of MDM2, CDK4, HMGA2, GLI, SAS
动脉瘤样骨囊肿(aneurysmal bone cyst)	t(16;17)(q22;p13) t(1;17)(p34.3;p13) t(3;17)(q21;p13) t(9;17)(q22;p13) t(17;17)(q21;p13)	CDH11-USP6 THRAP3-USP6 CNBP-USP6 OMD-USP6 COL1A1-USP6
先天性/婴儿脂肪肉瘤(congenital/infantile fibrosarcoma)	t(12;15)(p13;q25)	ETV6-NTRK3
隆突性皮肤纤维肉瘤(dermatofibrosarcoma protuberans)	t(17;22)(q21;q13)和衍生环状染色体	COLIA1-PDGFB
巨细胞成纤维细胞瘤(giant cell fibroblastoma)	t(17;22)(q21;q13)	COLIA1-PDGFB
黏液纤维母细胞肉瘤/含铁血黄素沉着纤维脂肪瘤肿瘤(myxoinflammatory fibroblastic sarcoma/hemosiderotic fibrolipomatous tumor)	t(1;10)(p22;q24) 3p11~12(ring chromosome)	TGFBR3~MGEA5 Amplification of VGLL3, CHMP2B
结节性筋膜炎(nodular fasciitis)	t(17;22)(p13;q13)	MYH9-USP6
辐射诱导的血管肉瘤(radiation-induced angiosarcoma)	8q24	Amplification of MYC

续表 2-17-1

腱鞘巨细胞肿瘤/色素绒毛结节滑膜炎（tenosynovial giant cell tumor/pigmented villonodular synovitis）	t(1;2)(p13;q35)	CSF1

导致亚细胞定位或激活的易位 (translocations resulting in altered subcellular localization/activation)		
肿瘤类型	染色体易位	融合基因
炎性肌纤维母细胞瘤（inflammatory myofibroblastic tumor）	t(1;2)(q22;p23) t(2;19)(p23;p13) t(2;17)(p23;q23) t(2;2)(p23;q13) t(2;11)(p23;p15) inv(2)(p23;q35)	TPM3-ALK TPM4-ALK CLTC-ALK RANBP2-ALK CARS-ALK ATIC-ALK
韧带样纤维瘤（desmoid fibromatosis）	8号或20号染色体三体 Trisomy 8 or 20;5q21 缺失	CTNNB1 或 APC 突变
肾外横纹肌样瘤（extrarenal rhabdoid tumor）	Inactivation of INI1（SMARCB-1）基因的失活	INI1（SMARCB-1）
平滑肌肉瘤（leiomyosarcoma）	复杂突变（complex alterations）	未知
恶性周围神经鞘膜瘤（malignant peripheral nerve sheath tumor）		NF1,CDKN2A and EED or SUZ12
间质软骨肉瘤（mesenchymal chondrosarcoma）		HEY1-NCOA2
孤立性纤维瘤（solitary fibrous tumor）		NAB2-STAT6
滑膜肉瘤（synovial sarcoma）	t(X;18)(p11;q11) t(X;18)(p11;q11) t(X;18)(p11;q11)	SS18-SSX1 SS18-SSX2 SS18-SSX4

参考文献

[1] SIEGEL R, NAISHADHAM D, JEMAL A. Cancer statistics, 2012 [J]. CA Cancer J Clin, 2012, 62(1): 10-29.

[2] 秦凤展,陈振东,樊青霞,等. 肿瘤内科治疗学[M]. 北京:人民军医出版社,2004.

[3] WIBMER C,LEITHNER A,ZIELONKE N,et al. Increasing incidence rates of soft tissue sarcomas A population-based epidemiologic study and literature review[J]. Ann Oncol,2010,12(5):1106-1111.

[4] CANTER R J,BEAL S,BORGS D,et al. Interaction of histologic subtype and histologic grade in predicting survival for soft tissue sarcomas[J]. J Am Coll Surg,2010,210(2):191-198,e2.

[5] SBARAGLIA M,DEI TOS A P. The pathology of soft tissue sarcomas[J]. Radiol Med,2019,124(4):266-281.

[6] NCCN. Soft tissue sarcoma[R]. USA:NCCN Guidelines,2019,Version 4.

[7] 陈孝平. 外科学[M]. 9版. 北京:人民卫生出版社,2018.

[8] TANAKA K,OZAKI T. New TNM classification (AJCC eighth edition) of bone and soft tissue sarcomas:JCOG Bone and Soft Tissue Tumor Study Group[J]. Jpn J Clin Oncol. 2019,49(2):103-107.

[9] OLINER J D,KINZLER K W,MELTZER P S,et al. Amplification of a gene encoding a p53-associated protein in human sarcomas[J]. Nature,1992,358(6381):80-83.

[10] WEAVER J,RAO P,GOLDBLUM J R,et al. Can MDM2 analytical tests performed on core needle biopsy be relied upon to diagnose well-differentiated liposarcoma[J]. Mod Pathol,2010,23(10):1301-1306.

[11] MOREAU L C,TURCOTTE R,FERGUSON P,et al. Myxoid/round cell lipo-sarcoma (MRCLS) revisited:an analysis of 418 primarily managed cases[J]. Ann Surg Oncol,2012,19(4):1081-1088.

[12] WHO. Classification of tumours of soft tissue and bone[R]. USA:WHO,2013,Version 4.

[13] NARENDRA S,VALENTE A,TULL J,et al. DDIT3 gene break-apart as a molecular marker for diagnosis of myxoid liposarcoma-assay validation and clinical experience[J]. Diagn Mol Pathol,2011,20(4):218-224.

[14] RIGGI N,CIRONI L,PROVERO P,et al. Expression of the FUS-CHOP fusion protein in primary mesenchymal progenitor cells gives rise to a model of myxoid liposarcoma[J]. Cancer Res,2006,66(14):7016-7023.

[15] GORANSSON M,ANDERSSON M K,FORNI C. et al. The myxoid liposarcoma FUS-DDIT3 fusion oncoprotein deregulates NF-KappaB target genes by interaction with NFKBIZ[J]. Oncogene,2009,28(2):270-278.

[16] YOUSEF G M, JOTHY S. Molecular testing in cancer[M]. New York: Springer, 2014.

[17] GRIFFIN C A, HAWKINS A L, DVORAK C, et al. Recurrent involvement of 2p23 in inflammatory myofibroblastic tumors[J]. Cancer Res, 1999, 59(12): 2776-2780.

[18] THEILEN T M, SOERENSEN J, BOCHENNEK K, et al. Crizotinib in ALK-rearranged inflammatory myofibroblastic rumor[J]. N Engl J Med, 2010, 363(18): 1727-1733.

[19] MARIÑO-ENRÍQUEZ A, WANG W L, ROY A, et al. Epithelioid inflammatory myofibroblastic sarcoma: an aggressive intra-abdominal variant of inflammatory myofibroblastic tumor with nuclear membrane or perinuclear ALK[J]. Am J Surg Pathol, 2011, 35(1): 135-144.

[20] WILLIAMSON D, MISSIAGLIA E, DE REYNIÈS A, et al. Fusion gene-negative alvealar rhabdomyosarcoma is clinically and molecularly indistinguishable from embryonal rhabdomyosarcoma[J]. J Clin Oncol, 2010, 28(13): 2151-2158.

[21] LINARDIC C M. PAX3-FOXO1 fusion gene in rhabdomyosarcoma[J]. Cancer Lett, 2008, 270(1): 10-18.

[22] GUILLOU L, AURIAS A. Soft tissue sarcomas with complex genomic profiles[J]. Virchows Arch, 2010, 456(2): 201-217.

[23] SCHMIDT H, WÜRL P, TAUBERT H, et al. Genomic imbalances of 7p and 17q in malignantperipheral nerve sheath tumors are clinically relevant[J]. Genes Chromosomes Cancer, 1999, 25(3): 205-211.

[24] MILLER S J, RANGWALA F, WILLIAMS J, et al. Large-scale molecular comparison of human schwann cells to malignant peripheral nerve sheath tumor cell lines and tissues[J]. Cancer Res, 2006, 66(5): 2584-2591.

[25] ARBAJIAN E, MAGNUSSON L, BROSJÖ O, et al. A benign vascular tumor with a new fusion gene: EWSR1-NFATC1 in hemangioma of the bone[J]. Am J Surg Pathol, 2013, 37(4): 613-616.

[26] SHIRLEY M D, TANG H, CALLIONE C. Sturge-Weber syndrome and port-wine stains caused by somatic mutation in GNAQ[J]. N Engl J Med, 2013, 368(21): 1971-1979.

[27] ANTONESCU C R, LE LOARER F, MOSQUERA J M, et al. Novel YAP1-TFE3 fusion defines a distinct subset of epithelioid hemangioendothelioma[J]. Genes Chromosom Cancer, 2013, 52(8): 775-784.

[28] MENTZEL T, SCHILDHAUS H U, PALMEDO G, et al. Postradiation cutaneous cutaneous angiosarcoma after treatment of breast carcinoma is characterized by MYC amplification in comtrast to atypical vascular lesions after radiotherapy and control cases: clinicopathological, immuno-histochemical and molecular analysis of 66 cases[J]. Mod Pathol,2012,25(1):75-87.

[29] NYQUIST K B, PANAGOPOULOS I, THORSEN J, et al. Whole transcriptome sequencing identifies novel IRF2BP2 - CDX1 fusion gene brought about by translocation t(1;5)(q42;q32) in mesenchymal chondrosarcoma[J]. PLoS One,2012,7(11):e49705.

[30] DUNLAP J B, MAGENIS R E, DAVIS C, et al. Cytogenetic analysis of a primary bone angiosarcoma[J]. Cancer Cenet Cytogenet,2009,194(1):1-3.

[31] FISHER C. Soft tissue sarcomas with non - EWS translocations: molecular genetic features and pathologic and clinical correlation[J]. Virchows Arch,2010,456(2):153-166.

[32] ISHIDA M, TANAKA S, OHKI M, et al. Transcriptional co-activator activity of SYT is negativaly regulated by BRM and Brgl[J]. Genes Cells,2004,9(5):419-428.

第十八节 胃肠间质瘤

一、概述

肉瘤是一组异质性的罕见的间充质细胞起源的实体瘤，具有明显的临床和病理特征，通常分为软组织肉瘤和骨肉瘤两大类，NCCN 指南把软组织肉瘤(STS)分为以下几种亚型：肢体浅表/躯干或头颈部肉瘤，腹膜后或腹腔内肉瘤，胃肠间质瘤(GIST)，硬纤维瘤(侵袭性纤维瘤病)和横纹肌肉瘤。

GIST 很少见，占所有胃肠道肿瘤的比例不到1%。每年，在美国有4 000～6 000 名成年人被诊断出患有GIST。大约60%的GIST 从胃开始,大约35%的GIST 在小肠发育。其余类型的GIST 通常开始于直肠,结肠和食道。大多数被诊断患有GIST 的人都在60 多岁。他们很少发生在40 岁以下的人群中。GIST 患者的 5 年生存率取决于几个因素,包括肿瘤的特定生物学特性,治疗类型以及治疗后复发的风险。根据这些数据,被诊断为恶性 GIST 的人群的 5 年总生存率为 76%。如果肿瘤尚未从其开始的器官扩散,则 5 年生存率为 91%。如果癌症已经扩散到周围组织或器官,则 5 年生存率为 74%。如果在初次诊断时癌症已扩散到身体的远处,则存活率为 48%。

GIST 发生的风险因素很多,包括年龄、性别和家族史。GIST 最常发生在 50 岁以上的人群中;GIST 在男性中比在女性中更普遍。GIST 家族遗传风险很低。

患有 GIST 的人通常没有任何特定部位的症状或体征,常见症状为腹部疼痛,腹部肿块,肠梗阻,恶心和呕吐,吐血,便血及其引起的疲劳,贫血。

 诊断标准

(一) 诊断

从事 GIST 病理诊断的病理医生不仅要熟悉 GIST 的各种形态学表现,也要了解各种易被误诊为 GIST 的肿瘤。免疫组化检测强调联合使用 CD117 和 DOG1 标记:①对于组织学形态符合 GIST 且 CD117 和 DOG1 弥漫(+)的病例,可以作出 GIST 的诊断;②形态学上呈上皮样但 CD117(-)、DOG1(+)或 CD117 弱(+)、DOG1(+)的病例,需要加行分子检测,以确定是否存在 PDGFRA 基因突变(特别是 D842V 突变);③CD117(+)、DOG1(-)的病例首先需要排除其他 CD117(+)的肿瘤,必要时加行分子检测帮助鉴别诊断;④组织学形态和免疫组化标记均符合 GIST,但分子检测显示无 c-kit 或 PDGFRA 基因突变的病例,需考虑是否有野生型 GIST 的可能性,应加行 SDHB 检测,表达缺失者应考虑 SDHB 缺陷型 GIST,表达无缺失者应考虑其他野生型 GIST 的可能性,有条件者加行相应分子检测;⑤CD117(-)、DOG1(-)的病例大多为非 GIST,在排除其他类型肿瘤后仍考虑为 GIST 时,需加行分子检测。

1. 病理诊断　组织学上,依据瘤细胞的形态可将 GIST 分为三大类:梭形细胞型(70%)、上皮样细胞型(20%)及梭形细胞-上皮样细胞混合型(10%)。即使为同一亚型,GIST 的形态在个例之间也可有很大的差异。除经典形态外,GIST 还可有一些特殊形态,少数病例还可见多形性细胞,尤多见于上皮样 GIST。间质可呈硬化性,可伴有钙化,特别是小 GIST,偶可呈黏液样等。此外,发生于小肠的 GIST 内常可见嗜伊红色丝团样纤维小结(skeinoid fiber),对诊断也具有一定的提示性意义。

2. GIST 的免疫组化　GIST 的免疫组化检测推荐采用 CD117、DOG1、CD34、琥珀酸脱氢酶 B（SDHB）及 Ki-67 标记，可酌情增加 SDHA 检测。CD117 和 DOG1 建议加用阳性对照。

3. GIST 的分子检测　GIST 的分子检测十分重要，有助于疑难病例的诊断、预测分子靶向药物治疗的疗效及指导临床治疗。STS 的许多亚型与特征相关遗传畸变，包括单个碱基对的替换、缺失、扩增和易位。检测基因突变的位点，至少应包括 c-kit 基因的第 9、11、13 和 17 号外显子以及 PDGFRA 基因的第 12 和 18 号外显子。对于继发耐药的患者，应增加检测 c-kit 基因的第 14 和 18 号外显子。原发 c-kit 基因突变可表现为多种突变类型，其中缺失突变约占 50%，特别是 557-558 缺失突变，其生物学行为较非缺失突变更差，表现为自然预后差、伊马替尼治疗有效时间相对较短等。明确外显子 11 具体突变类型，对评估肿瘤的生物学行为、制订整体治疗策略具有一定价值。因此，分子检测报告中应对 c-kit 基因外显子 11 突变的具体类型加以描述。

（二）分期

胃肠间质瘤参照 AJCC TNM 分期。

常见分子生物学异常与靶向药物

（一）KIT

c-kit 基因位于人染色体 4q12-q13，全长 5 230 bp，含 21 个外显子。正常情况下，当 KIT 与其配体（干细胞因子）结合时，可形成有活性的二聚体，从而激活 RTK 介导的多重信号转导途径，如 Ras/促分裂素原活化蛋白激酶（MAPK）、磷酸肌醇 3 激酶（PI3K）/蛋白激酶 B（AKT）、Janus 蛋白酪氨酸激酶（JAK）/信号转导子和转录活化子（STAT）等途径，导致基因转录从而调节细胞的增生和分化。研究表明，KIT 表达于造血前体细胞、肥大细胞、黑色素细胞、生殖细胞等，并在其发生发展中起着重要的作用。

KIT 蛋白的突变，主要由 c-kit 基因功能获得性突变所致。65%~85% 的 GIST 存在 KIT 基因突变，其中约 70% 为编码跨膜区的第 11 外显子突变。该区域突变主要集中在外显子的 5′或 3′末端，包括点突变，大片段框内缺失和插入突变。其中点突变常见于第 557、559、560 和 576 位点；框内缺失最常见于 557~558 位点。第 13 和 17 外显子突变非常罕见，在 KIT 突变中所占比例分别约为 2% 和 1%；其中前者以点突变最常见，常表现为第 1945 核苷酸由 A→G，引起 K642E 突变，即 Glu642Lys；后者主要表现在密码子 D-816 和 Y-823 之间发生点突变。大多数 GIST（95%）表达 KIT（CD117），大约

80%的 GIST KIT 受体酪氨酸激酶的编码基因发生突变。

(二) PDGFRA

PDGFRA 基因在 GIST 中的突变主要集中在其编码的近膜区和激酶区,以外显子18突变多见,占整个 PDGFRA 基因突变的90%,其次为外显子12、14。外显子18突变以 D842V 的点突变最常见,占65%~75%;外显子12突变集中在559~572位点,多为 Val561Asp 点突变;外显子14的突变主要为 Lys561Asp 的点突变。PDGFRA 与 c-kit 传导途径相似,突变的 PDGFRA 则通过活化 AKT、MAPK 及 STAT 蛋白中 STAT1 和 STAT3 发挥作用,促使致癌信号通路激活,导致 GIST 发生。12%~15%的成人 GIST 及90%的儿童 GIST 表现为 KIT 和 PDGFRA 野生型(wt-GIST),这些肿瘤的发生机制目前尚不清楚,可能源于基因调控信号的改变或其他未知因素。最近研究报道,一些特殊蛋白参与了这类肿瘤的分子发生机制,如 IGF-I 受体,或 BRAF 基因突变占野生型 GIST 的7%。

(三) 舒尼替尼

舒尼替尼是一种多靶点的酪氨酸激酶抑制剂,其对 KIT、PDGFRA、血管内皮细胞生长因子受体(VEGFR)、FMS 样酪氨酸激酶3(FLT3)及 RET 原癌基因编码的受体均有较好的抑制作用。由于它能干扰肿瘤细胞发展形成新生血管的能力,在分子水平上抑制酪氨酸激酶的活性,阻止新生血管的生长,已被 FDA 认可用于治疗对伊马替尼无效或不能耐受的进展期 GIST 患者。在一项随机双盲、安慰剂对照、多中心的Ⅲ期临床试验中,应用舒尼替尼与安慰剂治疗伊马替尼无效或发生耐药的进展期 GIST 患者,结果显示舒尼替尼治疗组的患者与安慰剂治疗组相比:中位肿瘤进展时间明显延长(27.3周:6.4周,HR,0.33,$P<0.001$),缓解率增大(6.8%:0,$P=0.006$)[1]。2006年舒尼替尼获得美国 FDA 批准用于伊马替尼耐药的难治性 GIST 患者。Heinrich MC 等研究发现,舒尼替尼对 KIT 外显子9突变者效果最好,对外显子13和14突变者(V654A、T670I)也有疗效,对外显子11突变者的效果不理想[2]。在相关耐药机制的研究中发现,与伊马替尼相同,激活环上敏感位点(包括 D816 和 D820)的突变可以导致 c-KIT 自动激活,从而产生舒尼替尼耐药。因此,对 GIST 进行突变基因检测,明确是否为耐药型,并选择个性化的治疗方案,将有助于伊马替尼耐药问题的解决。

(四) 伊马替尼

伊马替尼是一种小分子抑制剂,它通过与 ATP 竞争性结合 KIT、PDGFR-A 及 bcr-abl 融合蛋白的核苷酸结合位点,从而抑制其活动性。2001年5月,在作为第一线和第二线治疗有良好反应的基础上,美国 FDA 批准伊马替尼用于治疗慢性粒细胞白血病。紧接着证实其可抑制 KIT 的活性,并在首次临床应用于一例既往重度化疗的转移性 GIST 病人,获得明显而持久的疗效。147 例 KIT 阳性不能手术切除或转移的胃肠道间质瘤患者随机分配到 400 mg/d 或 600 mg/d 组。中位随访时间 9 个月时,总体部分缓解率(PR)54%,疾病稳定率(SD)28%,临床获益率(PR+SD)82%,但是没有一位病人完全有效。在两组不同剂量组中在反应的程度及持续时间上没有显著差异。估计一年总生存率为 88%。鉴于这项研究结果,2002 年美国 FDA 批准伊马替尼用于不能手术切除或转移的 GISTs 的治疗。2006 年对该临床 Ⅱ 试验的长期随访分析表明,中位缓解时间为 27 个月,中位生存期为 58 个月[3]。

四 分子诊断思路和相关基因列表

NCCN 指南指出 GIST 以形态学诊断为基础,KIT 和 PDGFRA 基因突变检测作为辅助诊断。在使用 TKIs 治疗过程中强烈建议对 KIT 和 PDGFRA 基因进行突变检测,GIST 中,KIT 外显子 11 和 9 突变对伊马替尼的应答率分别为 90% 和 50%;PDGFRA 除了 D842V,大多数突变对伊马替尼都有一定的应答。通常 KIT 和 PDGFRA 基因突变使用伊马替尼后发生耐药,可选用舒尼替尼(sunitinib)或者瑞戈非尼(regorafenib)作为二线治疗用药。针对 PDGFRA D842V 突变,NCCN 指南推荐使用 avapritinib 进行治疗[4]。表 2-18-4 总结了胃肠间质瘤相关 KIT 和 PDGFRA 基因突变与临床诊治和预后的关系。

表 2-18-4 胃肠间质瘤相关突变基因

基因	常见突变	突变频率	诊断	治疗	预后
PDGFRA	Exon18 D842V(占所有突变的 90%)Exon12 Val561Asp Exon14 Lys561Asp	5%~10%	无 c-KIT 突变的 GIST 中 10% 可以检测出 PDGFRA 基因突变	携带 PDGFRA 基因突变的晚期 GIST 患者可从伊马替尼的靶向治疗中获益	PDGFRA 突变的 GIST 主要发生在胃,多呈上皮细胞型或含上皮样细胞成分,核分裂象少见,恶性程度低,预后较好。Exon18 D842V 突变的 GIST 对伊马替尼原发耐药[5]

续表 2-18-4

基因	常见突变	突变频率	诊断	治疗	预后
KIT	Exon11 点突变常见于第557、559、560和576位点；框内缺失最常见于557~558位点	80%	70%~80%的GIST的患者存在c-KIT突变。最常见于Exon11，临床上可以鉴别诊断	对于进展期GIST，约90% KIT基因外显子11突变病人可从伊马替尼治疗中获益，约50% KIT基因外显子9突变病人可从伊马替尼治疗中获益	KIT基因缺失性突变有可能造成GIST肿瘤无限制生长,导致肿瘤恶性转化。KIT基因第11号外显子缺失性突变阳性5年生存期明显低于阴性的患者。KIT外显子11缺失是GIST患者的独立不良预后因素[6]

注：表中突变频率源自cBioportal数据库（www.cbioportal.org）.

参考文献

[1] DEMETRI G D, VAN OOSTEROM A T, GARRETT C R, et al. Efficacy and safety of sunitinib in patients with advanced gastrointestinal stromal tumour after failure of imatinib: a randomised controlled trial[J]. Lancet, 2006, 368 (9544): 1329-1338.

[2] HEINRICH M C, MAKI R G, CORLESS C L, et al. Primary and secondary kinase genotypes correlate with the biological and clinical activity of sunitinib in imatinib-resistant gastrointestinal stromal tumor[J]. J Clin Oncol, 2008, 26(33): 5352-5359.

[3] 李楠静, 毕锋, 邱萌, 等. 胃肠间质瘤的分子靶向治疗进展[J]. 四川医学, 2010, 31(1): 117-119.

[4] NCCN. Soft Tissue Sarcoma[R]. USA: NCCN Guideline, 2020, Version 2.

[5] 李军, 蔡航航, 王渝, 等. 胃肠道间质瘤c-Kit及PDGFRA基因突变与临床病理特征、免疫表型及预后的关系[J]. 临床与实验病理学杂志, 2018, 34(8): 834-839.

[6] ANDERSSON J, BüMMING P, MEIS-KINDBLOM J M, et al. Gastrointestinal stromal tumors with KIT exon 11 deletions are associated with poor prognosis[J]. Gastroenterology, 2006, 130(6): 1573-1581.

第十九节 头颈部肿瘤

一、概述

头颈部肿瘤是指颅底至锁骨上、颈椎前这一解剖范围内的所有肿瘤,包括头面部软组织、耳鼻咽喉、口腔、涎腺、颈部软组织、甲状腺等部位的恶性肿瘤,不包括颅内、颈椎及眼内的恶性疾病。头颈部肿瘤是世界范围内第六大常见恶性肿瘤,其中90%以上为鳞状细胞癌[1]。吸烟和嗜酒是头颈部鳞癌的常见危险因素,人乳头瘤病毒(human papillomavirus,HPV)感染也与口咽癌发病密切相关。在美国和部分西方国家,60%~80%的口咽癌与HPV感染相关,但在中国,HPV的感染率相对较低。在中国,口腔癌及咽喉癌的发病率为3.28/100 000,死亡率为1.37/100 000;鼻咽癌的发病率为3.61/100 000,死亡率为1.99/100 000。

二、诊断标准

头颈部肿瘤的诊治应特别重视多学科团队(multidisciplinary team,MDT)的作用,特别是对于晚期头颈部鳞癌患者,MDT原则应该贯穿治疗全程。MDT的实施过程中由多个学科的专家共同分析患者的临床表现、影像、病理和分子生物学资料,对患者的一般状况、疾病的诊断、分期/侵犯范围、发展趋向和预后做出全面的评估,并根据当前的国内外治疗规范/指南或循证医学依据,结合现有的治疗手段,为患者制订最适合的整体治疗策略。MDT团队应根据治疗过程中患者机体状况的变化、肿瘤的反应而适时调整治疗方案,以期最大幅度地延长患者的生存期、提高治愈率和改善生活质量。

(一)影像诊断

原发灶的增强CT或MRI是诊断头颈部肿瘤的常用手段,二者各有利弊。头颈部肿瘤的原发灶诊断主要依赖于经口或内镜下肿块活检,而淋巴结穿刺或活检有助于分期诊断。国外比较提倡在全麻下进行全上消化道内镜(panendoscopy)检查,对可疑部位进行活检,有助于提高诊断成功率并且有可能发现第二原发肿瘤(表2-19-1)。

表2-19-1 影像诊断技术

内容	Ⅰ级推荐	Ⅱ级推荐
诊断	原发灶增强CT 原发灶增强MRI 颈部增强CT	PET/CT
影像分期	原发灶增强CT 原发灶增强MRI 颈部增强CT 胸部增强或平扫CT 腹部B超	PET/CT
获取组织或细胞学技术	经口或内镜下肿块活检;颈部淋巴结穿刺或活检	全麻下全消化道内镜下检查并活检

(二)病理学诊断

头颈部肿瘤的病理对于分期诊断和治疗选择至关重要(表2-19-2)。无论是活检或穿刺标本,首先需要根据组织形态学确定良恶性及组织学类型,必要时结合免疫组化染色结果。对于头颈部鳞癌的根治性手术标本,需要提供肿瘤大小、分化程度、切缘、脉管侵犯、周围神经浸润、骨或软骨浸润、淋巴结转移部位和数目以及包膜外侵犯等信息。对于口腔癌,需要明确肿瘤浸润深度,从而有利于指导后续治疗策略。对于口咽癌,有条件可以进行p16的免疫组化检测以明确是否与HPV感染相关,但目前各指南尚不建议根据检测结果决定后续个体化的治疗策略。[2-3]

表2-19-2 病理学诊断

内容	Ⅰ级推荐	Ⅱ级推荐
形态学	根据组织形态学明确鳞癌和其他类型头颈部肿瘤	
免疫组化	根据免疫组化染色结果明确鳞癌和其他类型头颈部肿瘤	针对口咽癌,行p16检测以确定与HPV感染相关

常见分子生物学异常及靶向药物

(一) 常见分子异常

头颈部肿瘤以往主要以手术及放疗、化疗单独或联合治疗为主,但手术和放化疗并不能起到满意的治疗效果;且放化疗后局部复发和远处转移患者的中位总生存期只有6~8个月,也是头颈部肿瘤治疗过程中的棘手问题。因此,寻找肿瘤相关驱动基因,分子变异,引入靶向治疗为头颈部肿瘤治疗带来了新的活力。

1. EGFR突变　已有大量文献报道表皮生长因子受体(EGFR)在HNSCC中的作用。据了解,90%以上的HNSCC中EGFR在蛋白质水平上存在过表达。EGFR水平升高与局部或区域性复发,且与总体生存率下降有关。EGFR在头颈部肿瘤中主要以扩增突变为主,常用FISH方法检测,突变较为少见。目前主要的靶向药物有西妥昔单抗、厄洛替尼、吉非替尼、阿法替尼。

2. TP53基因　TP53基因是最早研究的与头颈部肿瘤相关的基因之一,TP53基因在各种各样的人类癌症中经常发生改变。在核酸水平上,最常见的突变包括点突变、缺失突变和表观遗传改变,包括启动子甲基化。其中大部分都能导致TP53失活,其突变频率在HNSCC中高达80%,有证据表明其突变与放射治疗抵抗和治疗失败相关,是用来诊断手术后病灶边缘是否切除干净的指标,目前没有针对TP53的靶向药物,所以其并非HNSCC的一个极典型的指标。

3. NOTCH1基因　与NOTCH1相关的信号通路目前还不完全清楚,其可能对细胞的发育和增殖很重要。据报道,在肺癌、乳腺癌和卵巢癌以及胶质母细胞瘤等恶性肿瘤中,不到5%的病人发生NOTCH1基因突变,根据基因突变的类型和基因的功能,NOTCH1在HNSCC中可能作为肿瘤抑制基因发挥作用。其突变发生频率为10%~15%,与预后不良相关。

4. PIK3CA　PIK3CA位于染色体3q26上。该基因的突变和扩增已在多种不同的人类恶性肿瘤中得到鉴定,包括HNSCC。在HNSCC中,突变频率为5%~15%。该基因是原癌基因,通常发生激活点突变。最常见的突变发生在外显子9和20上,热点突变为H1047R、E542K和E545K。目前有多种用于靶向PI3K途径的抑制剂正在研究,包括靶向PIK3CA突变的特异性抑制剂。

5. CCND1　CCND1是编码cyclin D1的基因。它位于染色体11q13上。在高达40%的HNSCC中发现了CCND1基因的扩增,在高达75%的HNSCC

中发现了 cyclin D1 蛋白的过度表达。许多研究表明,蛋白质表达和基因扩增可能对预后有价值,早期结果表明可能与治疗反应有关。但是这些研究由于方法缺乏一致性,以及缺乏大规模的随机试验,结论有些存在矛盾,阻碍了该基因的临床应用。

6. VEGF　血管生长因子(vascular endothelial growth factor,VEGF)是一种在头颈部鳞癌患者中过表达的血管生成调节因子。VEGF 在 67% 的鼻咽癌患者中过表达,对于 EB 病毒阳性的鼻咽癌患者,VEGF 的过表达还与较高的局部复发率和死亡率有关。贝伐单抗是一种重组的人源化的单克隆抗体,可与 VEGF 结合,阻碍 VEGF 与其受体在内皮细胞表面的相互作用,从而抑制微血管生成并抑制肿瘤转移。

7. CDKN2A　CDKN2A 位于染色体 9p21 上,编码蛋白产物 p16INK4A 和 p15INK4A,p16INK4A 是一种细胞周期蛋白依赖性激酶抑制剂,在细胞周期 G1/S 检查点的调节中发挥作用。CDKN2A 是一种肿瘤抑制基因,在 HNSCC 中通过缺失或不常见的点突变和表观遗传启动子甲基化而频繁失活。虽然 CDKN2A 在 HNSCC 中失活明显,且作为 HNSCC 发病机制的一部分,但目前还没有该基因检测的临床或诊断应用。

(二)靶向用药

头颈部肿瘤的靶向治疗药物根据不同的作用机制,主要有:①表皮生长因子受体(epidermal growth factor receptor,EGFR)的单克隆抗体:西妥昔单抗(cetuximab,C225)、帕尼单抗(panitumumab),zalutumumab,尼妥珠单抗(nimotuzumab)。②表皮生长因子受体酪氨酸激酶抑制剂:吉非替尼(gefitinib),厄洛替尼(erlotinib)、拉帕替尼(lapatinib),afatanib,dacomitinib。③血管内皮生长因子受体(vascular endothelial growth factor receptor,VEGFR)抑制剂:贝伐单抗(bevacizumab),索拉非尼(sorafenib)、舒尼替尼(sunitinib)、凡德他尼(vandetanib)。④其他靶向治疗药物:如蛋白酶体抑制剂硼替佐米(bortezomib)、组蛋白乙酰化抑制剂伏立诺他(vorinostat)、Auraro 激酶抑制剂、细胞周期蛋白依赖性激酶抑制剂等。

1. EGFR 单抗 C225　表皮生长因子受体抑制剂 C225 是一种特异性阻断表皮生长因子(EGF)单克隆抗体,其抗肿瘤的机制主要是与 EGFR 的胞外激酶特异性结合,阻断与 EGFR 有关的细胞信号传导通路,从而起到抑制肿瘤细胞生长,诱导肿瘤细胞凋亡的作用。C225 具体的抗肿瘤机制可能与以下几个方面有关。①细胞周期调节作用:C225 可使处于分裂状态的肿瘤细胞出现 G1 期阻滞,诱导肿瘤细胞凋亡。②抑制血管生成:C225 可抑制新生血管的形成,同时可减少肿瘤微血管的数量,干扰已生成的血管向肿瘤内部生长。③抑制肿瘤细胞的浸润和转移。④C225 介导的抗体依赖细胞毒作用:C225 通过引起抗体依赖的细胞毒作用(antibody-dependert cellular cytotoxicity,ADCC),增强免疫细胞的细胞毒作用,间接起到抗肿瘤作用。与单纯放疗相比,在不增加毒性作用的前提下,放疗联合 C225 治疗晚期头颈部肿瘤患者更为有效。

2. 贝伐单抗对头颈部肿瘤治疗 血管生长因子(vascular endothelial growth factor,VEGF)是一种在头颈部鳞癌患者中过表达的血管生成调节因子。

贝伐单抗是一种重组的人源化的单克隆抗体,可与 VEGF 结合,阻碍 VEGF 与其受体(vascular endothelial growth factor receptor,VEGFR)在内皮细胞表面的相互作用,从而抑制微血管生成并抑制肿瘤转移。目前,有关于贝伐单抗治疗 HSC 的研究仍在进行中,但仍主要集中在贝伐单抗和放化疗联合治疗方面。

3. 除 C225 外的 EGFR 单克隆抗体 帕尼单抗、zalutumumab 和尼妥珠单抗是除 C225 外作用于 EGFR 的三种单克隆抗体。帕尼单抗是一种完全人源化的单克隆抗体,与 EGFR 具有高度的亲和性。EGFR 酪氨酸激酶受体抑制剂主要有吉非替尼和厄洛替尼两种。吉非替尼是一种苯胺奎那唑啉化合物(anilinoquinazoline),具有较强的 EGFR 酪氨酸激酶抑制作用,可对癌细胞的增殖、生长、存活的信号转导通路起阻断作用。厄洛替尼是一种Ⅰ型人表皮生长因子受体/表皮生长因子受体酪氨酸激酶抑制剂,厄洛替尼的抗肿瘤机制目前尚未完全明确。

4. Aurora 激酶抑制剂 Aurora 是一种和细胞有丝分裂有关的丝/苏氨酸蛋白激酶,包括 Aurora A、Aurora B、Aurora C 3 种,在结构上具有高度的同源性,Aurora A、Aurora B 在细胞有丝分裂中的作用明显,与恶性肿瘤关系密切。其中,Aurora A 的基因被认为是一种原癌基因,在包括 HNSCC 在内的实体肿瘤中高表达,并影响放化疗的疗效。Aurora B 是一种染色体过客蛋白(chromosomal passenger protein),和其他 3 种染色体过客蛋白即存活蛋白(suvivin)、着丝粒内蛋白(inner centromere protein,INCENP)、Borealin 共同构成染色体过客蛋白复合物(chromosomal passenger complex,CPC),具有促进细胞有丝分裂的作用,在多种肿瘤细胞中均存在 Aurora B 的高表达。Aurora C 也属于一种染色体过客蛋白,与 Aurora B 作用相似,存在于有丝分裂的细胞中。

5. 细胞周期蛋白依赖性激酶抑制剂 细胞周期蛋白依赖性激酶(cyclin-dependent kinases,CDKs)是调控细胞周期进程的关键蛋白,当 CDKs 在调控细胞周期的过程中出现异常时,就会导致肿瘤的发生。细胞周期蛋白依赖性激酶抑制剂具有抑制 CDKs 的作用,从而从细胞周期层面上起到抑制肿瘤细胞增殖的作用。早在1998年，Patel等就发现细胞周期蛋白依赖性激酶抑制剂夫拉平度对HNSCC细胞具有抗肿瘤活性。目前，包括SNS-032和7-hydroxystaurosporine（UCN-01）在内的细胞周期蛋白依赖性激酶抑制剂正处于研究中，但主要集中在血液系统肿瘤方面，在HNSCC方面的研究仍需进一步阐明。

6. 多靶点靶向抗肿瘤药物　多靶点的靶向治疗药物（如索拉非尼、舒尼替尼、凡德他尼等）治疗HNC的研究也在不断进行中，以Ⅱ期临床试验为主。索拉非尼具有双重抗肿瘤作用，一方面可抑制RAF/MEK/ERK信号转导通路；另一方面可抑制VEGFR和血小板衍生生长因子受体（platelet-derived growth factor receptor，PDGF）阻断肿瘤新生血管生成，直接或间接抑制肿瘤生长。索拉非尼已被FDA批准用于晚期肾细胞癌的治疗。Williamson等进行的Ⅱ期临床试验中，41例局部晚期/远处转移HNSCC患者在应用索拉非尼治疗后的中位PFS和OS分别为4个月和9个月；试验中出现的毒性反应较轻，但却显示出了索拉非尼良好的耐受性[2]。

四 分子诊断思路和相关基因列表

头颈部鳞状细胞癌的发生通常与吸烟有关，其分子改变通常与烟草相关的DNA损伤有关。在过去的十年中，鳞状细胞癌的发病率在全球范围内呈上升趋势，尤其是口咽部的发病率肿瘤。分子生物学的进展表明，这些肿瘤中的许多与HPV有很强的联系[3]。而由于吸烟或饮酒引起的鳞状细胞癌与HPV病毒引起的鳞状细胞癌相比对治疗不敏感且预后较差。因此，病理学家首先应考虑通过p16免疫组化染色和（或）使用原位杂交或基于PCR的HPV分子检测来检测所有口咽肿瘤是否与HPV相关[4]。

虽然对HNSCC的肿瘤发生途径和分子机制已经进行了广泛的研究，但目前应用于临床的诊断性应用仍然很少。目前研究得较多的与头颈部肿瘤原癌基因有EGFR、RAS、CCND1、BRAF和PIK3CA，常见的抑癌基因主要有TP53、CDKN2A和NOTCH，2020年NCCN指南中应用于临床的与靶向药物相关的分子主要为EGFR。表2-19-4列出头颈部肿瘤相关基因[5-8]。

常见实体肿瘤分子诊断思路

表 2-19-4 头颈部肿瘤相关突变基因

基因	常见突变	突变频率	基因功能和诊断	治疗	预后
EGFR	扩增	7%	转移,恶化	西妥昔单抗、厄洛替尼、吉非替尼、阿法替尼	与不良的临床结局、化疗敏感性降低、高复发率和低生存率有关
TP53	点突变、缺失突变和表观遗传改变	80%	肿瘤抑制基因DNA损伤修复、凋亡和衰老	腺病毒介导的p53基因置换	预后不良
NOTCH1	9p34.3突变	10%~15%	组织依赖性作肿瘤抑制或癌基因,在细胞分化、谱系调控中起重要作用	γ分泌酶抑制剂在T细胞急性淋巴细胞白血病和乳腺癌中的研究	预后不良
PIK3CA	3q26.32扩增	5%~15%	癌基因PIK3的催化亚单位,Ras激活的靶点,在细胞分化、谱系和胚胎发育的调控中很重要	抑制PIK3下游效应物,包括Akt和mTOR,PIK3CA抑制剂已用于乳腺癌和非小细胞肺癌的研究	预后不良
CDKN2A	9p21.3	9%	肿瘤抑制基因,调节G1细胞周期向S期的进展	CDK抑制剂	预后不良
CCND1	11q13	40%	在头颈部肿瘤淋巴结转移中存在	与治疗疗效相关	出现在晚期
VEGF	扩增	67%	VEGF在67%的鼻咽癌患者中过表达,对于EB病毒阳性的鼻咽癌患者,VEGF的过表达还与较高的局部复发率和死亡率有关	贝伐单抗是一种重组的人源化的单克隆抗体,可与VEGF结合,阻碍VEGF与其受体在内皮细胞表面的相互作用,从而抑制微血管生成并抑制肿瘤转移	VEGF是一种在头颈部鳞癌患者中过表达的血管生成调节因子

注:表中突变频率源自cBioportal数据库(www.cbioportal.org)。

参考文献

[1] 中国抗癌协会. 头颈部鳞癌综合治疗：中国专家共识2013版[R]. 中国：中国抗癌协会, 2013.

[2] 中国临床肿瘤学会（CSCO）. 头颈部肿瘤诊疗指南[R]. 中国：CSCO, 2018.

[3] LECHNER M, FRAMPTON G M, FENTON T, et al. Targeted next-generation sequencing of head and neck squamous cell carcinoma identifies novel genetic alterations in HPV+ and HPV- tumors[J]. Genome Med, 2013, 5(5):49.

[4] HUNT J L. An update on molecular diagnostics of squamous and salivary gland tumors of the head and neck[J]. Arch Pathol Lab Med, 2011, 135(5):602-609.

[5] BUDACH V, TINHOFER I. Novel prognostic clinical factors and biomarkers for outcome prediction in head and neck cancer：a systematic review[J]. Lancet Oncol, 2019, 20(6):e313-e326.

[6] HUNT J L, BARNES L, LEWIS J S, et al. Molecular diagnostic alterations in squamous cell carcinoma of the head and neck and potential diagnostic applications[J]. Eur Arch Otorhinolaryngol, 2014, 271(2):211-223.

[7] LOYO M, LI R J, BETTEGOWDA C, et al. Lessons learned from next-generation sequencing in head and neck cancer[J]. Head Neck, 2013, 35(3):454-463.

[8] NCCN. Head and neck cancers[R]. USA：NCCN Guidelines, 2020, Version 2.

第二十节　子宫内膜癌

　概述

子宫内膜癌（endometrial carcinoma, EC）是女性生殖系统常见恶性肿瘤，多发于中老年女性，近些年其发病率随时间持续上升并有年轻化趋势，特别是在那些社会经济快速转型的国家[1]。子宫肿瘤的危险因素包括雌激素水平的升高（由肥胖、糖尿病和高脂肪饮食引起）、初潮年龄早、不孕、绝经年龄晚、林奇综合征、年龄偏大（55岁）和他莫西芬的使用[2]。尽管子宫内膜癌总体预后较好，但其发病率和死亡率的不断上升使其防控形势日益严峻[3]。

子宫内膜癌以手术联合放、化疗为标准治疗方式；部分渴望保留生育能力的患者可经咨询后行保守治疗，待生育后进行手术。1983 年，Bockman 提出子宫内膜癌临床分型，将其分为Ⅰ型（雌激素依赖型）和Ⅱ型（非雌激素依赖型）；1994 年，Poulsen 将子宫内膜癌按组织病理学分为腺癌、浆液性腺癌、黏液性腺癌、透明细胞癌、鳞状细胞癌、混合性癌和未分化癌；2013 年，癌症基因组图谱（The Cancer Genome Atlas，TCGA）根据不同突变方式和拷贝数将子宫内膜癌分为 4 种，即 POLE（DNA polymerase epsilon）突变型、微卫星不稳定高突变型、低拷贝数型和高拷贝数型。该分子分型对不同亚型患者的精准化治疗与预测患者预后具有重要指导意义[4]。

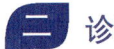

诊断标准

（一）诊断评估原则和步骤

1. 临床症状　子宫内膜癌常发病于绝经后，约 90% 的患者初期可有不规则阴道流血或排液等症状，少数可出现下腹痛及不适[5]。

2. 早期筛查和诊断方法　目前 EC 筛查及诊断方法较多：血清肿瘤标志物检测、影像学、组织病理学检查等；宫腔内直接获取内膜细胞或组织是一种更为直接的方法[6]。

（1）组织学诊断与细胞学筛查：子宫内膜活检术评估子宫内膜癌病理状态较为直接，易行且高效，但存在准确性不高，较局限等缺点；分段诊刮术在病理上诊断子宫内膜癌的价值可观，但值得注意的是诊刮为盲刮，对较小的，位于子宫角的病灶，仍可能漏诊，且诊刮无法判断肌层浸润和分期；临床对于疑似内膜病变但病理诊刮阴性的患者，需注意随访；宫内毛刷、宫腔细胞吸引器、子宫冲洗等方法可作为细胞学筛查的重要手段，筛查的准确率较客观[5]。

（2）宫腔镜：宫腔镜下活检具有直观、视野清晰等优势，对部分早期隐匿性的癌变患者的价值较高，如行阴道 B 超内膜厚度正常，或诊断性刮宫，活检阴性有出血等症状的围绝经期患者均可考虑实施。

（3）影像学诊断：经阴道 B 超可通过组织声抗不同形成的界面清晰显示癌变子宫有无轮廓增大，宫腔内膜厚度（绝经后≥5 mm，绝经前≥10 mm）[7]。

（4）CA125，HE4：CA125 对子宫内膜癌患者具有一定的筛查价值，但在早期患者中的总体阳性率仅有 14%～33%[8]。人附睾分泌蛋白 E4（HE4）是一种新的肿瘤标志物。研究显示[9]，联合检测 CA125 及 HE4 对发现早期病变，判断肿瘤浸润深度等均有益。

（5）前哨淋巴结：对于子宫内膜癌早期患者，确定各个部位有无淋巴结转移或进行个体化的淋巴结切除都具有重要的意义。NCCN 指南也推荐前哨淋巴结检测技术可应用于早期或不能耐受大面积淋巴结切除的患者,但是仍存在染料示踪剂的选择、用量、注射部位、腹主动脉周围前哨淋巴结采样及病理超分期意义不明等问题[2]。因此,前哨淋巴结检测能否替代子宫内膜癌全面分期手术仍需进一步研究。

(二)子宫内膜癌分期

目前,国际常用的子宫内膜癌分期为 FIGO 分期,自制定之初到现在的近 50 年来,进行了多次修正,以 2009 年版本最为常用[10]。

(三)分子分型

2013 年子宫内膜癌美国癌症基因组图研究中心(TCGA),根据整合基因组特点,将子宫内膜癌重新分为 4 种不同的类型,其分别具有不同的预后,该分类为临床治疗和预后判断提供更准确的信息[11]。TCGA 对 373 例子宫内膜癌患者(其中包括 307 例子宫内膜样癌、66 例浆液性癌和混合性癌)进行整合基因组、转录组学和蛋白质组学表征的研究,基于突变谱、拷贝数改变、微卫星不稳定性综合数据将子宫内膜癌分为 4 类。

1. POLE 基因突变型　具有很高突变率的"超突变"肿瘤,均含有聚合酶 epsilon(POLE)基因核酸外切酶域突变,C→A 碱基转换频率增加,具有 PTEN、PIK3R1、PIK3CA、FBXW7 和 KRAS 等突变,预后较好。

2. 微卫星不稳定超突变型(micro satellite instability-hyper mutated,MSI-H)　"超突变型(hyper mutated)"肿瘤具有突变率高、拷贝数低的特点;常具有 KRAS 和 PTEN 突变。

3. 低拷贝数型(copy number abnormalities low,CN-L)　体细胞拷贝数变化(SCNAs)大部分是微卫星稳定、突变率低、具有频繁 CTNNB1 基因突变的 1 和 2 级子宫内膜样癌。

4. 高拷贝数型(copy number abnormalities high,CN-H)　具有较多拷贝数改变,突变率低,频繁 TP53、FBXW7 和 PPP2R1A 突变,较少有 PTEN 和 KRAS 突变,并且预后较差。

4 种类型中,POLE 基因突变型通常具有高的组织学分级,但预后好,患者通常无疾病进展;其次是 MSI-H 型,最差的是 CN-H 型,而 CN-L 型的预后界于 CN-H 与 MSI-H 组之间。这些结果表明,在对子宫内膜癌的分型诊断中,鉴别 CN-H 型与 POLE 基因突变型和 MSI-H 型具有非常重要的意义。

三　常见分子生物学异常与靶向药物

靶向治疗和抗血管生成药物治疗:针对子宫内膜癌发病有关的磷脂酰

肌醇-3-激酶、哺乳动物雷帕霉素靶蛋白、成纤维细胞生长因子受体2、血管内皮生长因子、血小板衍生生长因子等通路的靶向治疗和抗血管生成药物治疗目前仍在探索中。舒尼替尼通过抑制血管生成和直接抗增殖作用在治疗其他系统器官肿瘤中效果显著[12]，其中在治疗持续性或复发性卵巢透明细胞癌的靶向治疗初见成效[13]。子宫内膜癌常见分子生物学异常如下。

(一)聚合酶 ε

聚合酶 ε(polymerase epsilon,POLE)基因超突变型：占子宫内膜癌的7%，均伴有 POLE 核酸外切酶结构域的突变(POLE exonuclease domain mutations,POLE EDM)；此类肿瘤患者发病年龄较小，肿瘤多为 G1 级，几乎均为子宫内膜样腺癌，浆液性癌和透明细胞癌极少见，较少发生深肌层浸润和淋巴脉管浸润，预后较好；同时，肿瘤细胞毒性 T 细胞反应增强，提示免疫检查点抑制剂治疗可能对其有效[14]。

(二)微卫星不稳定

微卫星不稳定型：微卫星又称为"短串联重复序列"，广泛存在于人类基因组中，DNA 错配修复系统可识别和修复 DNA 复制过程中出现的错误，当错配修复出现缺陷即可导致 MSI；MSI 型子宫内膜癌占全部子宫内膜癌的 28%，其错配修复基因突变率是微卫星稳定(microsatellite stability,MSS)型子宫内膜癌的 10 余倍，具有较高的突变负荷；此类型肿瘤与林奇综合征密切相关，后者是一种伴有错配修复(如 MLH1/2、MSH6、PMS2 和 EPCAM)突变的常染色体显性遗传疾病，患者发生直肠癌、子宫内膜癌、卵巢癌和胃癌等的风险增加；在 MSI 型子宫内膜癌中，通常蛋白激酶 B(protein kinase B,PKB)高表达而 PTEN 低表达，95%的患者发生磷脂酰肌醇-3-羟激酶(phosphatidylinositol 3-hydroxy kinase,PI3K)通路改变；错配修复基因缺陷引起的大量体细胞突变可以编码出非己免疫性抗原，因此免疫治疗可能对此类型肿瘤的效果较好。

(三)TP53

高拷贝数型子宫内膜癌占子宫内膜癌的 26%，此亚型包含了上述所有亚型之外的浆液性癌和 25%高级别子宫内膜样癌；大部分肿瘤有 TP53 基因突变且高频率的 FBXW7(22%)和 PPP2R1A(22%)基因突变；部分高级别子宫内膜样癌与浆液性癌有类似的体细胞拷贝数改变和突变谱，这提示此类患者可以参考浆液性癌的治疗方案。

(四)KRAS

ras 基因是一种广泛存在于真核生物细胞中的原癌基因，在正常组织中也有少量表达，其家族主要包括 K-ras、H-ras、N-ras 3 个基因。ras 基因的编码产物是 p21 蛋白，具有调节细胞增殖及分化的功能。一旦 ras 原癌基因被激活成癌基因可使 GTP 酶的活性降低,p21 蛋白持续与 GTP 结合并长时间刺激细胞,导致细胞恶性增殖,进而产生肿瘤。黄小琪[15]的研究显示,子宫内膜癌组织中 K-ras 蛋白的阳性表达率明显高于正常子宫内膜组织,同时 K-ras 基因的突变率高达 33%,最常见的突变位点位于第 12 位密码子上,主要突变方式为 G→T 碱基颠换。

(五) PIK3CA

磷脂酰肌醇-3-激酶催化亚单位 α 基因定位于第 3 号染色体长臂 2 区 6 带(3q26),包含 20 个外显子,其编码的 p110α 催化亚单位由 1 068 种氨基酸组成。该基因的突变可以抑制细胞的老化凋亡、降低对生长因子的依赖程度,并增强肿瘤细胞的迁移和侵袭能力。对于子宫内膜癌来说,磷脂酰肌醇-3-激酶催化亚单位 α 基因突变主要改变肿瘤的浸润能力。该基因的突变率在不同型别的子宫内膜癌组织中是不同的,Ⅰ型往往高于Ⅱ型[16],与子宫内膜非典型增生组织的突变率相比,癌组织内的突变率高出数倍。因此推测磷脂酰肌醇-3-激酶催化亚单位 α 基因突变多发生于疾病的中晚期,这与其他癌基因的突变时间节点存在差异。

(六) 同源重组修复基因

研究表明,HRR(同源重组修复)基因突变与多个肿瘤的预后相关,也与 PARP 抑制剂疗效相关。一项包含 36 名子宫内膜癌患者的研究表明,在 24% 的病例中观察到 HRD(同源重组修复缺陷),并且仅限于非子宫内膜样、TP53 突变的子宫内膜癌(NEEC),主要属于高拷贝数型(CN-H 型),除 1 例 HRD 病例外,其他所有病例均具有 HRR 基因的致病性 BRCA1 变异或高体细胞拷贝数(SCN)丢失。此评估可能有助于筛选铂类药物和 PARP 抑制剂的获益人群[11]。

四 分子诊断思路和相关基因列表

对于已知或疑似子宫肿瘤的患者,已知或疑似恶性肿瘤的初始术前检查包括:病史和体格检查、专家病理学检查(如子宫内膜活检)、影像学检查、基因评估等;目前最新的 NCCN 指南已推荐子宫内膜癌患者进行 TCGA 分型检测,从而更有效地进行预后评估和个体化治疗。

其中,免疫组化 p53 异常染色是识别具有高拷贝数肿瘤的替代方法;免疫组化检测 MMR 蛋白(MLH1、MSH2、MSH6、PMS2)或 MSI 检测可用于检测超突变/MSI-H 肿瘤;POLE 外切酶结构域中的突变测序是鉴定超突变/POLE 突变的替代方法,拷贝数低组由缺乏上述分子特征的肿瘤组成,迄今为止有证据表明,这种分类具有重复性高的潜力。临床诊断分子分型流程如图 2-20-1[2]。

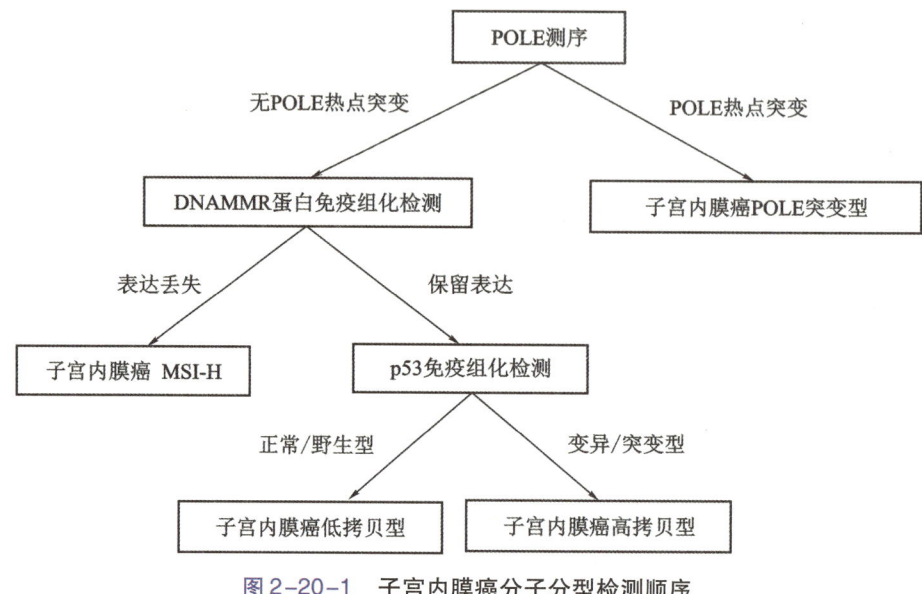

图 2-20-1 子宫内膜癌分子分型检测顺序

表 2-20-1 总结了子宫内膜癌分子分型相关基因:

表 2-20-1 子宫内膜癌分子分型相关基因

基因	突变类型	突变频率	预测性预后性	诊断	靶向免疫药物
POLE	C→A 碱基转换频率增加,伴有 PTEN、PIK3R1、PIK3CA、FBXW7 和 KRAS 等突变	7%	预后良好	发病年龄较小,肿瘤多为 G1 级,几乎均为子宫内膜样腺癌	PD-1/PD-L1 免疫抑制剂
MSI	MSI-H	28%	预后中等	与林奇综合征密切相关 MSI-H 型	PD-1/PD-L1 免疫抑制剂
TP53	多伴有 TP53、FBXW7 和 PPP2R1A 突变	26%	预后较差	浆液性癌和 25% 高级别子宫内膜样癌;CN-H 高拷贝数型	
CTNNB1	MSI-SS		预后介与 MSI-H 和 CN-H 之间	1 和 2 级子宫内膜样癌;CN-L 高拷贝数型	

针对子宫肉瘤中间充质瘤和混合上皮间充质瘤部分患者，NCCN 建议检测的相关基因突变见表 2-20-2[2]。

表 2-20-2 子宫肉瘤：间充质瘤和混合上皮间充质瘤相关分子检测

相关的分子检查	肿瘤	组织学诊断特征	确认诊断	预后特征	其他
JAZF1-suz12 融合最常见（50%），其次是 JAZF1-PHF1、EPC1-PHF1 和 MEAF6-PHF1 融合；MBTD1-CXorf67、BRD8-PHF1、EPC2-PHF1、EPC1-SUZ12 少见报道	低度子宫内膜间质肉瘤	细胞学上平淡的梭形细胞增生，类似增生性子宫内膜间质，伴有肌侵和（或）LV-SI	辅助测试通常不需要。CD10、ER 阳性、PR 阳性，以及（或）FISH 和（或）靶向 RNA 测序显示的 LGESS 相关融合是确定的	分期是最重要的预后因素	无
YWHAE-NUTM2 融合，ZC3H7B-BCOR 融合，BCOR ITD 最常见	重度子宫内膜间质肉瘤	YWHAE-NUTM2 融合阳性肿瘤具有高级别圆形细胞成分（MI≥10/10 HPF），和可能与低级别纤维或纤维黏液样梭形细胞（MI 低）相关的坏死。ZC3H7B-BCOR 融合阳性肿瘤具有包埋在黏液样基质中的高级别梭形细胞。BCOR 内部串联重复（ITD）阳性肿瘤具有 YWHAE-NUTM2 和 ZC3H7B-BCOR 融合阳性肿瘤的特征。所有亚型均有舌样浸润和 LV-SI	建议使用 CD10、ER、PR、cyclin D1、BCOR 的免疫组化板。cyclin D1 和（或）BCOR 在所有亚型中均呈弥漫性强表达。CD10 在 YWHAE-NUTM2 融合亚型中高级别圆形细胞成分为阴性，而在 BCOR 突变亚型中为阳性。YWHAE-NUTM2 融合亚型中高级别圆形细胞成分 ER 和 PR 均为阴性，而在 BCOR 突变瘤中则呈可变阳性	与 LGESS 相比，淋巴结受累率略高，且有恶化的趋势	无

续表 2-20-2

相关的分子检查	肿瘤	组织学诊断特征	确认诊断	预后特征	其他
SMARCA4 突变的一小部分	未分化的子宫肉瘤	多形性上皮样细胞和（或）梭形细胞浸润片。smarca4 缺陷亚群由上皮样/横纹肌样细胞和黏液样基质组成。常见的有 LVSI、高 MI 和坏死	建议 CD10、BCOR、cyclin D1、desmin、SMA、pan-CK、EMA、BRG1、INI1、pan-Trk、ALK、HMB45、melan A、SOX10、STAT6 的免疫组化切片排除其他肿瘤类型。建议通过 FISH 和（或）靶向 RNA 测序来排除 ESS associated fusion。DNA 测序检测到的 CK 表达缺失、BRG1 缺失（SMARCA4）和（或）SMARCA4 突变证实了 SMARCA4 缺失的肿瘤	ER 和（或）PR 的表达可能与提高生存率相关。MI 11/mm² 与生存率降低有关	
ESR1 或 GREB1 融合在一个子集中	类似卵巢性脐带瘤的子宫肿瘤	轻度梭形细胞增生，广泛性索样分化，无子宫内膜间质成分	性脐带标记物（抑制素、calretinin、SF1、FOXL2）的免疫组化表达和（或）通过 FISH 和（或）靶向 RNA 测序检测 GREB1 或 ESR1 融合是确定的	肿瘤的恶性潜力不确定，约 25% 为恶性。坏死、MI 2/10 HPF 和（或）GREB1 融合可能预示恶性行为	

续表 2-20-2

相关的分子检查	肿瘤	组织学诊断特征	确认诊断	预后特征	其他
TP53、PTEN、PIK3CA、PPP2R1A、FBXW7、KRAS 突变；EMT 基因信号	癌肉瘤	含癌和肉瘤成分的双相肿瘤	辅助测试通常不需要	异源分化预示预后更差	

参考文献

[1] LORTET-TIEULENT J, FERLAY J, BRAY F. International patterns and trends in endometrial cancer incidence, 1978-2013[J]. J Natl Cancer Inst, 2018, 110(4):354-361.

[2] NCCN. Uterine neoplasms[R]. USA:NCCN Guidelines, 2020, Version 2.

[3] SIEGEL R L, MILLER K D, JEMAL A. Cancer statistics, 2019[J]. CA Cancer J Clin, 2019, 69(1):7-34.

[4] 金明珠, 狄文. 子宫内膜癌分型的研究进展[J]. 国际妇产科学杂志, 2020, 47(1):15-18.

[5] 彭端龙, 黄浩. 早期子宫内膜癌诊疗研究[J]. 医学信息, 2020, 33(1):51-53.

[6] 张淑艺, 赵彦. 子宫内膜癌早期筛查现状与进展[J]. 中国妇产科临床杂志, 2019, 20(5):469-470.

[7] 陈鸣, 刘建华. 磁共振成像与术中病灶探查诊断子宫内膜癌肌层浸润及盆腹腔淋巴结转移临床价值研究[J]. 中国实用妇科与产科杂志, 2016, 32(02):159-162.

[8] 刘琦, 尤志学, 李秀琴, 等. 妇科肿瘤诊疗新进展[M]. 3 版. 北京:科学出版社, 2018.

[9] ANGIOLI R, PLOTTI F, CAPRIGLIONE S, et al. The role of novel biomarker HE4 in endometrial cancer:a case control prospective study[J]. Tumour Biol, 2013, 34(1):571-576.

[10] ZAINO R J. FIGO staging of endometrial adenocarcinoma:a critical review andproposal[J]. Int J Gynecol Pathol, 2009, 28(1):1-9.

[11] LEVINE, D. The cancer genome atlas research network, genome sequencing centres:Broad institute, et al. Integrated genomic characterization of

endometrial carcinoma[J]. Nature,2013 May 01,497:67-73.

[12] POLYZOS A. Activity of SU11248, a multitargeted inhibitor of vascular endothelial growth factor receptor and platelet - derived growth factor receptor,in patients with metastatic renal cell carci- noma and various other solid tumors[J]. J Steroid Biochem Mol Biol,2008,108(3-5):261-266.

[13] CHAN J K,BRADY W,MONK B J,et al. A phase Ⅱ evaluation of sunitinib in the treatment of persistent or recurrent clear cell ovarian carcinoma:An NRG Oncology/Gynecologic Oncology Group Study (GOG - 254)[J]. Gynecol Oncol,2018,150(2):247-252.

[14] 曹海敬,薛嫚,李芳,等. 子宫内膜癌靶向药物治疗研究进展[J]. 中国新药与临床杂志,2020,39(1):1-7.

[15] 黄小琪. 子宫内膜癌与 K-ras 基因突变的研究[J]. 细胞与分子免疫学杂志,2010,26(7):701-702.

[16] HAYES M P,DOUGLAS W,ELLENSON L H. Molecular alterations of EGFR and PIK3CA in uterine serous carcinoma[J]. Gynecol Oncol,2009,113(3):370-373.

第二十一节　遗传性肿瘤

一、概述

肿瘤的发生发展是一个很复杂的过程,并且是由多种因素联合导致的。大多数肿瘤的发生发展跟年龄、种族、性别、慢性病、染色体异常以及所处的生活环境和生活方式有关。例如:50 岁以上的人患肿瘤的风险较 50 岁以下的人患病风险高;患有唐氏综合征(21-三体综合征)、克氏综合征和特纳综合征的人患某些特定的肿瘤风险会增加;吸烟喝酒,不健康的饮食,缺乏锻炼都会增加患肿瘤的风险。遗传因素在肿瘤的发生和发展过程中也起重要作用,决定了个人的肿瘤易感性(susceptibility)。遗传性肿瘤占到全部肿瘤病例的 5% ~10%。

相比于正常细胞,肿瘤细胞中含有明显异常和不稳定的核型,包括单个基因和整个染色体数量和结构上的改变。单基因遗传、多基因遗传、染色体畸变以及某些遗传性缺陷或疾病具有易患肿瘤的倾向性(如共济失调毛细血管扩张症)都是肿瘤发生发展的遗传因素,同时决定了肿瘤的易感性,肿瘤易感性相关的基因就称为肿瘤易感基因。

肿瘤遗传易感基因包括癌基因、肿瘤抑制基因和错配修复基因。

癌基因起源于原癌基因的转化,原癌基因包括生长因子,生长因子受体(HER2、RET、MET),非受体酪氨酸激酶(ABL),信号转导者(K-RAS),细胞周期调节者(CDKA41A),核转录因子。癌基因的活化导致蛋白质产物过表达、过度活化、失调或错误定位。

抑癌基因对细胞生长起负调控的作用,抑癌基因抑制细胞生长,促进细胞死亡。TP53 就是最典型的抑癌基因,控制细胞周期,启动细胞凋亡并维持基因组的完整性。

错配修复基因的主要功能是识别和修复在细胞复制期间发生的 DNA 核苷酸错误。一些错配修复基因参与了林奇综合征的发生,包括 MLH1、MSH2、MSH6、PMS1、PMS2 和 TACSTD1。

(一)遗传性乳腺癌-卵巢癌综合征

遗传性乳腺癌-卵巢癌综合征(HBOCS)占乳腺癌遗传病例的 60%~75%。乳腺癌患者中有 2%~5% 的肿瘤是因 BRCA 基因突变导致,卵巢癌中该比例更是高达 10%~15%。HBOCS 的女性患者其一生都有很高的乳腺癌和卵巢癌的发病风险,且对侧患乳腺癌的风险也要高于其他患者,如携带 BRCA1 基因突变的女性有 51%~75% 的风险患浆液性乳腺癌。同时,携带 BRCA 基因突变的男性其终身患癌风险也将增加,如携带 BRCA2 基因突变的男性患乳腺癌的风险为 6%~7%。

以下患者 BRCA 基因突变的可能性更高:发病年龄低于 40 岁的乳腺癌患者;德系犹太裔的患者;对侧乳腺癌患者;卵巢癌患者或有卵巢癌家族史的患者;胰腺癌患者或男性乳腺癌患者;有≥3 名的乳腺癌或卵巢癌患者的家族,其中 2/3 的家族成员发现有 BRCA 突变[1]。

(二)遗传性结直肠癌

大部分结直肠癌呈散发,但 10%~30% 的结直肠癌患者具有家族聚集现象,且 5%~6% 的遗传性结直肠癌发病与多种遗传综合征直接相关。每一种遗传综合征都有其独特的基因突变原因、肿瘤发生部位。因此也有着不同的患癌风险和临床预防措施。

根据胃肠道内是否出现多发息肉,遗传性结直肠癌可分为两大主要类型:

1.**遗传性息肉病性结直肠癌综合征** 以结直肠广泛分布腺瘤为主要特征,以家族性腺瘤性息肉病(familial adenomatous polyposis,FAP)最常见,临床表现为结直肠内腺瘤数量超过 100 枚。

FAP 在结直肠癌患者中占比不到 1%。如果不进行结肠切除术,FAP 患者都会发展为结肠癌。结肠癌的平均发病年龄是 39 岁,但也有 7% 的患者在 21 岁之前发病。有 4%~12% 的患者会发展为小肠(十二直肠)癌,尤其当息肉位于小肠和大肠连接处的肝胰管壶腹时。FAP 的标志性特征是息肉,结肠和直肠具有一百至几千个腺瘤性息肉。这些息肉有时偏平,难以通过内窥镜检查出来。此外,大部分 FAP 患者在胃肠道的其他地方也长腺瘤性息肉,例如在小肠、壶腹周围或胃。大约 50% FAP 患者的胃内有胃底腺息肉。

2. 遗传性非典型息肉病性结直肠癌综合征(hereditary non-polyposis colorectal carcinoma, HNPCC) 该综合征也被称为林奇综合征(Lynch syndrome, LS),结直肠内存在少量或没有明显息肉性病变,其临床特征表现为早发结直肠癌伴随多种肠内外肿瘤病变。同时存在大量类似 Lynch 临床表征但缺乏明确遗传学特征的结直肠癌家系。Lynch 综合征患者一生中患结直肠癌的风险有 70%~80%。携带 MLH1 或 MSH2 突变的患者患结直肠癌的风险最高,其平均发病年龄为 44 岁。携带 MSH6 和 PMS2 突变的患者比携带 MLH1 或 MSH2 突变的患者患结直肠癌的风险低,并且确诊的年龄更大。Lynch 综合征患者终身患肠型胃癌风险是 11%~19%,其平均发病年龄是 56 岁。患胃癌的风险在胃癌高发国家的风险更高。

与 Lynch 综合征相关的其他恶性肿瘤包括小肠癌、肝胆管癌及输尿管和肾盂行癌等泌尿道肿瘤。胰腺癌也被认为与 Lynch 综合征有关。脑肿瘤(通常是胶质母细胞瘤)也是 Lynch 综合征的一个特征。Lynch 综合征的患者在结肠和直肠部位长腺瘤性息肉的风险较高。

(三)黑斑息肉综合征(Peutz-Jeghers syndrome, PJS)

该综合征与胃肠道息肉、独特的皮肤和黏膜病变(斑)有关。PJS 患者一生约有 85% 的风险罹患肿瘤,最常发生在胃肠道和生殖系统。PJS 患者患胃肠道恶性肿瘤的风险在 57% 左右,其中大肠癌的风险约为 39%。另外,PJS 女性患者 60 岁前罹患乳腺癌的风险可能高达 31%,患卵巢癌、输卵管癌、子宫颈癌的风险也会增加;PJS 男性患者罹患睾丸良性肿瘤、前列腺癌和乳腺癌的风险也很高。

(四)Cowden 综合征/PTEN 错构瘤综合征(Cowden's syndrome)

该综合征女性患者终生有 25%~50% 的乳腺癌发病风险和 6%~10% 的子宫内膜癌患病风险。该综合征男性和女性均有 10% 患甲状腺癌的风险,并且其患肾透明细胞癌、脂肪瘤和胃肠道错构瘤的风险较高。

(五)遗传性弥漫性胃癌综合征(HDGC)

该综合征与 CDH1 突变有关,其中男性患弥漫性胃癌的风险约为 67%,

女性约为83%。该综合征平均发病年龄在38岁,且女性患者一生中大约有39%的风险患小叶乳腺癌。

诊断标准

(一)遗传性乳腺癌-卵巢癌综合征

通过基因检测发现 BRCA1 或者 BRCA2 基因发生变异(缺失或突变),可以确诊被检测者患有 HBOCS。BRCA 突变导致的肿瘤占总乳腺癌病例的2%~5%和总卵巢癌病例的10%~15%。如果患者符合以下条件:家族至少两代有乳腺癌或卵巢癌的多个案例;发病年龄早;双侧发病;男性乳腺癌;德系犹太人,检测到 BRCA 基因突变的可能性增加。

BRCA1 基因中的 185delAG、5382insC 和 BRCA2 基因中的 6174delT 变异已在世界上各人种中发现。

(二)遗传性结直肠癌

1. 家族性腺瘤性息肉病 40岁以前有100个以上的腺瘤性息肉;少于100个腺瘤性息肉,但亲属中有被确诊为 FAP 的;60岁前患大肠癌,并且有多腺瘤性息肉家族史;FAP 患者推荐进行 APC 基因检测。

2. Lynch 综合征 3个或更多的家系成员患有 HNPCC 相关的癌症(结直肠癌、子宫内膜癌、胃癌、小肠癌、肝胆管癌、肾盂或输尿管癌),其中一人是其他两人的一级亲属;连续两代有患者;在50岁前诊断有一个或多个 HNPCC 相关的癌症。

如果存在 MSH2、MLH1、MSH6 或 PMS2 基因错配修复(MMR)基因的突变或缺失,则该患者被认为 Lynch 综合征。90%的 Lynch 综合征家系存在 MSH2 或 MLH1 基因的变异(缺失或突变);患者年龄小于50岁;多个部位发生癌变;60岁前患者组织学确诊的微卫星高不稳定性结直肠癌;免疫组化分析 MMR 基因是否表达(MLH1、MSH2、MSH6、PMS1 和 PMS2)。

3. 黑斑息肉综合征 组织学确认符合独特 PJS 形态的大肠错构瘤性息肉;小肠息肉病;颊黏膜、嘴唇、手指、脚趾和(或)外生殖器皮肤黏膜色素沉着,95% PJS 患者有以上这些色素斑存在,并且一般出现在儿童早期;PJS 家族史显示显性遗传。

4. Cowden 综合征/PTEN 错构瘤综合征

(1)主要标准:乳腺癌,甲状腺癌(非髓样),巨头畸形,子宫内膜癌。

(2)次要标准:其他甲状腺病变(如腺瘤,多发性结节性甲状腺肿),智力缺陷(IQ≤75),错构瘤性肠息病,乳腺纤维囊性病,脂肪瘤,纤维瘤,泌尿生殖系统肿瘤(尤其是肾细胞瘤),泌尿生殖系统畸形,子宫肌瘤。

大约80%符合上述标准的被检测者可以检测出PTEN基因突变。

5. 遗传性弥漫性胃癌综合征　直系以及2代以内亲属有2个或以上患弥漫性胃癌,至少有一个在50岁之前被确诊;直系以及2代以内亲属有3个或以上患弥漫性胃癌,不论确诊年龄;进行CDH1基因检测。

三　常见分子生物学异常及靶向药物

(一) BRCA1/2

携带BRCA1基因突变的女性患乳腺癌的概率高。BRCA1基因突变导致的乳腺癌往往发展快,恶性级别高,治疗困难。目前PARP抑制剂用于治疗BRCA1基因相关的肿瘤是非常有前景的。普通女性和BRCA2突变的女性使用他莫昔芬,可以减少约50%的乳腺癌风险,然而,这对BRCA1突变的女性的效果较差。建议BRCA突变女性接受预防性卵巢切除术,35~45岁期间接受该手术者能减少70%~90%的卵巢癌风险。

(二) PTEN

PTEN基因的突变伴随脑肿瘤从良性发展到最恶性。肿瘤进展,特别是在侵袭性和恶性肿瘤中,与血管生成的诱导有关,血管生成的过程称为血管生成转换。PTEN通过调节磷酸肌醇依赖性信号来调节肿瘤诱导的血管生成和神经胶质瘤向恶性表型的发展。

PTEN不仅可以抑制肿瘤发生,还可以使乳腺癌患者接受曲妥珠单抗(赫赛汀)的靶向治疗,曲妥珠单抗是针对ERBB2的单克隆抗体。曲妥珠单抗与ERBB2受体结合后会稳定并激活PTEN肿瘤抑制因子,从而下调PI3K/Akt信号通路。当PTEN的表达减少时,会降低曲妥珠单抗抑制肿瘤的作用。

(三) APC

APC通过WNT信号通路在肿瘤抑制中起主要作用。APC功能丧失导致的该途径的不适当激活会导致癌症发生。APC在细胞迁移,黏附,染色体分离,纺锤体组装,凋亡和神经元分化中也有作用。Powell的研究证明了APC突变发生在大肠癌早期。对41例大肠肿瘤组织的DNA测序,大多数癌(60%)和腺瘤(63%)都发现在肿瘤发生早期发生了APC基因的突变,包括直径仅为0.5 cm的腺瘤,随着肿瘤从良性发展到恶性阶段,这种突变的概率率保持不变。

Miyoshi在79位没有亲缘关系的FAP患者中发现,有53位(67%)患者检测出 APC 基因突变。28 位是缺失,2 位是 1 或 2 bp 的插入,19 位是无义突变,产生截短蛋白,4 个是错义突变。

绝大多数(70%~80%)的 APC 基因突变会产生截短蛋白。位于 APC 基因两端(第 157 位密码子之前和第 1 595 位之后)和第 9 外显子剪接位点的突变与减毒 FAP 相关。第 1 250 位密码子和第 1 464 位密码子之间的突变可能会造成最严重的息肉病(>1 000 个息肉)。密码子 679~1 224 之间的突变与患脑肿瘤的风险增加相关。

(四)错配修复基因

MMR 基因突变导致错配修复功能缺陷,进而引起肿瘤细胞中微卫星序列不稳定(microsatellite instability,MSI),检测可判定为三种结果:高度不稳定(MSI-H)、低度不稳定(MSI-L)和稳定(MSS)。Lynch 综合征或相关肿瘤中大于 90% 的患者以及 15% 的散发性 CRC 中都发现有微卫星不稳定现象。

通常 MSI-H 的 CRC 患者较其他类型患者预后好,但是 MSI 状态也和 CRC 患者的 5-FU 类药物疗效相关。中国结直肠癌诊疗规范(2010 年版)中指出:MMR 缺陷或 MSI-H,不推荐进行氟尿嘧啶类药物的单药辅助化疗。

因此,Lynch 综合症早期的诊断和治疗对提高患者的生存质量具有重要意义。

四 分子诊断思路和相关基因列表

乳腺癌/卵巢癌的危险因素较多,遗传易感性是评估乳腺癌风险的一个重要环节。BRCA1/2,TP53,PTEN 和其他相关基因的致病突变都会增加患乳腺癌的风险。NCCN 指南中关于乳腺癌风险评估提到能够增加乳腺癌风险的基因包括 BRCA1/2、TP53、PTEN、ATM、BARD1、BRIP1、CDH1、CHEK2、NBN(657del5)、NF1、PALB2、PTEN、RAD51C、RAD51D、STK11、TP53。在临床实践中,携带以上基因遗传突变的女性乳腺癌风险会增加。遗传性肿瘤发病年龄早,通过基因检测发现基因变异,适时考虑每年进行乳房造影和乳房 MRI,来进行监测预防并且在必要情况下可以考虑卵巢切除术(RRSO)。

NCCN 指南总结了胰腺癌的风险基因,包括 ATM、BRCA1、BRCA2、CDKN2A、MLH1、MSH2、MSH6、EPCAM、PALB2、STK11、TP53。基于家族史、治疗过程、发病年龄、大于 1 个 1 级亲属或者 2 级亲属携带基因致病性位点,推荐考虑进行基因 panel 筛查。对于携带 STK11 致病性或可能致病性变异位点的人,要考虑在 30~35 岁进行胰腺癌筛查,对于携带 CDKN2A 基因突变,要在 40 岁开始进行筛查。

结直肠癌综合征中包括许多罕见的综合征,包括家族性腺瘤性息肉病

常见实体肿瘤分子诊断思路

综合征,幼年性息肉病综合征和 Lynch 综合征等。遗传性结直肠癌综合征多基因检测 panel 包括 APC(I1307K)[2],ATM,AXIN2,BLM,BMPR1A,CHEK2,EPCAM,GALNT12,GREM1,错配修复蛋白 MMR(MLH1,MSH2,MSH6,MSH3,PMS2),MUTYH[3],NTHL1,POLD1,POLE,PTEN,RNF43,RPS20,SMAD4,STK11,TP53。以上基因都是 NCCN 指南里面推荐,根据证据等级高低来评估结直肠癌的患病风险,囊括结直肠癌及相关的综合征,具体见表 2-21-1。建议有家族史有家族发病风险的人进行基因检测[4]。

肿瘤的发生是一个复杂的过程,比散发肿瘤少见,基于肿瘤易感基因进行家族遗传性肿瘤进行风险评估是一个有效的手段,但遗传性肿瘤的管理需要结合家族史、发病年龄、生活环境、患病史等因素。以上列举了 3 种 NCCN 指南里面着重介绍癌种,其他相关罕见的综合征对应的易感基因请查看表 2-21-1[5-7]。

表 2-21-1 遗传肿瘤相关突变基因

遗传性肿瘤类型	基因名	临床意义
先天再生障碍性贫血	RPL 家族(5/11) RPS 家族(7/17/24/19)	大约25%的先天再生障碍性贫血患儿是因为 RPS19 基因突变引起。20%的先天性再生障碍性贫血患者被认为是 RPS(24/17/7)和 RPL 的基因突变引起的
Fanconi 贫血	FANCA	约 65% 的 Fanconi 贫血跟 FANCA 基因突变相关
遗传性弥漫型胃癌	CDH1	约30%的 HDGC 患者家族可检测出 CDH1 基因突变
家族性胃肠间质瘤	KIT/PDGFRA/SDHB/SDHC	
幼年性息肉病	BMPR1A/SMAD4	大于25%的 JPS 患者有 BMPRIA 基因突变,并且 15%~20%病例有 SMAD4 原癌基因突变
遗传性平滑肌瘤肾细胞癌(HLRCC)	FH	80% HLRCC 患者可检测到 FH 突变

续表2-21-1

遗传性肿瘤类型	基因名	临床意义
Lynch 综合征	MSH6/MSH2/MLH1/PMS2/TACSTD1	90%的 Lynch 综合征家系存在 MSH2 或 MLH1 基因的变异（缺失或突变）
皮肤恶性黑色素瘤	CDKN2A/CDK4	CDKN2A 突变患者患胰腺癌和乳腺癌的风险增加。CDKN2A 突变患者患胰腺癌的风险可高达 17%
多发性内分泌腺瘤病 1/2 型	MEN1/RET	
MYH 相关性息肉病（MAP）	MYH	2%的结直肠癌病例，微卫星序列稳定，并在 50 岁之前确诊，是由于 MYH 双等位基因突变造成的
家族性神经母细胞瘤综合征（NB）	ALK/PHOX2B	大多数家族性 NB 病例是因为 ALK 基因突变引起的
神经纤维瘤病 1/2 型	NF1/NF2	
遗传性副神经节瘤	SDHD/SDHB/SDHC/SDH5	
黑斑息肉病	STK11	
PTEN 错构瘤综合征（PHS）	PTEN	80%的 PHS 病例能够检测出 PTEN 基因突变
遗传性视网膜母细胞瘤（RB）	RB1	90%的 RB 病例可检测出 RB1 基因突变或缺失
结节性硬化症	TSC2	
Von Hippel-Lindau 综合征	VHL	

参考文献

[1] NCCN. Genetic/Fanilyial high-risk assessment: Breast and dvarion [R]. USA: NCCN Guidelines, 2019, Version 1.

[2] BOURSI B, SELLA T. The APC p.I1307K polymorphism is a significant risk

factor for CRC in average risk Ashkenazi Jews[J]. Eur J Cancer,2013,49(17):3680-3685.

[3] WIN A K,DOWTY J G,CLEARY S P,et. al. Risk of colorectal cancer for carriers of mutations in MUTYH,with and without a family history of cancer[J]. Gastroenterology,2014,146(5):1208-1211.

[4] NCCN. Genetic/Fanilyial high-risk assessment:Colorectal[R]. USA:NCCN Guidelines,2020,Version 1.

[5] 张学,季加孚,徐病河,等.肿瘤遗传咨询[M].3版.北京:人民卫生出版社,2016.

[6] National Center for Biotechnology Information. Online Mendelian Inheritance in Man(OMIM)[EB/OL].[2021-01-29]. http://www.omim.org.

[7] Memorial Sloan Kettering Cancer Center (MSK). cBioportal for cancer Genomics[EB/OL].[2021-01-29]. http://www.cbioportal.org.

第二十二节 化疗药物代谢基因组学

一 概述

近年来,由于环境污染、食品及日用品安全问题和人口老龄化的加剧等,我国恶性肿瘤的患病和死亡人数不断增加,自从将化疗引入临床实践以来,已获得很大的进展,成为肿瘤治疗的主要方法之一。但不同人群、不同个体间化疗效果和毒性反应存在显著差异,现已证实,形成化疗个体化差异的根本原因在于人类基因表达谱差异和某些基因的单核苷酸多态性(SNP)。药物基因组学旨在根据患者的遗传信息"量体裁衣",筛选出对患者最有效的治疗方案。由于肿瘤化疗药物治疗窗口窄、个体差异大、毒副作用强,并且价格昂贵,很多化疗药物将药物基因筛查作为必须或推荐项目。

二 药物基因组学在化疗药中的应用

根据药物的化学结构和来源将化疗药物分为6类:烷化剂、抗代谢药、抗癌抗生素、植物类、激素类和杂类等。通过查阅国内外相关指南和文献,现将药物基因组学在肿瘤化疗中的应用整理如下。

(一)烷化剂:环磷酰胺

环磷酰胺(cyclophosphamide,CPA)为烷化剂类抗肿瘤药,也是细胞毒性免疫抑制药。它既是广谱抗肿瘤药,对白血病和实体瘤均有疗效,又是目前应用的各种免疫抑制剂中作用最强、应用最多的药物之一。由于其具有良好的临床疗效,应用范围日益广泛。

CPA 是一种前药,在体内主要经 CYP2B6、CYP2C9、CYP3A4 转化成为活性代谢产物 4-羟基环磷酰胺,小部分 CPA 也可经 CYP3A4 形成 N-去氯乙酰化产物和具有神经毒性的氯乙醛。4-羟基环磷酰胺可转化成同种异构体醛磷酰胺,而醛磷酰胺可经过非酶途径转化成磷酰胺芥子气和丙烯醛。磷酰胺芥子气是一种 DNA 交联剂,是 CPA 发挥抗肿瘤作用的重要物质,而丙烯醛与膀胱毒性相关。醛磷酰胺主要通过乙醛脱氢酶(ALDH,主要是 ALDH1A1)转变成无活性的羧磷酰胺(CP)。CPA 其他代谢产物可与谷胱甘肽相结合解毒,该反应由谷胱甘肽巯基转移酶(GST,主要是 GSTP1)催化[1]。CYP2B6 是将 CPA 转化成 4-羟基环磷酰胺的主要代谢酶,文献[2]研究表明:CYP2B6*4(Lys262Arg)与 CPA 所致的黏膜炎、出血性膀胱炎相关,CYP2B6*5(Arg487Cys)携带者酶表达量下降,在接受 CPA 治疗的狼疮性肾炎患者中效果不佳。CYP2B6*6(Gln172His)可导致酶表达量和活性降低,在接受 CPA 治疗的白血病患者中发现,那些携带至少 1 个等位基因突变的患者比野生型更难达到预期的效果。ALDH 在 CPA 解毒过程中起主要作用。文献[3]表明,ALDH1A1*2 等位基因携带者在服用 CPA 后发生肝毒性的风险较野生型高。ALDH1A1 rs3764435 AA 基因型发生 3、4 级出血反应的风险比野生型高 76%[4]。ALDH3A1*2 与 CPA 所致出血不良反应相关,还可能与 4-羟基环磷酰胺清除率相关。GST 是一种重要的Ⅱ相药物代谢酶,可与多种化疗药物及其代谢产物相结合,从而抵御内、外源性毒性化合物对机体产生的损害。GSTP1 是 GST Pi 家族成员,其*2 突变(Ile105Val)可导致酶功能下降,从而增加 CPA 的敏感性和不良反应[5]。GSTA1、GSTM1、GSTT1 的基因多态性也与 CPA 的疗效与毒副反应相关[6]。ABCB1、ABCC1 和 ABCC2 均属 ATP 结合区转运蛋白(ABC)超家族成员,可以逆浓度梯度将细胞内的药物泵出细胞外。该家族成员的基因突变与抗肿瘤药物耐药有密不可分的联系。一项以 882 名乳腺癌患者为对象发现 ABCC1 的其中 4 个多态性位点(rs35596、rs4148354、rs2889517、rs11861115)与 CPA 所致的三级消化道毒性相关[7]。还有研究显示,ABCC2(G1249A)可能与 CPA 清除率相关[8]。

(二)抗代谢类:甲氨蝶呤、巯嘌呤、硫鸟嘌呤、氟尿嘧啶、吉西他滨

抗代谢药干扰 DNA 和 RNA 的合成,用于治疗慢性白血病、乳腺癌、卵巢癌、胃癌和结直肠癌。抗代谢药又可分为 3 类:抗叶酸类、抗嘌呤类、抗嘧啶类。

甲氨蝶呤(methotrexate,MTX)为抗叶酸类抗肿瘤药,还可用于各种自身免疫性疾病如类风湿性关节炎等。MTX 主要通过溶质载体(叶酸转运体)SLC19A1 以主动转运的方式进入细胞,并通过 ABC 超家族成员泵出细胞。有文献表明,SLC19A1 80A>G、ABCB1 C3435T 与 MTX 的不良反应相关[9]。进入细胞后,MTX 通过多聚谷氨酰胺合成酶(FPGS)转变成多聚谷氨酸(MTX-PG),MTX-PG 比 MTX 滞留在细胞内的时间更长,与靶蛋白结合更紧密,可发挥比 MTX 更强的药理作用。MTX 和 MTX-PG 均可通过抑制二氢叶酸还原酶抑制四氢叶酸合成,进而阻断嘌呤合成。除此之外,叶酸途径中的其他酶如亚甲基四氢叶酸脱氢酶(MTHFD)1、亚甲基四氢叶酸还原酶 MTHFR)、胸腺嘧啶核苷酸合成酶(TYMS)以及嘌呤合成途径中的 5-氨基咪唑-4-羧胺核苷酸甲酰转移酶/IMP 环化水解酶(ATIC)和磷酸核糖甘氨酰胺转甲酰基酶(GART)也可影响 MTX 的疗效。研究较多的单核苷酸的多态性(SNP)有 MTHFR 677C>T、1298A>C,TYMS TS149del6,ATIC 347C>G,DHFR 721T>A、829C>T,SLCO1B1 *1B、*5[10]。MTX-PG 通过 γ-谷氨酰水解酶(GGH)水解成 MTX,有文献表明 GGH452C>T 可导致酶活性降低,使得长链 MTX-PG 在体内蓄积,药效增强 452C>T 可导致酶活性降低,使得长链 MTX-PG 在体内蓄积,药效增强[11]。

巯基嘌呤(6-mercaptopurine,6-MP 或巯嘌呤)、6-硫代鸟嘌呤(6-thioguanine,6-TG 或巯鸟嘌呤)和硫唑嘌呤(Azathioprine,AZA)是嘌呤拮抗药,在临床上常用来治疗急性淋巴性白血病和自身免疫性疾病如类风湿关节炎、结肠炎等,也可以作为免疫抑制剂使用以防止肾移植排斥反应。6-MP、6-TG 和 AZA 均是前药,需要在体内经过多步代谢成为活性物质(TGNs)才能发挥细胞毒性作用。该类药物亦可以通过巯嘌呤 S-甲基转移酶(TPMT)和黄嘌呤氧化酶(XO)转化成无活性产物排出体外。然而,在造血系统和组织中,XO 的活性极低,使 TPMT 催化的甲基化反应成为影响 TGNs 浓度的主要因素。TPMT 基因的缺陷会让人体无法将这类药物灭活,使化学平衡向活性代谢产物生成方向移动,生成过多的 TGNs,引起严重甚至致命的骨髓抑制,表现为贫血、血小板减少症(出血)和白细胞减少(感染)等。TPMT 最常见的基因多态性有 TMPT*2、TMPT*3A、TMPT*3B、TMPT*3C,这几种突变均可造成酶活性降低或是丧失。根据临床药物基因组学实施联盟(CPIC)发布的剂量指导方针,对于突变杂合子型患者(即*1/*2、*3A、*3B、*3C 中任一个),应使用常规剂量的 10%~50%,对于突变纯合子型患者(即*2、*3A、*3B、*3C 中任一个),应使用常规剂量的 5%~10%。

吉西他滨是一种新的胞嘧啶核苷衍生物,为嘧啶拮抗药,主要用于非小细胞肺癌（NSCLC）的治疗。该药通过平衡型核苷酸载体（hENT）和浓度依赖型载体（hCNT）转运进入癌细胞，其中主要参与吉西他滨跨膜转运过程的是 hENT1 和 hCNT1。hENT1 基因启动子区域的 -1345C>G、-1050G>A 和 -706G>C 基因多态性与 hENT1 蛋白质功能相关。进入胞浆后，吉西他滨首先经脱氧胞嘧啶核苷激酶（dCK）磷酸化为一磷酸盐（dFdCMP），再经胞苷一磷酸（UMP-CMP）激酶（CMPK）1 磷酸化为活性产物二磷酸盐（dFdCDP）和三磷酸盐（dFdCTP），二者在抑制 DNA 链延长的同时 dFdCDP 还可以抑制核糖核苷酸还原酶（RR）的活性，进一步抑制 DNA 的合成。研究表明，dCK 的活性降低或表达减少与吉西他滨的耐药相关。文献表明 9846A>G 多态性、CMPK1360C>T 和 240G>T 多态性与吉西他滨的敏感性相关[12]。吉西他滨-磷酸盐可被 5′-核苷酸磷酸解酶（5′-NT）降解，吉西他滨本身可被胞苷脱氧酶（CDA）灭活。5′-NT 和 CDA 的过表达在体外试验中证实与吉西他滨耐药相关。吉西他滨的作用靶点在 RR 的 M1 亚基上，该酶在 DNA 合成与修复过程中发挥关键作用。编码 M1 亚基的 RRM1 表达水平与吉西他滨的敏感性相关。临床研究显示，低表达 RRM1 的肺癌患者对吉西他滨或卡铂/吉西他滨的应答较好[13]。

5-氟尿嘧啶（5-fluorouracil, 5-FU）是嘧啶拮抗药，它在细胞内通过多种途径转变成 5-氟尿嘧啶脱氧核苷酸（5F-dUMP）发挥细胞毒作用。5F-dUMP 能与胸腺嘧啶核苷酸合成酶（TS）、5,10-亚甲基四氢叶酸（5,10-MTHF）形成稳定的共价络合物，阻止脱氧尿苷酸（dUMP）甲基化为脱氧胸苷酸（dTMP），从而抑制 DNA 的合成和修复。5-FU 可被二氢嘧啶脱氢酶（DPD）分解，其活性可直接影响 5-FU 的代谢速度，进而影响其疗效和毒副反应。编码 TS 的基因 TYMS 具有多态性，在其 5′端未翻译区（5′-UTR）存在 28 bp 的重复片段多态性，在接受 5-FU 化疗的患者中 3R/3R 型蛋白表达水平明显高于 2R/3R、2R/2R 个体。5-FU 化疗效果差，其中位存活性较低，而 5-FU 的毒性反应在 2R/2R 患者中出现的概率较高。TYMS 基因的 3′-UTR 存在一个 6 bp 片段的插入或删除的多态性（TS149del6），+6/+6 bp 基因型蛋白表达水平较高，该基因型 5-FU 化疗效果较差[14]。DPD 是 5-FU 代谢成为无活性产物的限速酶，其基因（DPYD）多态性与 5-FU 的毒副反应相关。DPYD*2A 国外报道较多，但在中国人群中突变率极低。DPYD*9（T85C）、G2194A、*5（1627A>G）在中国人群中较常见，携带这些 SNP 突变位点的患者使用 5-FU 后发生消化道、血液毒性反应的可能性增高。5-FU 虽不直接作用于亚甲基四氢叶酸还原酶（MTHFR），但由于其影响叶酸代谢，因此叶酸代谢途径中的关键酶的多态性对 5-FU 的疗效与毒性也有影响。MTHFR 最常见多态性是 C677T，其突变位点携带者（C/T 型和 T/T 型）的酶活性降低，造成 5,10-MTHF 蓄积,从而使 5-FU 的抗肿瘤作用增强。替加氟与卡培他滨在体内转化成 5-FU 发挥作用,因此 TYMS、DPYD、MTHFR 亦是这两种药的疗效、毒性反应的标志物。除此之外,CYP2A6 和羧酸酯酶 2 抗体(CES2)分别是替加氟和卡培他滨转化成 5-FU 的限速酶,其疗效和毒性受这两种酶的基因多态性的影响。

(三)蒽环类抗生素:多柔比星

多柔比星(Doxorubicin)是 1969 年从松链丝菌浅灰色变株(Str. peucetius var. caesius)中提取分离到的蒽环类抗生素,具有很强的抗癌活性,化疗指数较高,临床上单独使用或与其他抗癌药物联合使用可有效治疗各种恶性肿瘤。多柔比星主要通过两种途径发挥抗肿瘤作用:一是嵌入 DNA 双螺旋的相邻碱基对之间,抑制 DNA 复制和拓扑异构酶Ⅱ;二是产生自由基,破坏 DNA 和细胞膜。多柔比星属于细胞周期非特异性药物,化疗指数高,但不良反应也较多。由于阿霉素类化合物与心肌的亲和力较高,其代谢物能损伤心肌细胞,可引起剂量依赖性心脏毒性。因此,多柔比星的药物基因组学研究多集中在毒副反应而非疗效上。

多柔比星主要通过胞浆内醛酮还原酶还原成仲醇类代谢产物 DOXol,该代谢产物与心脏毒性相关。醛酮还原酶(AKR)1A 是多柔比星在心脏内代谢成为 DOXol 的主要代谢酶,而羰基还原酶(CBR)1 是肝脏内将多柔比星代谢成为 DOXol 的主要代谢酶。此外,AKR1C3 和 CBR3 也可将多柔比星代谢成为 DOXol。多柔比星还可以通过一系列还原型辅酶Ⅱ(NADPH)依赖性细胞还原酶还原成多柔比星半醌自由基,这类酶包括:NADH 脱氢酶(泛醌)Fe-S 蛋白 2、3、7(NDUFS2、NDUFS3、NDUFS7),NADPH 脱氢酶醌(NQO)1,黄嘌呤氧化酶(XDH)和一氧化氮合酶 1、2、3(NOS1、NOS2、NOS3)。该半醌自由基易被氧化,形成高反应活性的细胞毒化合物,如活性的氢氧基、过氧化氢等,与多柔比星的疗效和毒副反应相关。多柔比星代谢产生的过氧化物可被谷胱甘肽过氧化物酶(GPX)1、过氧化氢酶(CAT)、超氧化物歧化酶(SOD)1 灭活。目前,对多柔比星所致心脏毒性研究较多的基因多态性有:药物转运蛋白 ABCC1(rs45511401)、ABCC2(rs8187694 和 rs8187710),编码基因 CAT(rs10836235)、CBR3(rs1056892)、CYBA(rs4673)、NCF4(rs1883112)和 RAC2(rs13058338)等[15]。

(四)植物药

抗肿瘤植物药指来源于植物的具有抗肿瘤作用的药物,其有效成分中以生物碱占多数,按作用机制主要归为抗微管类和拓扑异构酶 1 抑制剂。

抗微管类药物有紫杉类和长春碱类。紫杉醇是一种来源于红豆杉树皮内的新型抗微管类化疗药物,它已被广泛应用于治疗卵巢癌、乳腺癌、肺癌、头颈部肿瘤、膀胱癌、食管癌等。主要作用于β-亚基,促使微管聚合,使其稳定而失去有丝分裂的正常功能。另外在临床上微管蛋已经广泛地将长春碱、长春新碱用于治疗白血病、淋巴瘤以及其他一些实体肿瘤。长春碱作用于微管蛋白的β-亚基以及α、β-亚基组成的二聚体上,长春新碱作用于α、β二聚体的α-亚基上,导致微管解聚。TUBB3编码的β-tubulin-Ⅲ(3型β微管蛋白)与抗微管类药物的敏感性和耐受性有密切关系。基础研究与临床研究结果均显示,在NSCLC中,β-tubulin-Ⅲ的表达水平与抗微管类药物的敏感性呈负相关;β-tubulin-Ⅲ表达高,化疗敏感性低,提示耐药。因此,β-tubulin-Ⅲ的表达可成为预测抗微管类耐药性的标志物[16]。

伊立替康为喜树碱类抗肿瘤药物的前药,在体内经羧酸酯酶代谢为活性代谢产物7-乙基-10-羟基喜树碱(SN-38)。SN-38作用靶点为DNA拓扑异构酶I,抑制DNA的合成。伊立替康广泛应用于结肠癌、肺癌、颈癌、卵巢癌等实体瘤的治疗。伊立替康可导致严重的延迟性腹泻和粒细胞缺乏,3~4级迟发性腹泻的发生率达40%以上,嗜中性粒细胞减少症的发生率约10%,导致化疗提前终止。SN-38在肝脏中经尿苷二磷酸葡萄糖醛酸转移酶(UGT1A1)葡萄糖醛酸化灭活,生成葡萄糖醛酸化SN-38(SN-38G)。UGT1A1基因具有多态性,最常见的是位于其启动子区TATA盒内的TA重复次数多态UGT1A1*28。野生型等位基因含6次TA重复(TA6,UGT1A1*1),突变型个体含7次重复(TA7,UGT1A1*28,rs3064744)。UGT1A1*28杂合子基因型个体SN-38葡萄糖醛苷化活性下降,突变纯合子个体SN-38葡萄糖醛苷化活性仅为野生型纯合子的35%。在接受伊立替康治疗过程中,野生型UGT1A1(6/6)基因型患者出现严重毒性作用风险较低,UGT1A1*28杂合子(6/7)和突变型纯合子(7/7)患者出现毒性作用的概率分别为12.5%和50%。UGT1A1*6(G71R,211G>A)是东方人群中特有的突变等位基因,频率为13%,该等位基因使UGT1A1的活性下降70%,伊立替康毒性作用的发生风险增加,与伊立替康所致嗜中性粒细胞减少症有关,可使4级中性粒细胞减少症的发生率升高3倍。FDA已批准对药物说明书进行修改,明确规定使用伊利替康前需进行UGT1A1基因型检测,以提高其用药安全[17]。

(五)选择性雌激素受体调节剂:他莫昔芬

他莫昔芬通过与雌激素竞争结合雌激素受体,从而抑制乳腺癌细胞的增殖,广泛应用于雌激素受体阳性乳腺癌的治疗。他莫昔芬主要通过其活性代谢产物4-羟他莫昔芬和吲哚昔芬发挥作用,其活性产物抑制细胞增殖的活性是他莫昔芬的100倍以上。CYP2D6活性下降可导致他莫昔芬的疗效下降。美国FDA建议雌激素受体阳性的乳腺癌患者在接受他莫昔芬治疗前进行 CYP2D6 基因型检测,以确保药物的疗效[17]。

(六)铂类化合物

铂类药物(包括顺铂、卡铂和奥沙利铂)广泛用于多种实体瘤的化疗。铂类进入肿瘤细胞后通过烷基化 DNA 链上的碱基并交联,形成"DNA-铂"复合物,从而抑制 DNA 复制和肿瘤细胞的生长。铂类药物所造成的 DNA 损伤可通过核苷酸剪切修复酶的作用进行修复。切除修复交叉互补组 1 (excision repair cross-complimentation group 1, ERCC1)是识别并切除修复"DNA-铂"复合物的限速酶。ERCC1 表达水平与铂类药物的疗效呈负相关,ERCC1 mRNA 表达水平低的非小细胞肺癌患者在接受铂类与吉西他滨联合化疗方案或以铂类为主的化疗后疗效更好,总生存期显著延长。NCCN 非小细胞肺癌的临床治疗指南(2010)将 ERCC1 mRNA 表达水平作为预测铂类药物疗效的生物标记物,ERCC1 mRNA 呈高表达水平的患者耐药,低表达水平者敏感[17]。

顺铂广泛用于多种实体瘤的治疗,耳毒性是其主要不良反应之一。儿童患者中顺铂所致耳毒性的发生率高达 61%,多数情况下为双侧听力下降,并往往导致不可逆的听力丧失。听力监测是目前用于判断顺铂应用期间听力丧失的金标准。TPMT 可通过促进顺铂-嘌呤复合物的代谢,减少其与 DNA 的交联,从而抑制顺铂所引起的细胞死亡。TPMT 低酶活性等位基因可增加顺铂致耳毒性的风险,如携带 TPMT * 3B 或 * 3C 的儿童应用顺铂时耳毒性发生风险增加 17 倍,TPMT 突变等位基因预测顺铂致听力丧失的阳性预测值达 96%。2011 年 FDA 批准顺铂修改说明书,增加了 TPMT 基因变异与顺铂所致儿童耳毒性的用药安全信息。建议携带 TPMT 突变等位基因的儿童换用其他疗效相当的铂类化疗药物,如卡铂[17]。

三 临床应用前景

研究药物代谢相关基因与研究疾病相关基因的临床意义不同,人体约有 20 000~25 000 个基因,每个基因都存在一系列的变异,单一基因的变异并不一定引起表型的变异,对疾病的预测和治疗指导价值都是有限的;而药物代谢通路酶相关基因的变异对药物作用的影响则非常重要,肿瘤化疗药物代谢基因检测是通过对患者药物代谢酶基因的检测,明确其基因型及与表型的关联,提前预测化疗药物的敏感性、毒性及药物效应等,在化疗开始前给患者提供一个精准的化疗计划;治疗中则结合血药浓度测定进行调整,使化疗药能更加精准地打击肿瘤并将毒性反应降低到最小。

参考文献

[1] 熊萱,张远,边原. 药物基因组学在肿瘤化疗中的应用与研究进展[J]. 中国药房,2015,26(14):2002-2007.

[2] JOHNSON G G, LIN K, COX T F, et al. CYP2B6*6 is an independent determinant of inferior response to fludarabine plus cyclophosphamide in chronic lymphocytic leukemia[J]. Blood,2013,122(26):4253-4258.

[3] AFSAR N A, UFER M, HAENISCH S, et al. Relationship of drug metabolizing enzyme genotype to plasma levels as well as myelotoxicity of cyclophosphamide in breast cancer patients[J]. Eur J Clin Pharmacol,2012,68(4):389-395.

[4] EKHART C, RODENHUIS S, SMITS P H, et al. Huitema AD. Relations between polymorphisms in drug-metabolising enzymes and toxicity of chemotherapy with cyclophosphamide, thiotepa and carboplatin[J]. Pharmacogenet Genomics,2008,18(11):1009-1015.

[5] GE J, TIAN A X, WANG Q S, et al. The GSTP1 105Val allele increases breast cancer risk and aggressiveness but enhances response to cyclophosphamide chemotherapy in North China[J]. PLoS One, 2013, 8(6):e67589.

[6] OLIVEIRA A L, RODRIGUES F F, SANTOS R E, et al. GSTT1, GSTM1, and GSTP1 polymorphisms and chemotherapy response in locally advanced breast cancer[J]. Genet Mol Res,2010,9(2):1045-1053.

[7] YAO S, SUCHESTON L E, ZHAO H, et al. Germline genetic variants in ABCB1, ABCC1 and ALDH1A1, and risk of hematological and gastrointestinal toxicities in a SWOG Phase Ⅲ trial S0221 for breast cancer[J]. Pharmacogenomics J,2014,14(3):241-247.

[8] KIM I W, YUN H Y, CHOI B, et al. Population pharmacokinetics analysis of cyclophosphamide with genetic effects in patients undergoing hematopoietic stem cell transplantation[J]. Eur J Clin Pharmacol, 2013, 69(8):1543-1551.

[9] PLAZA-PLAZA JC, AGUILERA M, CAÑADAS-GARRE M, et al. Pharmacogenetic polymorphisms contributing to toxicity induced by methotrexate in the southern Spanish population with rheumatoid arthritis[J]. OMICS,2012,16(11):589-595.

[10] RADTKE S, ZOLK O, RENNER B, et al. Germline genetic variations in methotrexate candidate genes are associated with pharmacokinetics, toxicity, and outcome in childhood acute lymphoblastic leukemia[J]. Blood, 2013, 121(26):5145-5153.

[11] CHENG Q, WU B, KAGER L, et al. A substrate specific functional polymorphism of human gamma-glutamyl hydrolase alters catalytic activity and methotrexate polyglutamate accumulation in acute lymphoblastic leukaemia cells[J]. Pharmacogenetics, 2004, 14(8):557-567.

[12] WOO H I, KIM K K, CHOI H, et al. Effect of genetic polymorphisms on therapeutic response and clinical outcomes in pancreatic cancer patients treated with gemcitabine[J]. Pharmacogenomics, 2012, 13(9):1023-1035.

[13] REYNOLDS C, OBASAJU C, SCHELL M J, et al. Randomized phase Ⅲ trial of gemcitabine-based chemotherapy with in situ RRM1 and ERCC1 protein levels for response prediction in non-small-cell lung cancer[J]. J Clin Oncol, 2009, 27(34):5808-5815.

[14] FUJISHIMA M, INUI H, HASHIMOTO Y, et al. Relationship between thymidylate synthase (TYMS) gene polymorphism and TYMS protein levels in patients with high-risk breast cancer[J]. Anticancer Res, 2010, 30(10):4373-4379.

[15] RAJIÉ V, APLENC R, DEBELJAK M, et al. Influence of the polymorphism in candidate genes on late cardiac damage in patients treated due to acute leukemia in childhood[J]. Leuk Lymphoma, 2009, 50(10):1693-1698.

[16] 李艳,郭其森. βⅢ-tubulin 在 NSCLC 中的表达与抗微管类药物耐药相关性的研究进展[J]. 中华肺部疾病杂志, 2013, 6(2):179-183.

[17] 中华人民共和国国家卫生和计划生育委员会. 药物代谢酶和药物作用靶点基因检测技术指南(试行)概要[J]. 实用器官移植电子杂志, 2015, 3(5):257-267.

第二十三节 实体肿瘤免疫治疗相关标志物

肿瘤免疫治疗是指通过主动或被动的方式激活体内的免疫相关因子,促进并增强机体对肿瘤细胞的免疫应答,打破免疫耐受,杀伤恶变的细胞进而抑制肿瘤进展的治疗方法。目前常用的化疗是一种广泛的抗细胞增殖的治疗方式，主要杀伤生长活跃的细胞，在抑制肿瘤细胞增殖的同时也会损害正常组织的细胞，因此毒副作用大、不良反应严重，很多患者难以耐受；靶向治疗虽具有选择性，但不是所有患者都可以发现特异性靶点而从中获益，且有部分患者因原发性耐药或者治疗后继发性耐药而复发进展；免疫治疗由于其毒副作用相对较小、适应证较为广泛，开辟了肿瘤个体化治疗的新道路，被视为继手术、放化疗和靶向治疗之后的又一重要的肿瘤治疗手段。

一 肿瘤免疫治疗的基本原理

人体的免疫系统由免疫器官（骨髓、胸腺、脾脏、淋巴结、扁桃体、小肠集合淋巴结、阑尾等）、免疫细胞（淋巴细胞、单核吞噬细胞、中性粒细胞、嗜碱粒细胞、嗜酸粒细胞、肥大细胞、血小板等）以及免疫分子（补体、免疫球蛋白、干扰素、白细胞介素、肿瘤坏死因子等）组成。当外界的病原体（如细菌、病毒、真菌、寄生虫等）入侵机体时，免疫系统可立即启动多种防御机制来应对；当机体内部出现异常增殖的细胞时，免疫系统能够及时识别、清除并修复组织，从而抑制肿瘤的发生和发展，维持机体的正常功能。正常的抗肿瘤免疫应答过程可分为以下几个环节：肿瘤抗原释放并呈递、启动和激活效应性T淋巴细胞、T淋巴细胞向肿瘤组织迁移和浸润、T淋巴细胞杀伤、清除肿瘤细胞。任何一个环节的异常均可导致肿瘤细胞的免疫逃逸，不同类型的肿瘤可以通过调控不同环节抑制免疫系统对肿瘤细胞的有效识别和杀伤从而产生免疫耐受，进而导致肿瘤进展、转移和恶化[1]。

对肿瘤的免疫监控及抑制进展最重要的执行者就是体内的T淋巴细胞。T淋巴细胞的功能和状态决定了机体对肿瘤的免疫能力，当T淋巴细胞功能减弱时，肿瘤发生的概率增加。增强T淋巴细胞的活性对抑制肿瘤是有益的，T淋巴细胞活跃的患者，疗效较好，患者的生存期也较长。此外，肿瘤新抗原的数量、共刺激信号和免疫微环境也是抗肿瘤免疫的关键因素。

肿瘤细胞产生的抗原数量，在临床上已经被认识到与免疫治疗疗效呈正相关，例如在所有肿瘤中，肺癌和黑色素瘤在肿瘤抗原生成数量的排名上是比较靠前的，免疫治疗的效果也相对较好。抗原呈递之后肿瘤细胞与CD8+的T淋巴细胞结合的过程有两个关键因素，其一是抗原抗体复合物，也就是主要组织相容性复合体（MHC）Ⅰ类抗原和T细胞受体（TCR），其二是需要共刺激信号。共刺激信号分为激活性和抑制性，在初始阶段主要是激活性信号，这个信号是CD80和CD28结合后产生的。CD80是树突细胞上的一个配体，它的受体在T细胞上称为CD28，这两个因子结合以后，才能启动免疫效应。T淋巴细胞被激活以后,抑制性的细胞信号因子也随之被启动,这是一个负反馈调节,防止免疫的过度激活。CTLA-4可以和CD28竞争性地与CD80结合,从而抑制T细胞的激活。在临床治疗中可使用CTLA-4抗体解除免疫抑制[2]。

正常免疫情况下,T淋巴细胞迁移到肿瘤部位后,整合素和血管内皮细胞黏附因子相互作用,穿透血管的基底膜,浸润肿瘤组织。而当一些肿瘤新生血管出现紊乱,黏附因子分泌下调时,会阻碍T淋巴细胞穿过血管的基底膜。针对这种情况,在临床上可尝试应用改善血管浸润状态的药物,加强T淋巴细胞浸润。

当T淋巴细胞浸润肿瘤细胞后,肿瘤表面表达的PD-L1可以和T淋巴细胞表面的PD1结合,通过PD1/PD-L1通路,下调T淋巴细胞功能,机体对肿瘤的杀伤功能处于被抑制状态;而使用PD-1/PD-L1抗体,通过竞争性抑制可提高机体的抗肿瘤免疫功能。

 免疫治疗相关分子标志物

现已有很多针对适应证的免疫治疗药物获批上市,以肺癌为例,在晚期的二线和一线、术后同步放化疗后的辅助/巩固、联合化疗或单药的治疗方案中都有免疫药物的应用,有临床研究表明其在二线治疗中的有效性为15%~20%,一线治疗中在PD-L1≥50%的患者中,客观缓解率(ORR)不到50%,长期获益的患者仅有10%。在免疫治疗应用较广的非小细胞肺癌当中,也仅有一部分患者能从免疫治疗中获益。在胃癌中,KEYNOTE-059和ATTRACTION-2的研究显示,O药和K药的ORR在未分类的患者中都只有12%左右。在使用免疫单药,尤其在化疗加免疫治疗时,部分患者还可出现超进展。免疫治疗相关的分子标志物检测有助于预测疗效、耐药、不良反应和超进展发生概率,为患者选择合适的治疗方案。

(一)疗效预测相关分子标志物

1. PD-L1表达　PD-L1高表达提示肿瘤可能更多地通过PD-1/PD-L1通路逃逸免疫系统的监控,此时运用PD-1抑制剂可能会获得较好的疗效。免疫检查点抑制剂pembrolizumab已获得FDA批准和NCCN指南推荐,作为晚期非小细胞肺癌(NSCLC)一线治疗的可选方案。多项研究显示,无论是免疫单药还是免疫联合治疗,PD-1/PD-L1抑制剂疗效与PD-L1表达水平密切相关。因此PD-L1表达可作为NSCLC患者接受免疫治疗前简单可行的筛选可能获益人群的分子标志物[3]。除组织标本外,液态活检研究探索了利用CTC实现PD-L1表达水平的动态监测。

胃癌免疫治疗研究结果显示,在胃癌中无论 PD-L1 是否表达,纳武利尤单抗组均观察到生存获益。因此,PD-L1 不是胃癌免疫治疗的疗效预测因子。PD-L1 不能成为稳定的疗效预测因子的可能原因有:①PD-L1 表达形式多样;②PD-L1 表达细胞复杂多样;③PD-L1 表达的时空异质性,原发灶和淋巴结转移灶 PD-L1 的表达与 PFS 相关性可能不一致,新活检标本与存档标本的 PD-L1 与 PFS 相关性有差异;④PD-L1 通路发挥免疫抑制以外的作用。PD-L1 作为免疫治疗分子标志物的挑战在于不同抗体、不同平台、不同阈值、判读主观性等一系列非标准化问题会影响临床的判断。

2.微卫星不稳定性/碱基错配修复蛋白 微卫星(Microsatellite,MS)是一些由 1~6 个核苷酸组成的短而重复的 DNA 序列,常见类型为双碱基 CA/GA 或单碱基 A/T 等,随机分布于基因组的内含子、基因间区、外显子及调控区,多态性分布于整个基因组,个体差异大。微卫星不稳定(microsatellite Instability,MSI)是指与正常组织相比,在肿瘤组织中由于重复单元的插入或缺失而造成微卫星长度的改变,常由错配修复(MMR)功能缺陷引起。MSI/MMR 检测已被 NCCN 指南列为免疫治疗前的推荐项目。

2017 年 FDA 审批通过了 pembrolizumab 用于治疗具有 MSI-H(微卫星高度不稳定)或 dMMR(错配修复缺陷)特征的实体瘤患者,这是首个基于分子标志物而非组织来源的抗肿瘤治疗免疫疗法,对肿瘤的精准治疗具有里程碑的意义。临床数据表明,在不同的组织的肿瘤中,使用免疫治疗药物的 MSI-H 患者的客观缓解率普遍高于 MSS 患者。

需要注意的是,在临床实践中,由于各医疗机构检测平台的不同、使用的抗体不同、判读标准的不同,MMR 检测结果与 NGS 或 PCR 法检测结果的一致性并没有预想的那么高。MSI/MMR 多种检测方法比较见表 2-23-1。

3.肿瘤突变负荷 肿瘤突变负荷(tumor mutation burden,TMB,也有称 tumor mutation load)定义为肿瘤组织每兆碱基(Mb)中,体细胞基因编码错误、碱基替换、插入或缺失的突变总数,通常来说突变越多,TMB 就越高,意味着产生的新抗原、蛋白片段、肽段等异常的蛋白质越多,越有可能被免疫系统识别,从而激活人体的抗肿瘤免疫反应。据统计数据,按部位分,不同癌种 TMB 数值有所差异,通常黑色素瘤、肺癌、膀胱癌和消化道肿瘤的 TMB 高于其他组织的肿瘤[4-5]。2020 年 6 月 TMB 获 FDA 批准,成为第二个泛实体瘤免疫治疗生物标志物。CheckMate-032 的临床试验结果显示,接受 PD-1 抑制剂(纳武单抗联合伊匹单抗)治疗的 TMB 高组病人(22.0 个月)的中位总生存期,明显高于 TMB 中组(3.6 个月)和 TMB 低组(3.4 个月)的病人。非小细胞肺癌 NCCN 指南提示 TMB 作为可接受"纳武单抗+伊匹单抗"双药联合免疫治疗和"纳武单抗"单药免疫治疗的分子标记物。但在免疫治疗联合化疗的方案中，TMB 不能作为有效的预测因子；KEYNOTE-021 显示，帕博丽珠单抗和化疗联合使用，TMB 高/低两组患者均有一定程度的获益；KEYNOTE-189 显示，无论 TMB 高低，帕博丽珠单抗联合化疗均优于单化疗的方案。

TMB 作为免疫治疗预测因子需要注意的问题有：使用不同的 PD1 抗体之间的差异，检测平台和 Cut-off 值不同带来的差异，需要更多的数据探索免疫单药及免疫联合的疗效是否因 TMB 状态而存在差异。

表 2-23-1 MSI/MMR 检测方法比较

方法学	MMR 免疫组化	MSI		b-MSI 液体活检-NGS
		PCR	NGS	
检测覆盖内容	MMR 蛋白表达情况	MSI 状态	MSI 状态及 MMR 相关基因突变状态	MSI 状态及 MMR 相关基因突变状态
样本类型	肿瘤组织	组织（肿瘤+癌旁）	肿瘤组织	外周血
样本获取难度	较低	高	较高	低
样本质量要求	较低	肿瘤细胞含量 >20%	肿瘤细胞含量 >20%	ctDNA 最大突变丰度≥0.2%～0.5%
优势及不足	经济实惠，适用于筛查，对病理医师要求较高、可能误判	金标准	准确性高，panel 足够大时还可检测 TMB	敏感性 88%～94%，对最大突变丰度有不同要求

4. 肠道菌群　MD Anderson 癌症中心的科学家们发现，免疫疗法有反应的患者肠道中细菌类型更加多样化，而响应和不响应免疫疗法的患者体内肠道细菌类型也存在显著差异。PD1/PDL-1 疗效与肠道内双歧杆菌显著相关。

5. KRAS、TP53 基因突变　在一项肺腺癌的研究中，科研人员通过综合分析内外部数据集和免疫治疗患者的多维数据（包括基因组、转录组、蛋白质组及临床资料）发现 TP53 和 KRAS 突变在增强 PD-L1 表达、促进 T 细胞浸润、增强肿瘤免疫原性方面具有显著意义。TP53 和 KRAS 突变可作为指导 PD-1 抑制剂的潜在预测因子[6]。

6. POLE 和 POLD1　编码 DNA 聚合酶（POLE）和 DNA 聚合酶 delta1

(POLD1)的基因对于 DNA 复制的校对和保真性具有重要的作用,它们的胚系或体细胞突变可导致 DNA 修复缺陷及肿瘤发生。2019 年 JAMA Oncology 上公开的一项研究分析了 47 721 例不同癌症类型的 POLE/POLD1 突变患者的病历,以评估这些突变是否与免疫治疗疗效相关。研究发现,POLE、POLD1 在这些患者中平均突变频率分别是 2.79% 和 1.37%,在肺癌患者中突变频率超过 5%,在非黑色素皮肤癌、子宫内膜癌、黑色素癌、结直肠癌、膀胱癌和食管胃交界处癌中的突变频率更高[7]。

在大多数癌种中,POLE/POLD1 突变型患者的 TMB 值显著高于野生型患者;相比野生型人群,POLE/POLD1 突变患者使用免疫治疗的总体生存率(OS)显著延长(18 *vs* 34 个月,$P=0.004$);在非 MSI-H 患者中,突变型较野生型的 OS 显著延长(28 *vs* 16 个月)。因此,对于非 MSI-H 的患者,还可通过检测 POLE/POLD1 基因突变情况来辅助预测患者是否能受益于免疫治疗[7]。

7. HLA-Ⅰ多样性　HLA(human leukocyte antigen,人类白细胞抗原)是人类的主要组织相容性复合体(MHC)的表达产物,是调控细胞间相互识别、调节免疫应答的一组紧密连锁基因群,具有高度的遗传多态性。与肿瘤免疫检查点抑制剂相关的 HLA 类型主要是 HLA-Ⅰ类基因,CD8+的 T 细胞只有识别 HLA-Ⅰ类分子呈递出来的短肽,才能够被激活。HLA-Ⅰ类分子主要包括 HLA-A、HLA-B、HLA-C 3 类。理论上,更多样化的 HLA-Ⅰ类基因会引起更多的免疫抗原呈递,进而增加从免疫治疗中获益的可能性。此外,某些特殊的 HLA 基因型患者治疗后效果可能与其他型别患者差别较大,预后更好或更差,这些因素可在未来肿瘤临床中参考,但前提是需要更多的临床研究数据支持[8]。

一般而言,单个分子标志物的检测结果不如两种及以上的分子标志物联合检测更加有利于精准指导免疫治疗。此外,化疗、放疗及抗血管生成治疗可改善肿瘤微环境,间接增强抗肿瘤免疫,再联合免疫治疗可获得更佳的疗效。因此,免疫微环境相关分子标志物也具有潜在的临床应用价值。总之,预测免疫治疗效果的分子标志物关注点主要集中在免疫原性、肿瘤细胞与免疫细胞的结合靶点及免疫微环境 3 个方向。

(二)耐药相关分子标志物

部分临床患者对免疫治疗表现原发耐药,对 PD1/PDL1 或 CAR-T 治疗没有应答,一些应答者在最初反应后也出现了获得性耐药。目前已知或正在研究的耐药机制有:原发性耐药机制,如抗原免疫原性不足、抗原提呈功能障碍、不可逆的 T 细胞耗竭、IFN-γ 信号的抵抗和免疫抑制,经典癌症基因突变等;继发耐药的发生则主要是在抗 PD1/PDL1 治疗过程中,通过肿瘤免疫编辑,能够逃脱抗肿瘤免疫的肿瘤细胞逐渐占据主导地位。此外,在 PD1/PDL1 抑制剂存在的情况下,激活 PD1/PDL1 非依赖的抑制通路和重新耗竭活化的 T 细胞可以再次使 T 细胞的功能失效[9]。

1. HLA-Ⅰ类和Ⅱ类新表位负荷较低　与无反应者相比,对 PD1 疗法敏感的人含有更多非同义单核苷酸变异,并且检测到更高的 HLA-Ⅰ类和Ⅱ类新表位负荷。根据这些证据,我们可以推测,突变负荷高的肿瘤产生更多具有足够免疫原性的新抗原的可能性更高,能够诱导抗原特异性 T 细胞反应。基于 CD8+T 细胞在突变负荷较高的肿瘤中浸润较高的证据,新抗原被认为与抗肿瘤免疫特别相关。此外,错配修复基因缺陷的癌症会产生新抗原的突变,使它们对抗 PD1 治疗敏感。相反,突变负荷低的肿瘤,如前列腺癌和胰腺癌,由于缺乏免疫原性新抗原,更有可能对治疗无效。

2. B2M 突变　TCGA 数据库表明,大多数 B2M(beta-2-microglobulin,β 微球蛋白基因)突变位点在 Ser14 区,B2M 基因编码产生 B2M 蛋白,是 MHC-Ⅰ类分子的重要组成部分,参与 MHC-Ⅰ向 CD8+T 细胞传递肿瘤细胞相关性抗原,从而启动抗原识别、T 淋巴细胞浸润及杀伤肿瘤细胞的过程。如果 B2M 突变,会导致 HLA-Ⅰ类分子功能障碍,导致抗原提呈功能障碍,使得 T 细胞杀伤活性减弱。

3. T 细胞表达抑制性抗体　由于肿瘤抗原和免疫抑制的长期存在,T 细胞耗竭被视为一种功能失调状态。由于 PD1/PDL1 疗法通过重塑受损的细胞毒性 T 细胞起作用,因此不可逆 T 细胞耗竭可能使得 PD1/PDL1 疗法耐药。耗竭的 CD8+T 细胞表达多种抑制性受体,包括 PD1、TIM3、LAG3 和 CTLA-4。由于 PD1/PDL1 抗体只能克服部分抑制性信号,但有更多的抑制 T 细胞功能的抑制受体。例如,对非小细胞肺癌患者组织的分析阐明,TIM3 在 T 细胞表面上调,导致抗 PD1 耐药性。此外,大量肿瘤来源的 VEGF 诱导 CD8+T 细胞表面 PD1、CTLA4、TIM3 和 LAG3 的高水平表达。T 细胞表面 PD1 的表达量也会影响抗 PD1 治疗的效果。非小细胞肺癌患者中高水平表达 PD1 和多种抑制受体的 T 细胞在抗 PD1 治疗后功能恢复较差。严重耗竭的 CD8+T 细胞即使表达高水平 PD1 的但对 PD1 疗法依然没有反应。

4. IFN-γ 信号通路通路缺失　IFNGR1/IFNGR2 或 JAK1/2 的突变导致肿瘤微环境中对 IFN-γ 不敏感,并对抗 PD-1 介导的 T 细胞反应产生抗体。由 T 细胞产生的 IFN-γ 通过 IFN-γ 受体作用于肿瘤抗原识别信号,从而通过诱导 JAK1/2 的激活以及信号转导和转录激活因子(STAT)的磷酸化而导致 IFN-γ 刺激基因的表达。大多数受刺激的基因有利于抗肿瘤免疫,而其他如 CD274(编码 PDL1)会导致肿瘤特异性 T 细胞失活。JAK1/2 突变干扰 IFN-γ 信号转导,导致 PDL1 表达减少。

5. 细胞因子 肿瘤细胞微环境包括免疫抑制细胞（Tregs、MDSCs、TAMs），细胞因子和肿瘤代谢产物均可以抑制抗肿瘤的功效。细胞因子是 TME 中的关键调节器，介导免疫细胞的募集和极化。例如，TGF-β 通过诱导肿瘤细胞的上皮-间质转化、招募免疫抑制细胞如 Treg 和 MDSCs 以及抑制 CD8+T 细胞的功能来促进肿瘤进展。研究发现，TGF-β 与不良的临床结果相关，并限制了尿路上皮和结直肠癌 T 细胞排斥的抗 PDL1 治疗的反应。肿瘤衍生的趋化因子招募免疫抑制细胞，包括 Tregs、巨噬细胞和 MDSCs，以创建一个免疫抑制但支持肿瘤的环境，干扰针对获得性免疫耐药的免疫治疗。肿瘤中高表达的 CXCL8 招募了 MDSCs 或 M2 样 TAM，从而破坏了抗 PD1 的疗效。此外，肿瘤衍生的趋化因子不仅可以调节抑制性细胞的募集，还可以防止 T 细胞的浸润。

6. IDO 吲哚胺 2,3-双加氧酶（IDO）催化色氨酸（Trp）分解代谢生成犬尿氨酸（KYN）。在 IDO 通过抑制 T 细胞的功能，同时促进 Tregs 和 MDSCs 的生成和激活，创造了一种免疫抑制的氛围。

7. 腺苷 作为缺氧的结果，腺苷能途径在肿瘤内被激活，并诱导细胞外腺苷蓄积。CD39 和 CD73 是将 ATP 转化为腺苷的两种重要酶。多余的胞外腺苷已被确定为抗肿瘤活性的抑制剂，它直接与 T 细胞表面的 A2A 受体结合，或有利于免疫细胞向免疫抑制表型的极化。临床前研究一直表明，当将抗 PD1/PDL1 治疗与 A2A 受体拮抗剂治疗相结合时，抗 PD1 的效果有所增强。

8. 经典癌基因突变 研究表明，癌基因信号在免疫抑制剂的形成和促进肿瘤免疫逃逸中起着关键作用。肿瘤内源性致癌途径在 PD1/PDL1 耐药中的作用不容忽视。EGFR 是非小细胞肺癌的重要分子表型。研究发现，EGFR 突变率与 PDL1 表达呈负相关。EGFR 和 ALK 突变的患者在接受抗 PD1/PDL1 治疗时的应答率较低。

据报道，具有 KRAS 突变的 NSCLC 患者对抗 PD1/PDL1 治疗更敏感。其机制是 KRAS 突变促进了 CD8+T 细胞的浸润，增加了 TMB 和肿瘤的免疫原性。然而，另一项研究发现，肿瘤中的 KRAS 突变可以通过抑制 IRF2 的表达而导致抗 PD1 耐药。

（三）不良反应相关分子标志物

免疫检查点抑制剂（ICs）阻断 T 细胞负性调控信号，接触免疫抑制，增强 T 细胞抗肿瘤效应的同时，也可能异常增强自身正常的免疫反应，导致免疫耐受失衡累及正常组织时发生的不良反应，称为免疫相关不良反应（immune-related adverse events, irAEs）。

irAEs 可发生于全身各个器官，常见的 irAEs 有：皮疹、结肠炎、垂体炎、甲状腺炎、关节炎、葡萄膜炎、贫血等；危及生命的 irAEs：心肌炎、肺炎、脑炎和肝炎等；严重时，可能导致"超进展"（HPD）现象，即免疫治疗应用后，部分患者在短时间内肿瘤负荷迅速增大的一种现象。目前，有关"超进展"的临床研究多为回顾性研究，尚无明确定义，临床常见的判定标准为：首次评估时判定肿瘤进展且肿瘤生长率较治疗前增加>2倍；肿瘤生长率较治疗前增加>50%；肿瘤生长动力学与治疗前比值≥2；治疗失败时间<2个月，影像学检查证实免疫检查点抑制剂联合治疗后2个月内肿瘤负荷增加>50%且肿瘤进展速度增加>2倍。irAEs主要机制为，T细胞活化后不仅攻击肿瘤组织，也攻击了正常组织，分为以下几个方面：T细胞活性增强（比如基于ICI的治疗），同时攻击表达相关抗原的肿瘤和正常组织；原有的自身抗体水平升高；炎性细胞因子水平升高；CTLA-4抗体与正常组织表达的CTLA-4直接结合，导致补体接到的炎症反应增强。

1. 细胞因子　有研究表明，IL-17血清水平与黑色素瘤患者应用伊匹木单抗相关G3结肠炎相关；IL-17血清水平升高，预示炎症风险高[10]。

2. 血管内皮生长因子　rCCEP是卡瑞丽珠单抗治疗相关的独特的副作用，目前认为卡瑞丽珠单抗通过调节血管内皮生长因子受体2，激活血管内皮细胞增殖，驱动血管增生和发展造成联合抗血管生成药物（阿帕替尼）后，rCCEP发生率明显下降[11]。

3. 补体介导炎症反应　正常组织中CTLA-4表达阳性，CTLA-4抗体与垂体CTLA-4结合，垂体中CTLA-4表达水平高低与垂体炎严重程度相关，有研究发现，6例接受ipilimumab治疗患者的垂体均有不同程度CTLA-4表达，其中一例CTLA-4高表达患者出现垂体炎。高水平游离状态的CTLA-4可能预示较高的不良反应风险。

4. 自身抗体　甲状腺抗体（TgAb，TPO）阳性患者接收PD-1抑制剂治疗后，甲状腺疾病发病率较高，增强体液免疫，破坏了自我耐受。

5. 共同抗原　肿瘤组织与正常组织具有共同抗原：靶向肿瘤细胞的T细胞同时攻击具有共同抗原的正常组织。抗PD-L1抗体较PD-1抗体肺毒性更低的机制，NSCLC患者的PD-L2在肺间质中的表达较高。

6. 肠道菌群　肠道菌群的组成影响结肠irAE的发生；一项对伊匹木单抗治疗黑色素瘤后出现结肠炎的前瞻性肠道菌群分析发现多种植物类菌群均有拮抗结肠炎作；有研究表明B族维生素合成途径的缺乏与结肠炎风险增加有关。

7. 病毒感染　有报道称，EB病毒感染有助于irAE发生发展[12]。

8. 超进展生物标志物　年龄和性别可能是影响免疫治疗超进展的生理因素。2016年发表于 *Clinical Cancer Research* 中的一项研究表明，超进展的发生与年龄存在相关性，年龄升高，超进展风险升高；单因素分析其他的肿瘤特征,发现发生超进展患者中女性比例更高($P=0.01$)。

基因拷贝数变异(CNV)可能导致免疫治疗超进展。主要基因有:MDM2/4扩增、EGFR扩增、CCND1、FGF3、FGF4和GFG19等基因扩增;其他因素有:基线的转移病灶数相关(肿瘤扩散到2个以上转移部位被确定为非小细胞肺癌患者超进展的独立预测因子)复发转移的头颈部肿瘤,诊断早期淋巴结的转移数与超进展也存在显著相关性[13]。

三 诊断相关基因列表

1987年,细胞毒T淋巴细胞相关抗原-4(CTLA-4)被发现;1992年,程序性死亡受体/配体-1(PD-1/PD-L1)被发现。30年后,以此为理论基础出现了两种主要的免疫检查点抑制剂,CTLA-4单抗和PD-1/PD-L1单抗,投入到了临床应用之中。

美国食品药品监督管理局(FDA)目前已经批准了伊匹单抗(ipilimumab)、纳武单抗(nivolumab)、帕姆单抗(pembrolizumab)、阿特朱单抗(atezolizumab)、durvalumab、avelumab等药物,用于黑色素瘤、转移性非小细胞癌、头颈部鳞状细胞癌、尿路上皮癌、霍奇金淋巴瘤、肾细胞癌、Merkel细胞癌、错配修复障碍的实体瘤等肿瘤的治疗,获得惊人的疗效,成为癌症治疗界继化疗和靶向治疗之后一颗冉冉升起的新星。

虽然这一疗法可用于多种肿瘤的治疗,取得令人瞩目的疗效,但也可能带来各种不良事件,影响多个器官。与单药ICI治疗相关的任何级别的irAES的报告发病率在不同的药物应用时范围很广,占15%~90%,而需要免疫抑制和保持或停止治疗的严重irAES估计占单药治疗的0.5%~13.0%。因此,2020年ASCO联合NCCN发布了免疫治疗相关不良反应管理指南[14]以规范管理irAES。

免疫检查点抑制剂与化疗、靶向治疗的机制不同,导致的不良反应谱不同,肿瘤免疫治疗耐受性相对良好。FDA发现在有基础自身免疫疾病的患者使用PD-1/PD-L1抑制剂后,中度以上的irAE患者仅有5%左右,既往曾出现irAE的患者再次接受免疫治疗后,会有超过50%的病人出现相同或新的irAE,且仅有8%的患者可出现免疫应答。许多因素已被报道为ORR、无进展生存(PFS)或OS的潜在生物标志物[15],威斯康新医学院癌症中心Ming You报导了抗PD-1治疗前,肿瘤表达121个基因可能预测HPD[16]。所以免疫治疗与个体免疫系统及所携带遗传基因有着不可分割的关联。根据文献报道我们整理了以下免疫治疗相关基因列表(表2-23-2~表2-23-4),供临床医生应用免疫治疗及研究参考。

常见实体肿瘤分子诊断思路

表 2-23-2　实体肿瘤免疫治疗应答相关基因

治疗	基因名	突变类型	PD1/PDL1 表达	TMB	T 细胞浸润
负相关	STK11/LKB1	体细胞失活突变,缺失突变	PDL1 缺乏	中高度 TMB	低 T 细胞浸润,免疫抑制,STING 通路相关
	KRAS	与 STK11 共突变			
	KEAP1	与 STK11/LKB1 共突变		中高度 TMB	T 细胞炎症负相关
	PIK3CA	E452K/E418K/D454H	PDL1 降低		
	EGFR+		高的 PD-L1 表达,可能原发	TMB 降低	T 细胞浸润减少
	ALK+	重排	高的 PD-L1 表达,可能原发	TMB 降低	T 细胞浸润减少
	RET	重排	PDL1 降低		
	ERBB2		PDL1 降低		
	JAK1/2	原发			
	PTEN	原发			
	B2M	原发			
正相关	TP53		PDL1 增加	较高的 TMB	
	BRAF		PDL1 较高		
	PIK3CA	E545K/E726K/C420R/H1047R			
	PBRM1	原发			
	KRAS	激活突变(主要是 12,13,61 号密码子)	PD-L1 高表达		
	BRCA2				CD8+T 细胞浸润增加
	POLE				CD8+T 细胞浸润增加
	MSIMSH2、MSH6、MLH1、PMS2	突变,原发			
	MET exon14		PDL1 较高		
	ROS1 融合		PDL1 较高		

表 2-23-3　实体肿瘤免疫治疗不良事件相关基因

不良反应	基因名	不良反应	基因名
GBS 综合征（Guillian-Barré syndrome）	MMP-9	结肠炎（IBD）；克罗恩病（CD）；溃疡性结肠炎（UC）（inflammatory bowel disease；Crohn's disease and ulcerative colitis）	LRRK2
慢性炎性脱髓鞘性多神经病（chronic inflammatory demyelinating polyneuropathy，CIDP）	SH2D2A		HNF4A
肠神经病变（enteric neuropathy）	RET		RTEL1-TNFRSF6B
	SGOL1		CARD9
	MT-TL1		IFIH1
	TYMP		IKZF1
	VIPR1		GPR35
	RAD21		NKX2-3
重症肌无力（myasthenia gravis，MG）	TNFRSF11A		SMAD3
	AIRE		JAK2
类风湿性关节（rheumatoid arthritis sarcoidosis，RA）	PTPN22	肝炎（hepatitis）	PRDM1
	ICAM-3		CARD10
	TYK2		SH2B3
肌肉疾病（myopathies）	SLCO1B1	白癜风（vitiligo）	TYR
肾炎（nephritis）	FAN1		IFIH1
甲状腺失调症（thyroid disorders）	TSHR		CLNK
	MMEL1		BACH2
	LPP		SLA
	BACH2		CASP-7
肾上腺炎（adrenalitis）	MICA	牛皮癣；银屑癣（psoriasis）	IKZF4
	PTPN22		SH2B3
	CIITA		TICAM1
	CLEC16A		TOB2
1 型糖尿病（type 1 diabetes mellitus）	CYP27B1	肺炎；局限性肺炎（pneumonitis）	IFIH1
	PTPN22		ERAP2
	CLEC16A		MICA
	IFIH1		TYK2
	IGF2		AIRE
	ERBB3		TERT
	PTPN2		MUC5B

表2-23-4　实体肿瘤免疫治疗超进展相关基因

基因名	
CCND1	TSC2
FGF3/4/19	MFSD6
EGFR	CYP2D6
MDM2	VHL
MDM4	RAD54B
DNMT3A	IGFBP2
STK11/LKB1 与 KRAS 共突变	MAP3K4
TRPC4	MUC16
POTEE	MUC2
FBN2	NCOR2
KMT2C	NOTCH4
FUT10	NFE2L2
PQBP1	

参考文献

[1] TRAPANI J A, DARCY P K. Immunotherapy of cancer[J]. Australian Family Physician, 2017, 46, (4):194-199.

[2] SNYDER A, MAKAROV V, MERGHOUB T, et al. Genetic basis for clinical response to CTLA-4 blockade in melanoma[J]. N Engl J Med, 2014, 371(23):2189-2199.

[3] JIA L, ZHANG Q, ZHANG R. PD-1/PD-L1 pathway blockade works as an effective and practical therapy for cancer immunotherapy[J]. Cancer Biol Med, 2018, 15(2):116-123.

[4] GOODMAN A M, KATO S, BAZHENOVA L, et al. Tumor mutational burden as an independent predictor of response to immunotherapy in diverse cancers[J]. Mol Cancer Ther, 2017, 16(11):2598-2608.

[5] LAWRENCE M S, STOJANOV P, POLAK P, et al. Mutational heterogeneity in cancer and the search for new cancer-associated genes[J]. Nature, 2013, 499(7457):214-218.

[6] DONG Z Y, ZHONG W Z, ZHANG X C, et al. Potential predictive value of TP53 and KRAS mutation status for response to PD－1 blockade immunotherapy in lung adenocarcinoma[J]. Clin Cancer Res, 2017, 23(12): 3012-3024.

[7] WANG F, ZHAO Q, WANG Y N, et al. Evaluation of POLE and POLD1 mutations as biomarkers for immunotherapy outcomes across multiple cancer types[J]. JAMA Oncol, 2019, 5(10): 1504-1506.

[8] SIDAWAY P. Immunotherapy: HLA－1 genotype influences response to checkpoint inhibitors[J]. Nat Rev Clin Oncol, 2018, 15(2): 66.

[9] LEI Q, WANG D, SUN K, et al. Resistance mechanisms of anti-PD1/PDL1 therapy in solid tumors[J]. Front Cell Dev Biol, 2020, 8: 672.

[10] TARHINI A A, ZAHOOR H, LIN Y, et al. Baseline circulating IL－17 predicts toxicity while TGF－β1 and IL－10 are prognostic of relapse in ipilimumab neoadjuvant therapy of melanoma[J]. J Immunother Cancer, 2015, 3: 39.

[11] TENG Y, GUO R, SUN J, et al. Reactive capillary hemangiomas induced by camrelizumab (SHR-1210), an anti-PD-1 agent[J]. Acta Oncol, 2019, 58(3): 388-389.

[12] JOHNSON D B, MCDONNELL W J, GONZALEZ-ERICSSON P I, et al. A case report of clonal EBV-like memory CD4+ T cell activation in fatal checkpoint inhibitor-induced encephalitis[J]. Nat Med. 2019; 25(8): 1243-1250.

[13] CHAMPIAT S, FERRARA R, MASSARD C, et al. Hyperprogressive disease: recognizing a novel pattern to improve patient management[J]. Nat Rev Clin Oncol, 2018, 15(12): 748-762.

[14] NCCN. Management of immunotherapy-related toxicities[R]. USA: NCCN Guidelines, 2020, Version 1.

[15] NAKAMURA Y. Biomarkers for immune checkpoint inhibitor-mediated tumor response and adverse events[J]. Front Med (Lausanne), 2019, 29, 6: 119.

[16] XIONG D, WANG Y, SINGAVI A K, et al. Immunogenomic landscape contributes to hyperprogressive disease after anti-pd-1 immunotherapy for cancer[J]. iScience, 2018, 9: 258-277.

第三章

分析注释规则

第一节　基因序列变异名词解释

从不同的维度出发,相同的基因突变可以有多种不同的表现形式,例如,参考序列的不同、表现层次的不同(DNA、RNA 或蛋白质水平)都会导致突变的表现方式产生差异。人类基因组变异协会(HGVS:Human Genome Variation Society)规则是目前学术界公认的突变命名规则。下面主要参照 HGVS 规则,对序列变异相关名词进行解释[1]。

参考序列

所有的突变位点必须基于一个参考序列进行定位和命名,该参考序列一般选择 NCBI 或者 EBI 数据库中已有 ID,如果突变位点在 NCBI 和 EBI 中没有合适的参考序列,最终解决方案是申请一个 LRG 编号,网址 http://www.lrg-sequence.org/。在突变的命名中,不同类型的参考序列前缀不同,g 代表基因组参考序列;c 代表编码蛋白的 DNA 序列;m 代表线粒体参考序列;n 代表非编码 DNA 序列;r 代表 RNA 序列;p 代表蛋白质序列。

所有的参考序列必须是 NCBI 或者 EBI 数据库中的 ID,必须同时包含 accession 和 version,比如 NC_000023.10,NC_000023 代表编号,10 代表版本号。一个典型的 HGVS 命名示例如:NC_000023.9:g.32317682G>A,其中,NC_000023.9 是 NCBI 中人类的 X 染色体的编号,在参考序列之后紧跟着一个冒号,用于分隔参考序列和突变信息,g 代表基因组序列,g.32317682 代表在基因组上的位置,G>A 表示由 G 碱基突变成 A 碱基。

参考序列的选择非常重要。在 DNA 水平描述突变时,内含子与相邻外显子的关系对于临床研究往往非常重要,为了能更好地阐明内含子的变异,通常会选择 cDNA 作为参考序列,这是因为以 cDNA 作为参考序列,能够更好地描述内含子中突变碱基与相邻外显子之间的关系。

三、以 cDNA 为参考序列的变异类型

（一）替换（Substitution）

替换（Substitution）或称点突变，指与参考序列相比，一种碱基被另一种碱基所取代；以符号">"进行表示；如：c.123A>T，表示与参考序列相比，第123位的A被T所取代。

（二）缺失（Deletion）

缺失（Deletion）指与参考序列相比，一个或多个碱基缺失的现象；以"del"进行表示；如：c.2052delA，表示与参考序列相比，第2052位发生A的缺失。

（三）插入（Insertion）

插入（Insertion）指与参考序列相比，一个或多个碱基增添的现象；以"ins"进行表示；如：c.5756_5757insAGG，表示与参考序列相比，在第5756与5757位点之间插入了三个碱基AGG。

（四）缺失插入（deleted-inserted）

缺失插入（deleted-inserted）指与参考序列相比，一个或多个碱基被其他碱基所取代的现象，并且这种变异不包括替换突变、倒置以及转换突变；以"delins"进行表示；如：c.6775delinsGA，表示与参考序列相比，第6775位缺失了一个碱基，同时缺失的碱基被GA所取代。

（五）重复（Duplication）

重复（Duplication）指与参考序列相比，包含一个或多个碱基的拷贝以插入的形式直接掺入序列中的现象；以"dup"进行表示；如：c.6_8dupT，表示从第6位到第8位发生了T的重复。

（六）易位（Conversion）

染色体上部分区域替换为另一条染色体的碱基，如：NC_000012.11：g.6128892_6128954conNC_000022.10：17179029_17179091 NC_000012.11，NC_000022.10 代表参考序列，6128892_6128954 代表易位序列在参考序列上的位置；con 表明变异类型为易位，17179029_17179091 代表替换碱基在参考序列上的位置。

（七）倒位（Inversion）

突变成了反向互补的碱基，如：NC_000023.10：g.1077_1080invNC_000023.10 代表参考序列，1077_1080 代表倒位序列在参考序列上的位置；

inv 表明变异类型为倒位。

(八) 剪切子突变 splic

从起始密码开始到终止密码为止,外显子序列的编号是连续的,而 5′非翻译区、3′非翻译区以及内含子区的编码都是与外显子序列的编码密切相关的。

内含子中碱基的替换、缺失、插入等突变称为剪切子突变,表现形式可以分别表示为:

c.36+1G>T(c.36 前一段编码区域或者说前面一个外显子的最后一个碱基位于编码区 36 位,+1 代表这个外显子挨着的后面的内含子的第一个碱基)。

c.(4071+1_4072-1)_(5154+1_5155-1)del(表示两个外显子之间的序列发生缺失)。

c.37+1_37+2insATC(表示在"37+1"与"37+2"位点间插入碱基 ATC)。

c.4183+795C>T(c.4183 前一段编码区域或前面一个外显子的最后一个碱基位于编码区 4183 位,+795 代表这个外显子挨着内含子的第 795 个碱基)。

三 以蛋白质为参考序列的变异类型

(一) 替换

根据一个氨基酸被替换造成的结果,可以分为以下 3 种。

1. 错义突变(missense) 一个氨基酸换成另一个氨基酸,如 p.Trp26Cys,表示第 26 位的 Trp 被 Cys 取代。

2. 无义突变(nonsense) 把一个氨基酸换成终止密码子,p.Trp26Ter(p.Trp26*),表示第 26 位的 Trp 变为终止密码。

3. 同义突变(slient) 氨基酸没有变化,p.Cys123=,表示基因突变之后,氨基酸没有发生改变。

(二) 缺失

一个或多个氨基酸发生了缺失,如 p.Ala3_Ser5del,表示多肽序列中从第 3 位的 Ala 到第 5 位的 Ser 发生了缺失。

(三) 插入

如 p.Lys2_Gly3insGlnSerLys,表示在第 2 位的 Lys 和第 3 位的 Gly 之间插入了 GlnSerLys。

(四)插入缺失

如 p.Cys28delinsTrpVal,表示第 28 位的 Cys 缺失,同时被 TrpVal 取代。

(五)重复

如 p.Ala2[10],表示第 2 位的 Ala 重复了 10 次。

(六)移码突变(frame shift)

在起始密码子和终止密码子之间的读码框发生了改变;以"fx"进行表示;如 p.Arg97ProfsTer23,表示第 97 位的 Arg 是首个发生改变的氨基酸,且 Arg 变为 Pro,同时发生移码突变后,终止密码的位置变为第 23 位;移码是插入或缺失的一种特例。

(七)延伸突变(extension)

延伸突变(extension)又称终止密码突变。基因中一个终止密码突变为编码某个氨基酸的密码子的突变称为延长突变。由于肽链合成直到下一个终止密码出现才停止,因而合成了过长的多肽链。以 ext - 表示,如 Met1extMet-5,表示 5′端延伸一个新的氨基酸 Met。

以上内容从不同维度(DNA 和蛋白质水平)总结了常见突变类型的表现形式。研究证明,有些特定的突变形式与肿瘤的发生发展密切相关,而有些基因突变位点又与肿瘤的靶向治疗息息相关。未来,测序技术应用范围不断扩大,能够挖掘出更多的药物作用靶点,因此基因突变命名规则的统一对于科技工作者来说尤为重要。期待未来在测序技术应用范围不断扩大的基础上,能够挖掘出更多的药物作用靶点,为肿瘤的精准治疗提供更多的帮助。

参考文献

[1] DEN DUNNEN J T, DALGLEISH R, MAGLOTT D R, et al. HGVS recommendations for the description of sequence variants:2016 update[J]. Hum Mutat,2016,37(6):564-569.

第二节　实体肿瘤 NGS 分析注释

基于下代测序技术的肿瘤基因组检测产生了大量的基因变异信息,对基因变异的报告应遵循标准化的共识和指南。

美国分子病理协会(AMP)、美国医学遗传学与基因组学协会(ACMGG)、美国临床肿瘤学会(ASCO)与美国病理学家协会(CAP)的一线专家组成以临床实验室为核心的工作组,根据已有数据、文献报道和专业知识,建立了肿瘤体细胞变异解读、报告的指南[1-3]。对肿瘤体细胞变异 NGS 检测的结果分析应根据该指南,进行归类,以保证临床报告的准确、合理、规范。

一　NGS 结果分析步骤

下代测序结果分析人员对生物信息输出的数据进行分析时,一般遵循变异筛选、IGV 查看变异质量、变异分类和命名等几个步骤。

(一)特殊变异的查看

首先应根据临床申请检测内容,查看所检测基因是否有特殊区域的变异,如有,则应该在变异筛选前单独查看,以防漏报。如:基因重排;基因扩增;MSI;MET 基因 14 外显子跳跃缺失变异;FLT3-ITD;BCOR 的内部重复等。

1.变异筛选　此步骤的目的是筛选出需要进一步查看以及可能需要报告的变异。以下变异会被过滤。

(1)多态性变异:即该变异在 ExAC 或 gnomAD 人群数据库中的发生频率>1.0%;或在种族亚组人群中的发生频率>1.5%;或在 ExAC 或 gnomAD 人群数据库中的发生频率>0.2%,并有≥5 个纯合。

(2)内含子区的变异:即该变异发生在外显子上游或下游超过 2 个碱基的位置,且预测不会影响剪接,在 COSMIC、HGMD、PubMed 等无对蛋白功能有影响的报道。

(3)同义变异:即该变异不会导致编码氨基酸发生改变,在 COSMIC、HGMD、PubMed 等无对蛋白功能有影响的报道。虽然有少数关于同义变异可对蛋白功能产生影响,但在肿瘤体细胞变异结果中,未对此进行分析。

经过以上步骤,结果注释表格中显示出筛选后的变异。

2. IGV 查看筛选后的变异质量　利用 IGV 工具打开样本测序的 bam 文件。非真实变异会在此步骤中被过滤。

非真实变异：即由测序错误报出的变异，需要分析人员通过 IGV 人工核查。此类变异通常有同批次样本高频发生的特点。

对于低覆盖的变异，即测序深度<50X，按需要用其他检测方法验证，由肿瘤发单负责人分析决定。

经过这一步骤，结果注释表格中显示出测序质量好，并需要进一步分析的变异。

（二）变异分类与命名

1. 变异分类　核查所检测样本的肿瘤类型和肿瘤含量。

报告变异：将经过 IGV 查看后筛选的变异，测序质量好，并需要进一步报告的变异以及低覆盖经过验证的变异，按照临床意义的重要性分为 4 类（Ⅰ、Ⅱ、Ⅲ、Ⅳ），其中Ⅰ类、Ⅱ类和Ⅲ类变异必须按临床重要性逐级录入，不录入Ⅳ类变异。具体解读标准参考"基于证据的体细胞变异解读标准"部分的内容。建议解释部分只针对Ⅰ和Ⅱ类变异，Ⅲ类变异不做解释。具体变异的临床意义参考表 3-2-7 中的数据库以及实验室自己建立的知识库。

2. 胚系变异的报告　体细胞变异检测的过程中有可能检出部分胚系变异，可用正常样本作对照来确认该变异是否为胚系变异。如无正常样本做对照，可参考以下几点推测该变异是否为胚系变异：

（1）从突变频率（胚系变异约 50% 或 100%）推测（需结合肿瘤组织含量分析）。

（2）从肿瘤个人史和家族史推测。

（3）结合文献报道和胚系突变数据库 OMIM/HGMD/ClinVar 收录的信息。

当怀疑变异为胚系变异时，应在报告中声明不能准确鉴别胚系变异和体细胞变异，并建议进一步鉴别。如确认变异为胚系变异，应根据受检者或临床医生意愿进行报告，报告时需依据 ACMG/AMP 胚系变异报告指南，合理、准确地报告变异的意义。

对于致病胚系变异，且在 ACMG 意外发现胚系变异指南里，为Ⅰ类变异，需要报告。

3. 变异命名　所有检测到的变异都需要按照 HUGO 基因命名委员会制定的规则进行注释与报告。

（1）单碱基改变和插入缺失突变应有 DNA 水平和蛋白质水平的描述，分别用 c. 和 p. 来表示，同时需注明参考序列的转录本号，如 BRAF 基因 V600E 突变，规范命名为：NM_004333:c.1799T>A(p.V600E)。

（2）融合基因应该报告发生融合的两个基因，并用"/"隔开，如 EML4/ALK 融合。

（3）下代测序检测到的拷贝数变异应报告拷贝数的增加或减少，必要时报道拷贝数比值。

需要注意的是，有些命名已经约定俗成，使用标准化命名反而会对临床治疗决策造成不便。报告这类变异的时候应在标准命名后注明通俗命名，以方便临床使用该结果，如 hTERT 启动子突变 C228T，可报告为 c.1-124C>T（TERT C228T）。

4.其他必要信息　必要时报告等位基因变异频率与测序深度。

阴性结果也可能具有重要的临床意义，如 EGFR 基因未检测到突变的肺癌患者可能不能从 EGFR-TKIs 类药物治疗中获益；仅有一小部分 KIT 和 PDGFRA 基因均未检测到突变的晚期胃肠间质瘤（GIST）患者，可从伊马替尼靶向治疗中获益，等等。因此，报告时不应仅报告阳性结果，具有临床意义的阴性结果也需要在报告中阐释。

不确定因素需要在报告中沟通，如测序质量、样本量、肿瘤含量、生物医学认知等。

实验方法、检测性能（如检测下限、最低覆盖深度）、方法局限性等都应体现在报告中，低于最低覆盖度要求的位点检测结果应报告为"检测失败"；检测范围，如具体的基因位点、热点区域等，如果可能也需要在报告单中明确列出。

  基于证据的体细胞变异解读标准

（一）基因检测相关的临床及实验证据级别

体细胞变异包括单核苷酸变异、插入缺失突变、基因组重排导致的基因融合以及拷贝数变异。体细胞变异的解读有别于胚系变异的解读，胚系变异的注释侧重于变异的致病性，体细胞变异的注释更注重于变异在疾病治疗、预后评估和辅助诊断等方面的临床意义。

基于证据的体细胞变异分类指导意见（proposed guideline for evidence-based categorization of somatic variants），根据文献和工作小组共识把基因检测相关的临床及实验证据分为 4 级，具体如表 3-2-1 所示。

表 3-2-1 基因检测相关的临床及实验证据级别

级别	证据
A 级证据	1. 该标志物是 FDA 批准用于治疗特定肿瘤类型的药物的疗效预测因子,如 FDA 批准 BRAF 抑制剂 vemurafenib 用于治疗 BRAF 基因 V600E 突变的转移性或不可切除的黑色素瘤 2. 该标志物在指导治疗、预后评估或辅助诊断等方面的意义写入了专业指南,如 NCCN 指南指出,FLT3 基因 ITD 突变是急性髓系白血病的预后不良因素
B 级证据	强有力的临床试验证据和专家共识支持该标志物是特定肿瘤类型药物的疗效预测因子,或有辅助诊断和(或)提示预后的意义,如研究显示,>90% 的毛细胞白血病患者携带 BRAF 基因 V600E 突变,多中心 2 期临床试验表明,BRAF 抑制剂 vemurafenib 对复发性或难治性的毛细胞白血病治疗有效
C 级证据	该标志物在其他肿瘤中是 FDA 获批药物疗效的预测因子,如 ruxolitinib 是 FDA 批准的首个治疗骨髓纤维化的药物,体内实验显示,JAK2 基因突变的 Ph 样 ALL 患者对 ruxolitinib 治疗有效 该标志物是临床试验的入组标准,如携带 FLT3 基因 ITD 突变的患者可入组 FLT3 抑制剂的 2 期或 3 期临床试验 多个小型研究的结果支持其该标志物有辅助诊断和(或)提示预后的意义,如研究表明,携带 SF3B1 基因体细胞突变的 MDS 患者具有较好的预后
D 级证据	基于临床前研究证据推测该标志物在治疗方面的意义,如临床前研究显示,MDM2 小分子拮抗剂 nutlins 能干扰 MDM2 与 p53 之间的调控关系,稳定内源性野生型 p53 并激活 p53 通路,抑制细胞生长,有望成为一种有效的抗癌药物 小型研究或多个病例报道提示该标志物(或与其他标志物协同)可能有辅助诊断和(或)预后的意义,但尚无共识

(二)肿瘤体细胞变异的分类体系

根据表 3-2-1 的证据级别,可将体细胞基因变异的临床影响力分为 4 类,如表 3-2-2 所示。各级变异的证据来源(部分)具体如表 3-2-3 所示。同行评议的文献、临床实践指南、大规模癌症突变数据库可作为有效评估特定变异临床意义的主要证据来源。生物功能预测软件常用于预测基因变异是否会影响基因结构和蛋白质功能,但无法保证足够高的特异性,预测结果仅作为变异临床分类的参考(表 3-2-4 ~ 表 3-2-7)。

表 3-2-2　肿瘤体细胞变异的分类

分类	定义	备注
Ⅰ类	具有极强临床意义的变异（A级或B级证据）以及经验证的致病性胚系变异（根据ACMG报告标准）	Ⅰ类、Ⅱ类、Ⅲ类变异必须按临床重要性逐级体现在报告中
Ⅱ类	具有潜在临床意义的变异（C级或D级证据）	
Ⅲ类	临床意义不明确的变异	
Ⅳ类	良性或可能良性的变异	不报告Ⅳ类变异

表 3-2-3　具有极强临床意义的变异

证据来源/类型	现有证据
FDA批准的治疗，专业指南，研究性治疗证据	治疗方面：FDA或CFDA获批药物的疗效预测因子；强有力的研究支持证据 诊断及预后方面：专业指南或专家共识强调或推荐
突变类型	功能激活突变，功能缺失突变（包括错义突变，无义突变，插入缺失，剪接位点突变），拷贝数变异，融合
变异频率	绝大部分为嵌合突变
胚系变异的可能性	绝大部分为非嵌合突变（等位基因变异频率约50%或100%）
群体遗传学数据库： ESP，dbSNP，1000Genome，ExAC	未收录或最小等位基因频率极低
胚系突变数据库： HGMD，ClinVar	可能收录或可能未收录
体细胞突变数据库： COSMIC，My Cancer Genome，TCGA	绝大部分被收录
功能预测软件： SIFT，PolyPhen2，MutTaster，CADD	大部分软件预测变异影响基因结构和蛋白质功能（注意此不能作为唯一参考依据）
通路	参与疾病相关的通路
文献：功能研究、群体研究或其他	强有力的临床试验证据和专家共识支持

常见实体肿瘤分子诊断思路

表 3-2-4 具有潜在临床意义的变异

证据来源/类型	现有证据
FDA 批准的治疗,专业指南,研究性治疗证据	治疗方面:在其他肿瘤中是 FDA 或 CFDA 获批药物疗效的预测因子;多个研究支持证据 诊断及预后方面:未写进专业指南中,但有可信的证据支持
突变类型	功能激活突变,功能缺失突变(包括错义突变,无义突变,插入缺失,剪接位点突变),拷贝数变异,融合
变异频率	绝大部分为嵌合突变
胚系变异的可能性	绝大部分为非嵌合突变(等位基因变异频率约 50% 或 100%)
群体遗传学数据库: ESP,dbSNP,1000Genome,ExAC	未收录或最小等位基因频率极低,MAF<0.2%
胚系突变数据库: HGMD,ClinVar	可能收录或可能未收录
体细胞突变数据库: COSMIC,My Cancer Genome,TCGA	可能被收录
功能预测软件: SIFT,PolyPhen2,MutTaster,CADD	大部分软件预测变异影响基因结构和蛋白质功能(注意此不能作为唯一参考依据)
通路	参与疾病相关的通路或致病途径
文献:功能研究、群体研究或其他	治疗方面:在其他肿瘤中是 FDA 获批药物疗效的预测因子;2 期或 3 期临床试验支持证据 诊断及预后方面:小型研究或多个病例报道,但尚无共识

表 3-2-5 临床意义不明确的变异

证据来源/类型	现有证据
FDA 批准的治疗,专业指南,研究性治疗证据	无
突变类型	功能未知;多为错义突变或非移码的缺失插入突变;其他突变类型的少见突变

续表 3-2-5

证据来源/类型	现有证据
变异频率	嵌合或非嵌合突变
胚系变异的可能性	绝大部分为非嵌合突变（等位基因变异频率约 50% 或 100%）
群体遗传学数据库：ESP，dbSNP，1000Genome，ExAC	未收录或最小等位基因频率极低（MAF<0.2%），以及种族亚组人群中的发生率<1%，无纯合报道
胚系突变数据库：HGMD，ClinVar	未收录或被收录，可能为致病突变、可能致病突变或意义未明变异
体细胞突变数据库：COSMIC，My Cancer Genome，TCGA	未收录或作为意义未明的胚系变异被收录，无特定肿瘤相关性；仅在几个病例中发现
功能预测软件：SIFT，PolyPhen2，MutTaster，CADD	对基因结构和蛋白质功能的影响预测结果不一致（注意此不能作为唯一参考依据）
通路	可能参与或可能不参与疾病相关的通路
文献：功能研究、群体研究或其他	无对其生物学功能及肿瘤相关临床意义的研究报道，或证据不充分

表 3-2-6 良性或可能良性的变异

证据来源/类型	现有证据
FDA 批准的治疗，专业指南，研究性治疗证据	无
突变类型	功能良性或未知；多为错义突变；其他突变类型的少见突变
变异频率	绝大部分为非嵌合突变（等位基因变异频率约 50% 或 100%）
胚系变异的可能性	绝大部分为非嵌合突变（等位基因变异频率约 50% 或 100%）
群体遗传学数据库：ESP，dbSNP，1000Genome，ExAC	最小等位基因频率（MAF）在 0.2%～0.99%，以及在任何一个种族亚组人群中的发生率<1.5%，<5 个纯合报道。或 MAF 在人群中>1%，或在种族亚组人群中的发生率>1.5%，或>5 个纯合报道
胚系突变数据库：HGMD，ClinVar	未收录或作为良性或可能良性变异被收录

续表 3-2-6

证据来源/类型	现有证据
体细胞突变数据库：COSMIC，My Cancer Genome，TCGA	未收录或作为罕见的多态性被收录，无特定肿瘤相关性
功能预测软件：SIFT，PolyPhen2，MutTaster，CADD	对基因结构和蛋白质功能的影响预测结果多提示良性（注意此不能作为唯一参考依据）
通路	可能参与或可能不参与疾病相关的通路
文献：功能研究、群体研究或其他	有报道支持其为良性/可能良性变异或无相关报道

表 3-2-7　体细胞变异解释相关数据库

功能	数据库	链接
参考序列数据库	NCBI Genome	http://www.ncbi.nlm.nih.gov/genome
	RefSeqGene	http://www.ncbi.nlm.nih.gov/refseq/rsg
	Locus Reference Genomic	http://www.lrg-sequence.org
	UCSC table browser	https://genome.ucsc.edu/cgi-bin/hg-Tables
	Ensemble BioMart	http://useast.ensembl.org/biomart/martview
群体遗传学数据库	1000 Genomes Project	http://browser.1000genomes.org
	Exome Variant Server	http://evs.gs.washington.edu/EVS
	dbSNP	http://www.ncbi.nlm.nih.gov/snp
	dbVar	http://www.ncbi.nlm.nih.gov/dbvar
	ExAC	http://exac.broadinstitute.org

续表 3-2-7

功能	数据库	链接
肿瘤特异性数据库	International Cancer Genome Consortium	https://dcc.icgc.org
	cBioPortal, Memorial Sloan Kettering Cancer Center	http://www.cbioportal.org
	Intogen	https://www.intogen.org/search
	Personalized cancer therapy, MD Anderson Cancer Center	https://pct.mdanderson.org
	ClinicalTrials.gov	https://clinicaltrials.gov
	Pediatric Cancer Genome Project (St. Jude Children's Research Hospitale Washington University)	http://explorepcgp.org
	My Cancer Genome	http://www.mycancergenome.org
	IARC (WHO) TP53 mutation database	http://p53.iarc.fr
其他变异与疾病相关联的数据库	ClinVar	http://www.ncbi.nlm.nih.gov/clinvar
	Human Gene Mutation Database	http://www.hgmd.org
	Leiden Open Variation Database	http://www.lovd.nl
	dbNSFP (compiled database of precomputed in silico prediction scores for nonsynonymous SNVs)	https://sites.google.com/site/jpopgen/dbNSFP
	Ensemble Variant Effect Predictor	http://www.ensembl.org/info/docs/tools/vep/index.html

参考文献

[1] LI M M, DATTO M, DUNCAVAGE E J, et al. Standards and guidelines for the interpretation and reporting of sequence variants in cancer: a joint consensus recommendation of the association for molecular pathology,

American Society of Clinical Oncology,and College of American Pathologists[J]. J Mol Diagn,2017,19（1）:4-23.

[2] RICHARDS S,AZIZ N,BALE S,et al. Standards and guidelines for the interpretation of sequence variants:a joint consensus recommendation of the American College of Medical Genetics and Genomics and the Association for Molecular Pathology. Genetics in Medicine Official Journal of the American College of Medical[J]. Genetics,2015,17(5):405-424.

[3] KALIA S S,ADELMAN K,BALE S J,et al. Recommendations for reporting of secondary findings in clinical exome and genome sequencing,2016 update (ACMG SF v2.0):a policy statement of the American College of Medical Genetics and Genomics. [J]. Genet Med,2017,19(2):249-255.

第三节　CMA 分析指南注释

一、报告目的

细胞遗传学是研究染色体数目和（或）结构异常引起的染色体及其相关疾病状态的学科。有助于诊断，从而指导治疗，并作为预后指标。尽管实体瘤在人类发病率和死亡率中起着很大的作用，但实体瘤细胞遗传学的发展比血液肿瘤慢很多。主要有两方面的原因：①传统的核型分析培养细胞前细胞已坏死；②相比于血液肿瘤较少的染色体异常，大多数实体肿瘤在肿瘤发展过程中会出现多个复杂的染色体改变，这导致难以识别与特定肿瘤类型相关的原始染色体改变。实体瘤染色体改变的复杂性可与多阶段遗传变化级联反应有关。根据这一概念，最初的遗传变化导致细胞生长增加，随后发生一系列变化，从而导致恶性转化和转移扩散。例如上皮性肿瘤，包括乳腺癌、结肠癌、膀胱癌等。在头颈部癌中，细胞遗传学被用来监测头颈部肿瘤的手术边缘，从而确定亚临床肿瘤的发生；在转移性肿瘤中，分子细胞遗传学可以通过检测脑脊液中的染色体，准确监测肿瘤对治疗的反应，从而使临床医生在治疗过程中及早改变无效的治疗方法。在 20%～30% 的乳腺癌中发现了 HER-2 的过度表达，并且与总体生存率低有关。

二 报告原则

1. CHAS 分析软件提供 Log2 Ratio、Weighted Log2 Ratio、Copy Number State、Smooth Signal、Allele Peaks 等数据信息。CN 和 SNP 探针共同提供前 4 个数据信息,SNP 探针单独提供第 5 项数据信息。在分析结果时,必须同时关注两类探针提供的信息,以 Weighted Log2 Ratio、Smooth Signal、Allele Peaks 3 项数据为主要分析数据,阳性数据必须在 3 项数据信息中均能体现。QC 值设定参考标准:snpQC≥15,mapd≤0.25,waviness≤0.12。若检测结果 QC 值低于该标准,但信号平滑,且 Weighted Log2 Ratio、Smooth Signal、Allele Peaks 变化趋势一致,则判定为不影响结果分析。

2. CHAS 分析软件设置筛查标准 GAIN:Marker Count 0,Size 400 kbp;Loss:Marker Count 0,Size 200 kbp;LOH:Marker Count 0,Size 10 000 kbp。

3. 报告结果时 须对异常结果在 DGV、OMIM、NCBI 及金域分子病理的数据库中进行筛选,排除芯片内部的多变区、正常人群的多变区和无意义区域。同时结合患者申请单、患者同期做的其他检测,对患者的临床信息作出评估,对报告标准(缺失≥200 kbp,重复≥400 kbp,染色体纯合片段>10 Mb)以下的但临床密切相关的异常数据进行报告。

4. 对于低比例的嵌合 原始数据无法确定,但临床密切相关的结果,需加做 FISH、qPCR 等检测,在多方检测数据验证结果后,再报告。

三 报告流程

1. 查看数据 QC 值是否合格,合格的 QC 值决定数据的准确性与可分析性,参考表 3-3-1。

表 3-3-1 CMA 下机数据质控表

Property Nane	Type	Operator	Value
MAPD	Decimal number	≤	0.3
nd SNP QC	Decimal number	≥	26
CelPair Check	Text	=	Pass

2. 系统性筛查全基因组中检测到的 CNVs,设置筛查标准:
OncoScan:Marker Count 50,Size 400 kbp;Loss:Marker Count 20,Size

200 kbp；LOH：Marker Count 50，Size 10 000 kbp；

四 结果注释（图解）

结果意义见图3-3-1～图3-3-8。

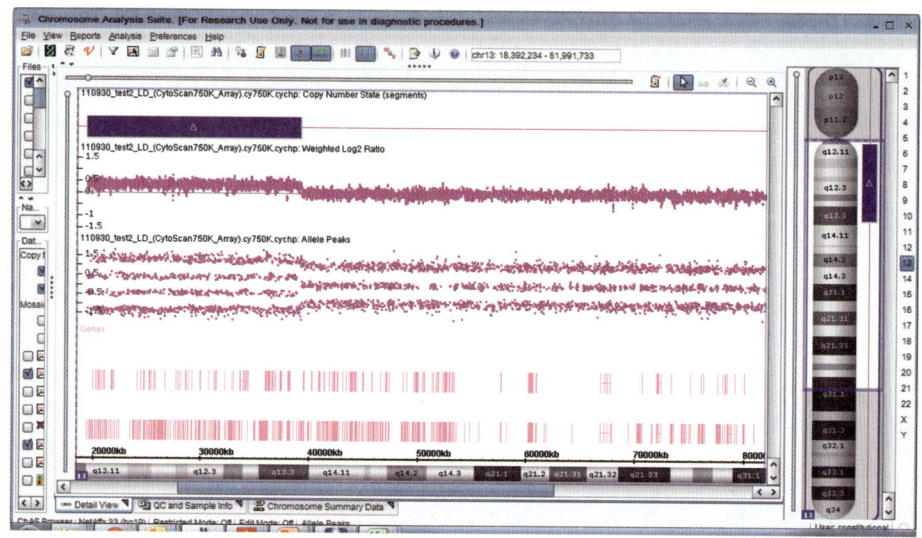

图3-3-1　13号染色体的半合子重复，蓝色代表重复

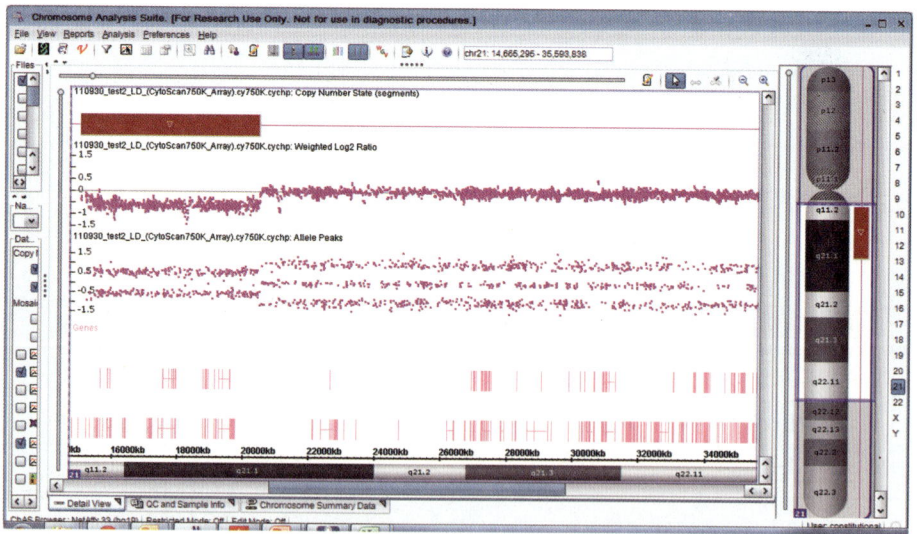

图3-3-2　21号染色体短臂的半合子缺失，红色代表缺失

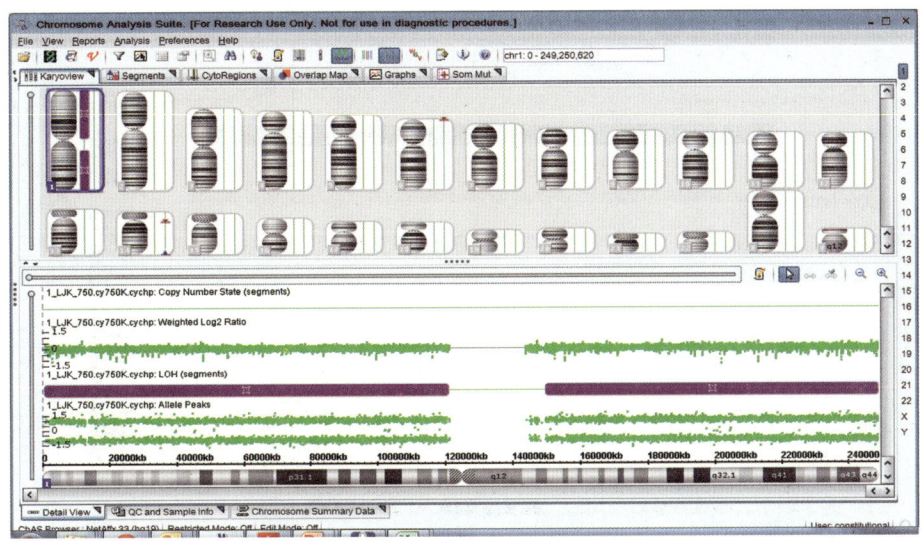

图 3-3-3　1号染色体拷贝数不变的杂合性缺失,紫色代表杂合性缺失

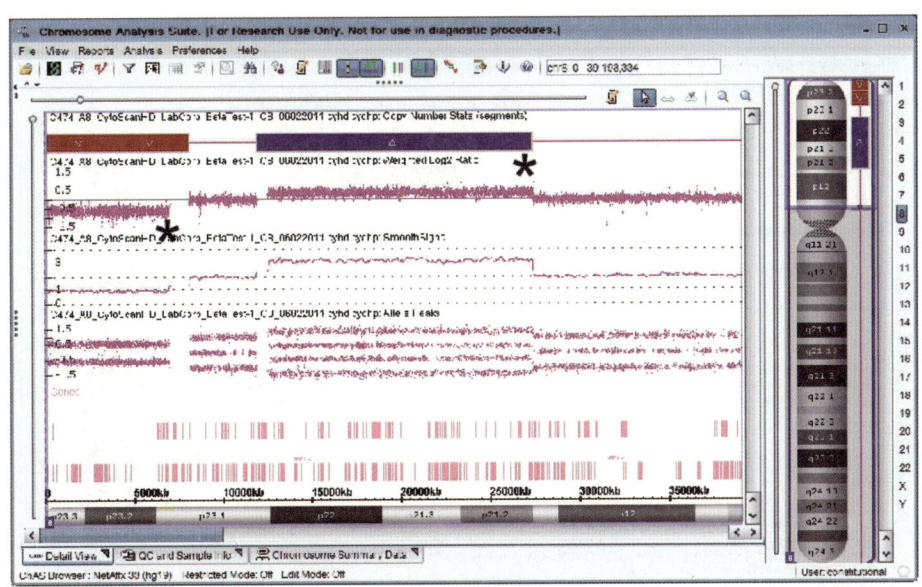

图 3-3-4　8号染色体存在一段缺失紧接着有一段重复,为不平衡易位所导致

常见实体肿瘤分子诊断思路

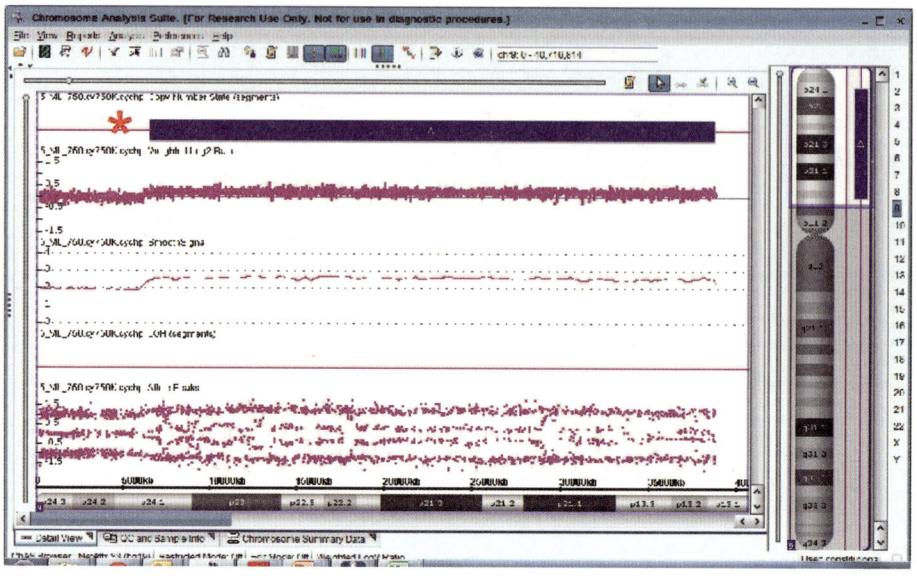

图 3-3-5　9 号染色体的嵌合重复，根据 smoothsignal values 嵌合率约为 60%

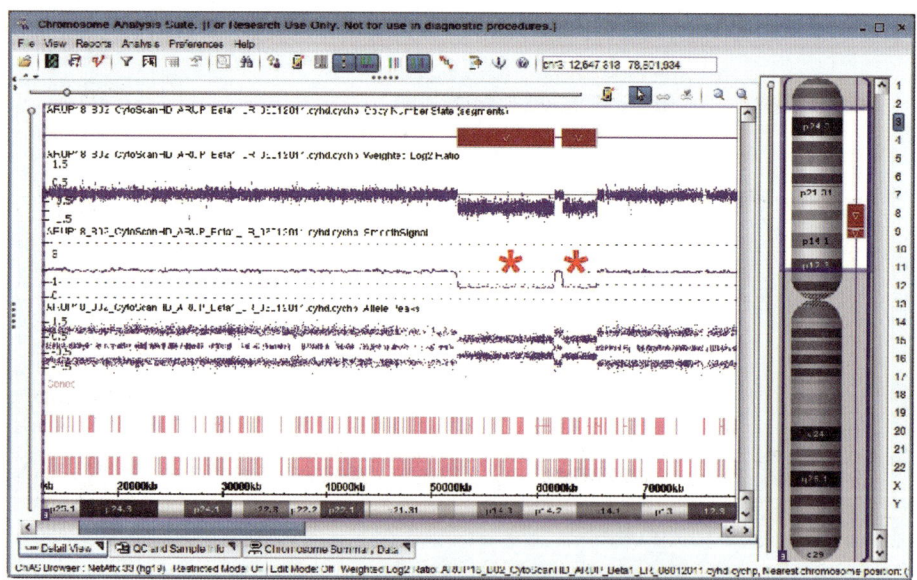

图 3-3-6　3 号染色体的两段半合子缺失

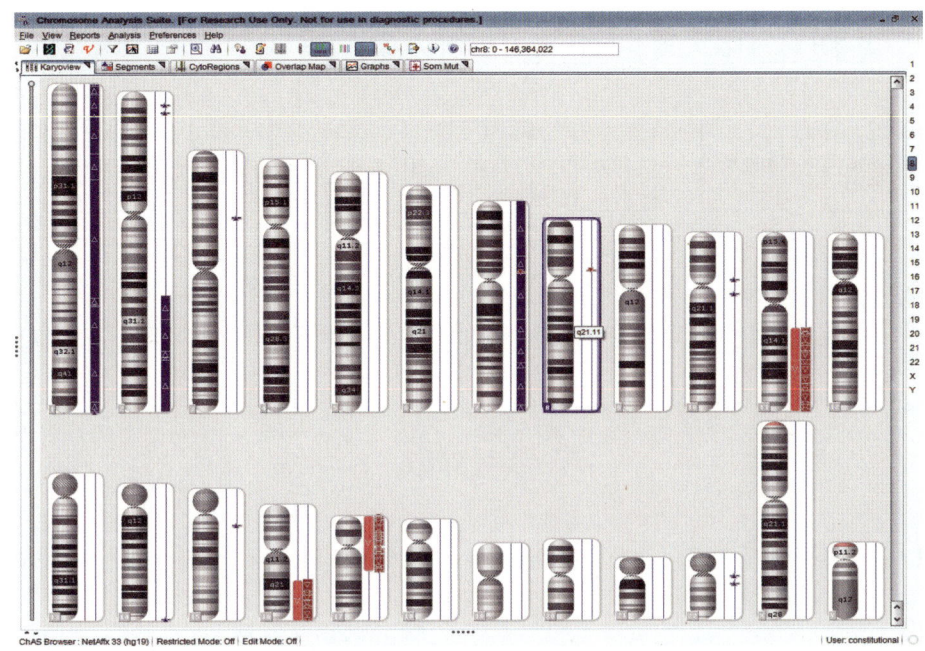

图 3-3-7　复杂核型

五　临床意义

全染色体的得失分别通过增加和减少基因剂量而导致恶性肿瘤的发生。染色体的平衡易位和倒位导致具有致癌潜能的融合蛋白或在断点处解除对靶基因的调控,从而使它们致癌。缺失导致肿瘤抑制基因的丢失而起作用。结合细胞学、组织学和形态学,常规核型分析和高分辨率细胞遗传学(fish,CMA)已成为筛选、诊断、分类、预后、危险分层和选择新发展或发展的靶向治疗患者的有价值的工具。CNV 与肿瘤的发生、发展、治疗方案和预后及监测都息息相关,C 类肿瘤包括卵巢癌、乳腺癌、肺癌、头颈癌、神经母细胞瘤、淋巴瘤、宫颈癌等;根据 LOH 的出现判断是否出现了药物的拮抗,可以作为诊断的标记。参阅图 3-3-8。

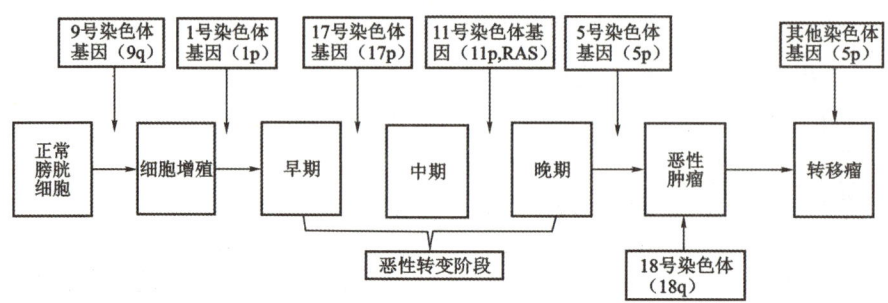

图 3-3-8 细胞遗传学用于诊断,评价疗效、预后标志物和靶向性治疗[1]

参考文献

[1] SANDBERG A A. Cancer cytogenetics for clinicians[J]. CA Cancer J Clin, 1994,44(3):136-159.

第四节 FISH 检测结果判读

一 FISH 结果命名

FISH 结果采用国际人类细胞遗传学术语命名法(ISCN)命名[1]。
结果命名格式如下:

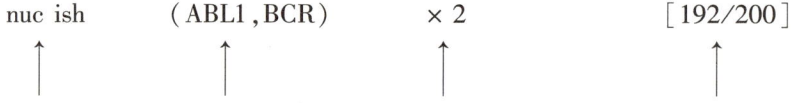

间期原位杂交　检测位点基因　检测基因数目　200 个细胞中检测模式数目

二 FISH 结果判读

FISH 探针根据设计原理分 3 类:融合型、重排型、计数型(双色、单色)。

(一)融合型探针

1. 正常模式:2G2R　参考图 3-4-1。

nuc ish(ABL1,BCR)×2［/200］

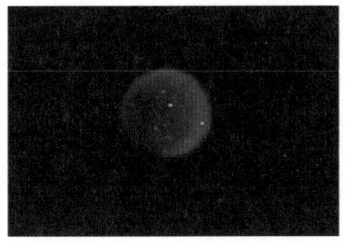

| R-红色 | ABL1基因 |
| G-绿色 | BCR 基因 |

图3-4-1　融合探针正常模式

2.阳性模式:1G1R2F　参考图3-4-2。

nuc ish(ABL1,BCR)×3(ABL1 con BCR×2)［/200］

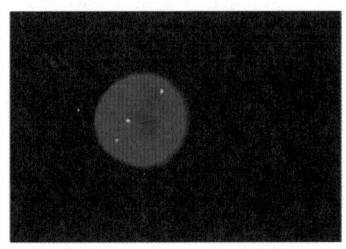

R-红色	ABL1基因
G-绿色	BCR基因
F-黄色	ABL1、BCR融合基因

图3-4-2　融合探针阳性模式

(二)重排型探针

1.正常模式:2F　参考图3-4-3。

nuc ish(IGH×2)［/200］。

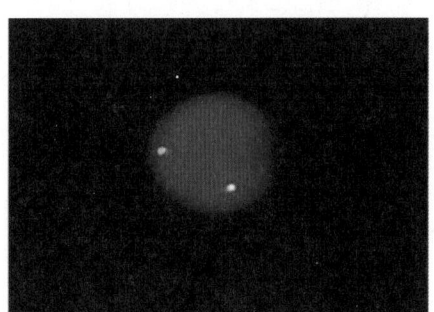

| F-黄色 | IGH基因 |

图3-4-3　重排探针正常模式

2. 阳性模式:1G1R1F　参考图3-4-4。
nuc ish(IGH×2)(3′IGH sep 5′IGH ×1)[/200]

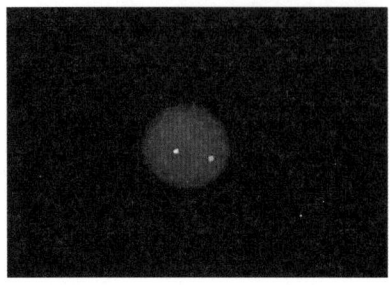

R-红色　　5'IGH

G-绿色　　3'IGH

F-黄色　　IGH基因

图3-4-4　重排探针阳性模式

3. 特殊模式:1R1F　参考图3-4-5。
nuc ish(3′IGH×1,5′IGH ×2)(3′IGH con 5′IGH ×1)[/200]

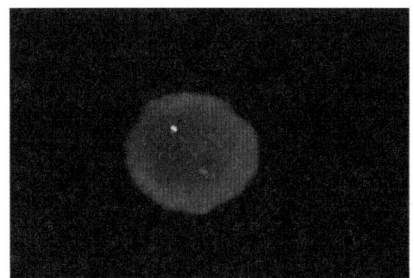

R-红色　　5'IGH

F-黄色　　IGH基因

图3-4-5　重排探针特殊模式

(三)计数型探针

1. 正常模式:2G2R　参考图3-4-6。
nuc ish(D7S486,CEP7)×2[/200]

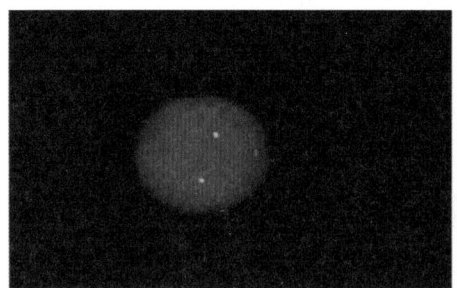

R-红色　　D7S486基因

G-绿色　　CEP7基因

图3-4-6　计数探针正常模式

2.阳性模式:2G1R　参考图3-4-7。
nuc ish(D7S486×1,CEP7×2)[/200]

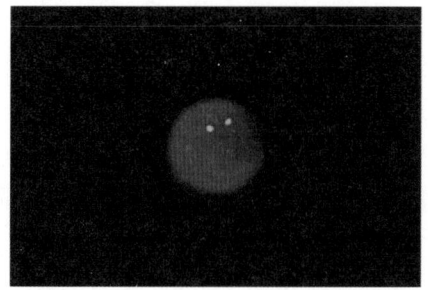

图3-4-7　计数探针阳性模式

(四)单色计数探针

1.正常模式:2R　参考图3-4-8。
nuc ish(CEP8×2)[/500]

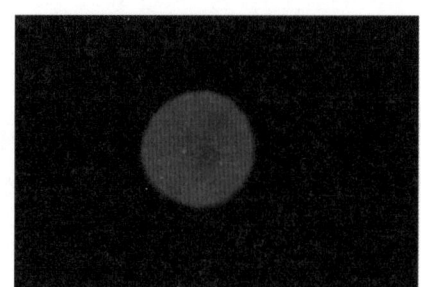

图3-4-8　单色探针正常模式

2.阳性模式:3R　参考图3-4-9。
nuc ish(CEP8×3)[/500]

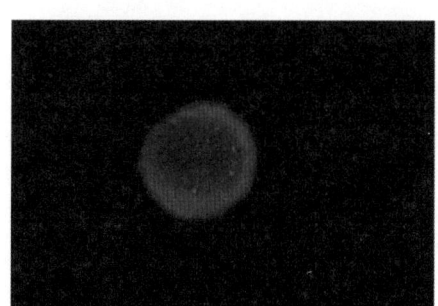

图3-4-9　单色探针阳性模式

参考文献

[1] 乔旭刚. 人类细胞遗传学的国际命名体制（ISCN）[J]. 优生与遗传, 1989 (1): 66-67.

第五节 一代测序结果分析

一、测序峰图分析

应用 ABI 3500/3730 系列基因分析仪测序后，输出文件为 ab1 格式，将 ab1 文件导入相应的分析软件如 Sequencing Analysis Software、SeqScape Software、Chromas、Sequencher 等就可以得到测序峰图以及整体的测序质量（图 3-5-1）。

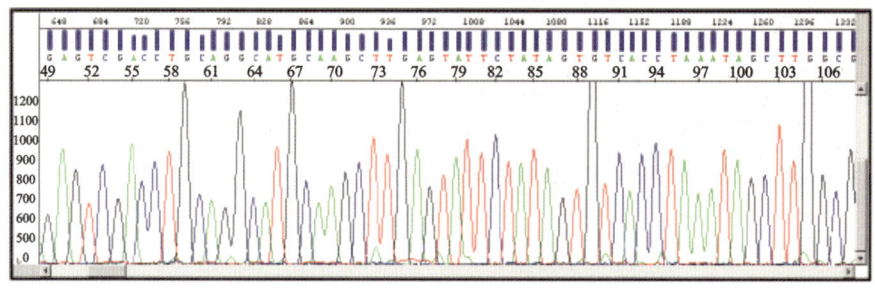

正常图谱的峰形对称、峰形单一完整、无/低噪音峰，QV 值高（峰上方蓝色柱状），一种颜色的峰代表一个碱基，峰的高低代表信号的强弱。当某位点为杂峰时，分析软件显示的碱基不一定准确，需以峰图为准。

图 3-5-1　一代测序峰图

DNA 测序的目的是得到基因特定区域的序列信息，即 A、T、G、C 4 种碱基的排列顺序。基因某些区域的碱基排列发生了变化，如点突变、插入、缺失、重复等变异可导致其编码的氨基酸序列发生改变。因此，分析测序数据前需先下载参考序列，将待测样本序列与参考序列比较，从而识别突变。变异依据人类基因组变异协会规则命名，具体参看本章第一节。以下列举一些检测到突变的峰图。

（一）点突变

点突变见图 3-5-2。

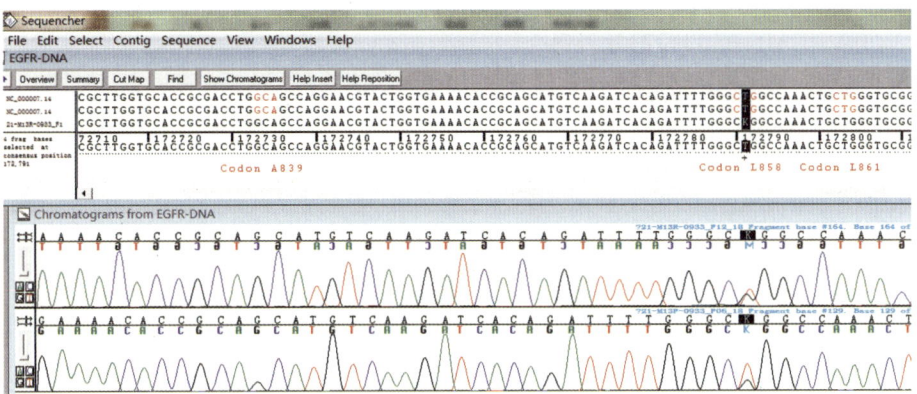

以 NC_000007.14 为参考序列检测到 EGFR 基因的外显子 21 突变为 c.2573T>G（p.L858R），表示 EGFR 基因的第 21 个外显子第 2573 位的碱基由 T 变成了 G，导致这个基因编码的蛋白的第 858 位氨基酸由亮氨酸变成了精氨酸。

图 3-5-2　点突变

（二）缺失突变

缺失突变见图 3-5-3。

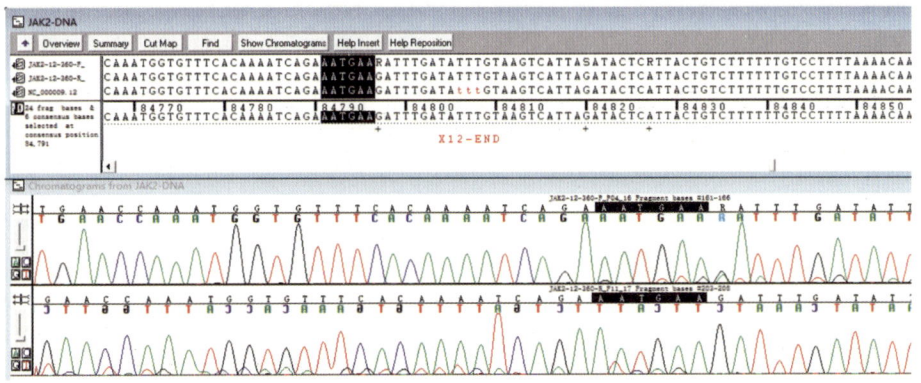

以 NC_000009.12 为参考序列检测到 JAK2 基因的外显子 12 突变为 c.1624_1629delAATGAA（p.N542_E543del），表示 JAK2 基因的第 12 个外显子第 1624 至 1629 位的碱基 AATGAA 缺失，导致这个基因编码的第 542 位天冬酰胺和第 543 位的谷氨酸缺失。

图 3-5-3　缺失突变

三 片段峰图分析

应用 ABI 3500/3730 系列基因分析仪运行片段分析程序后,输出文件为 FSA 格式,将 FSA 文件导入赛默飞公司的 Genemapper 分析软件就可以得到片段分析峰图(图 3-5-4)。

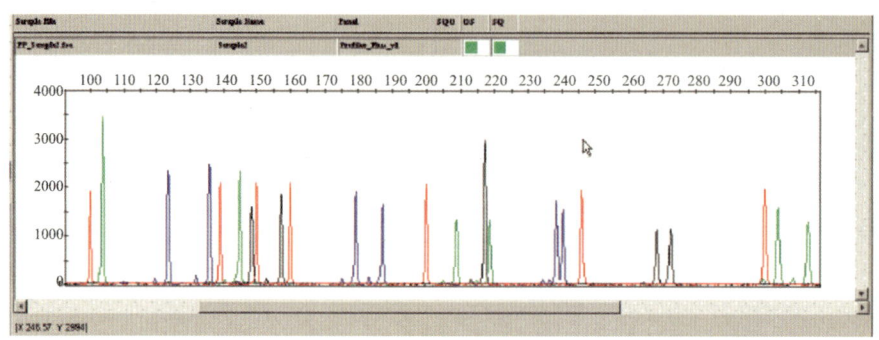

纵坐标代表信号值,横坐标代表依据分子量标准曲线得出的片段相对大小(碱基数)。

图 3-5-4 片段分析峰图

在实体肿瘤中,片段分析常应用于微卫星不稳定性分析,一般检测美国国家肿瘤研究所(National Cancer Institute,NCI)推荐的 5 个微卫星位点,2 个或 2 个以上位点阳性判为微卫星高度不稳定,1 个位点阳性判为微卫星低度不稳定,所有位点阴性判为微卫星稳定。

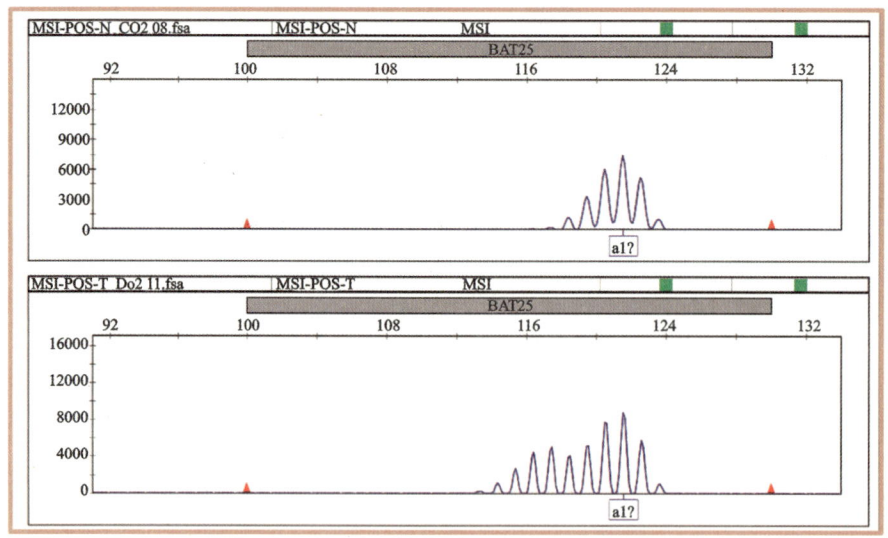

检测位点为 BAT25,上为正常组织结果,下为肿瘤组织结果,两个结果峰图不一致,下图峰的数目有增加,该位点判为不稳定。

图 3-5-5 微卫星不稳定位点片段分析峰图

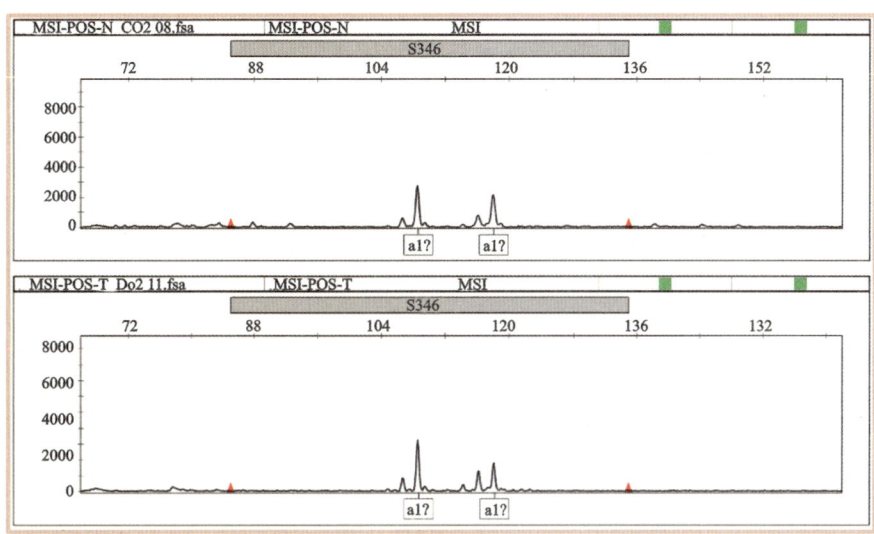

检测位点为 S346，上为正常组织结果，下为肿瘤组织结果，两个结果峰图一致，该位点判为稳定。

图 3-5-6　微卫星不稳定位点片段分析峰图

 MLPA 结果分析

应用 ABI 3500/3730 系列基因分析仪运行片段分析程序后，输出文件为 FSA 格式，将 FSA 文件导入 MRC-Holland 公司的 Coffalyser 分析软件就可以得到片段分析峰图（图 3-5-7）和点图（图 3-5-8），两个图谱均关联同一个标本，为结果的不同展现方式。

Reference Samples:TSC2-P046-NEG1 TSC2-P046-NEG2

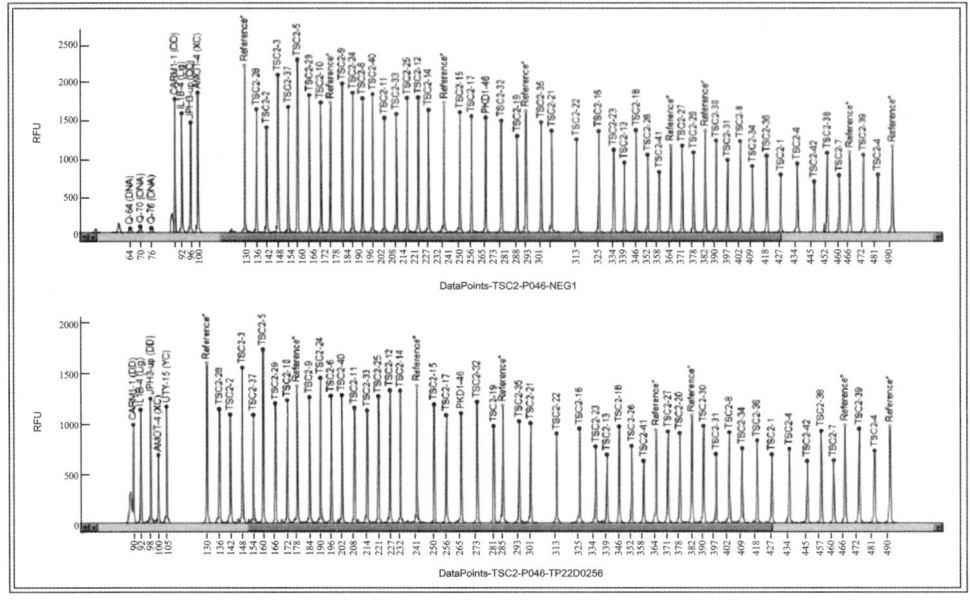

上为阴性质控,下为样本,两者峰高相近,没有外显子缺失或重复,判为阴性。

图 3-5-7　MLPA 峰图(MSH6 基因为例)

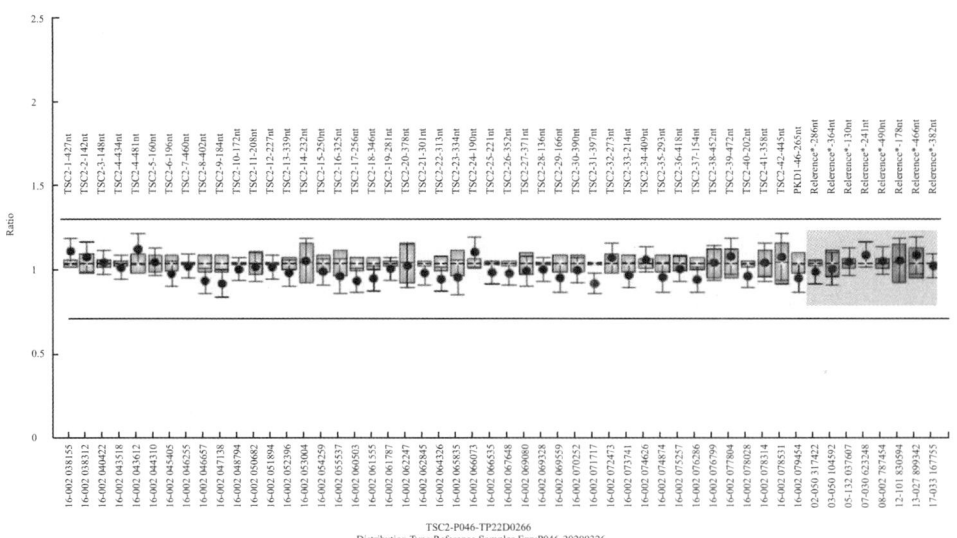

图中每个圆点代表一个检测位点,圆点所处的纵坐标值为标本峰高与阴性质控峰高的比值,"1"代表无重复、缺失,结果判为阴性。

图 3-5-8　MLPA 点图(MSH6 基因为例)

第六节 PD-L1 免疫组化染色判读

一、概述

程序性死亡受体配体 1（programmed death ligand 1，PD-L1）是程序性死亡受体 1（programmed cell death 1，PD-1）的配体，是位于细胞膜上的一个跨膜蛋白，在 T 细胞、B 细胞等淋巴细胞上表达，具有免疫调控的重要功能。研究表明肿瘤细胞已进化出多种利用免疫检查点通路逃避免疫应答的方法。其中之一是 PD-1/PD-L1 通路。当 T 细胞上表达的 PD-1 与肿瘤细胞上表达的 PD-L1 结合后，T 细胞的免疫应答受到抑制，进而 T 细胞不能识别肿瘤细胞和对肿瘤细胞产生杀伤作用，机体的免疫功能受到抑制。免疫检查点抑制剂为主的免疫治疗在晚期肺癌中取得了突破性的进展，改变了该领域的治疗格局为患者带来了更多生存获益。

2015 年 10 月，Merck 的 pembrolizumab（Keytruda®）成为首个被 FDA 批准上市的免疫检查点抑制剂，2016 年 5 月 PD-1 抑制剂 nivolumab（Opdivo®）获批，表 3-6-1 归纳了 FDA 批准的常用 PD-1/PD-L1 抑制剂。如何筛选可能获益于 PD-1/PD-L1 抑制剂疗法的患者是临床最关注的问题，作为 PD-1/PD-L1 免疫检查点抑制剂药物的疗效预测标志，PD-L1 免疫组化检测已经获 FDA 批准作为免疫治疗的伴随诊断或补充诊断。目前，PD-L1 免疫组化检测试剂盒/抗体主要有 5 种：22C3、28-8、SP263、SP142 和 73-10，分别在两个免疫组化平台 Dako 和 Ventana 进行检测。FDA 只批准了 Dako 22C3 pharmDx 的 PD-L1 检测作为 K 药的伴随诊断，Dako 28-8 和 Ventana SP142 则分别为 O 药（Nivolumab）和 T 药（Atezolizumab）的补充诊断。Ventana SP263 被欧盟认证作为 3 种免疫抑制剂的补充诊断。主要检测平台为两家公司的 4 种抗体检测平台，分别为 DAKO 22C3 和 28-8 检测的 AutoStainer Link 48 平台和 Ventana SP142 和 SP263 检测的 Ventana Benchmark Ultra 平台。

表 3-6-1 FDA 批准的常用 PD-1/PD-L1 抑制剂

药物	机制	公司	PD-L1 检测

Pembrolizumab	抗 PD-1	Merk	Dako PD-L1 IHC 22C3 pharmdx
Nivolumab	抗 PD-1	BMS	Dako PD-L1 IHC 28-8 pharmdx
Avelumab	抗 PD-L1	EMD	没有检测
Atezolizumab	抗 PD-L1	Roche	Ventana PD-L1（SP142）Assay
Durvalumab	抗 PD-L1	Astrazeneca	Ventana PD-L1（SP263）Assay

二 结果判读

不同的抗体检测结果判读标准不同,目前主要 PD-L1 检测抗体使用的判读方法有 TPS(表 3-6-2 注释)、CPS 以及分别计算 TC(肿瘤细胞)和 IC(免疫细胞)判读方法,不同判读方法的主要差异在与是否计算肿瘤区域阳性表达的免疫细胞数量。同一抗体在不同的肿瘤中判读方法也不同,FDA 批准 22C3 抗体的说明书中指出针对非小细胞肺癌使用 TPS 的判读方法,但针对胃腺癌和胃食管结合部腺癌,则建议使用 CPS 的判读方法。同样在宫颈癌和尿路上皮癌中亦推荐使用 CPS 判读方法。因此 PD-L1 的判读需要专业的病理医生经过大量的训练才能保证判读的准确性。虽然已有研究证明 28-8、22C3 和 SP263 的检测结果一致性较高,但也仅是特定肿瘤类型的比较。

FDA 批准的 KEYTRUDA(pembrolizumab)伴随诊断免疫组化试剂为 PD-L1 IHC 22C3 pharmDx[1-2],应用小鼠单抗 22C3 和 EnVision FLEX 可视系统,在 Autostainer Link 48 染色平台上检测非小细胞肺癌石蜡切片中 PD-L1 的表达状况,从而指导临床用药。PD-L1 蛋白应用 TPS(tumor proportion score)来定义,即呈现部分或完整细胞膜染色的可视肿瘤细胞的百分率。如果 TPS≥50%,即为 PD-L1 阳性,也就意味着适合用药;反之,如果 TPS 在 1%~49%,即为 PD-L1 阴性,不适合用药。2019 年 4 月 FDA 扩大了 pembrolizumab 一线治疗 NSCLC(TPS≥1%)的适应证[3]。

根据判读标准,除了 SP142 需要至少 50 个肿瘤细胞外,其他抗体需要不少于 100 个肿瘤细胞[4]。当组织样本中肿瘤细胞数量不足 100 时,应在报告中注明检测的肿瘤细胞数量,以供临床医生参考。

对于 PD-L1 的判读,只有细胞膜阳性才可以判读为 PD-L1 阳性,不论表达强弱。肿瘤组织内的巨噬细胞可表达 PD-L1,不应将其判读为肿瘤细胞阳性。另外,还要避免判读坏死的肿瘤组织,这些肿瘤细胞可能因为肿瘤抗原弥散而造成假阳性。切片边缘和挤压处出现的阳性不能作为 PD-L1 阳性。对于免疫细胞,需要判读淋巴细胞、浆细胞、巨噬细胞等,而纤维母细胞、平滑肌细胞、血管内皮细胞等均不能计算在内。

PD-L1 免疫组化结果判读,应首先观察苏木精-伊红染色切片,确定肿瘤细胞的数量及在切片中的位置;然后低倍镜下观察 PD-L1 免疫组化切片,确定 PD-L1 是否阳性以及阳性部位,最后高倍镜下仔细观察符合要求的 PD-L1 染色的肿瘤细胞及计算百分比。PD-L1(22C3)是唯一一个以 TPS(任何强度的部分或完全膜染色的肿瘤细胞占标本中所有肿瘤细胞的百分比)作为表达结果的抗体[4]。

图 3-6-1[3] 为 IHC 染色示例:图 A 中 TPS<1% 诊断为阴性表达,TPS≥1% 诊断为阳性表达,其中图 B 中 TPS 1%~49% 为低表达,图 C 中 TPS≥50% 为高表达。上述数值区间对临床用药有指导意义[4]。

表 3-6-2 以 22C3 伴随诊断为例,我们总结一下 FDA 规定的不同肿瘤相关适应证判读规则:

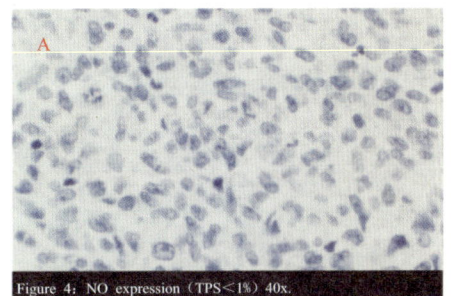
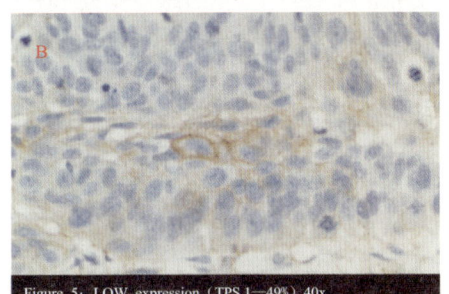
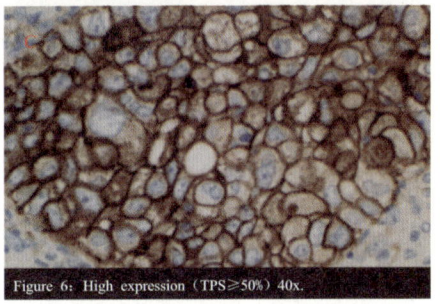

图 3-6-1　PD-L1 染色图谱

表 3-6-2　伴随诊断适应证

癌种	PD-L1 22C3 判读标准	临床意义
非小细胞肺癌	TPS≥1%	FDA 批准帕博利珠单抗单药一线治疗肿瘤细胞表达 PD-L1(TPS≥1%)、无 EGFR 和 ALK 基因变异,不适合手术切除或放化疗的Ⅲ期或转移性非小细胞肺癌患者
胃癌/胃食管交界腺癌	CPS≥1	FDA 批准帕博利珠单抗用于治疗肿瘤细胞表达 PD-L1(CPS≥1)的经过 2 种及以上治疗方案(包括氟尿嘧啶、含铂化疗)复发性局部晚期或转移性的胃或胃食管结合部腺癌
宫颈癌	CPS≥1	FDA 批准帕博利珠单抗用于治疗肿瘤细胞表达 PD-L1(CPS≥1)的既往治疗疾病进展或化疗后难治性或转移性宫颈癌患者
食管癌	CPS≥10	FDA 批准帕博利珠单抗用于治疗复发性局部晚期或转移性食管鳞状细胞癌患者,这些患者 PD-L1 表达为阳性(CPS≥10),经过一线或多线全身系统治疗后疾病仍然进展
尿路上皮癌	CPS≥10	FDA 批准帕博利珠单抗用于治疗不适合含顺铂化疗且肿瘤细胞表达 PD-L1(CPS ≥10),或不适合任何含铂类药物化疗的局部晚期或转移性尿路上皮癌患者
头颈部鳞状细胞癌	CPS≥1	FDA 批准帕博利珠单抗单药一线治疗肿瘤细胞表达 PD-L1(CPS≥1)的转移性或不可切除复发性的头颈部鳞状细胞癌患者

1. TPS:任何强度下显示部分或完全膜染色的肿瘤细胞占所有肿瘤细胞的百分比。
2. CPS:PD-L1 染色细胞(肿瘤细胞、淋巴细胞、巨噬细胞)计数除以所有肿瘤细胞计数再乘以 100。

$$CPS = \frac{\#PD\text{-}L1 \text{ staining cells (tumor cells, lymphocytes, macrophages)}}{Total \text{ \# viable tumor cells}} \times 100$$

参考文献

[1] FDA. FDA Summary of Safety and Effectiveness Data[R/OL]. USA:Dako North America, Inc. 2019-6-10, https://www.fda.gov/media/113810/download.

[2] Agilent Technologies. PD-L1 IHC 22C3. product information[R/OL]. USA:

pharmDx. 2018-10-30, https://www.agilent.com/cs/library/brochures/29147_pd-11-ihc-22c3nsclc-1-percent-brochure-cu.pdf.

[3] FDA. FDA expands pembrolizumab indication for first-line treatment of NSCLC(TPS=1%)[R/OL]. USA: Food and Drug Administration. 2019-4-11. https://www.fda.gov/drugs/fda-expands-pembrolizumab-indication-first-line-treatment-nsclc-tps-1.

[4] 中国抗癌协会肿瘤病理专业委员会肺癌学组,中国抗癌协会肺癌专业委员会,PD-L1检测共识专家组.非小细胞肺癌PD-L1免疫组织化学检测规范中国专家共识[J].中国肺癌杂志,2020,23(9):733-740.

后 记

通过《常见实体肿瘤分子诊断思路》向大家初步介绍了分子诊断平台和技术在实体肿瘤诊断的应用,以及如何选择和解读分子诊断检测项目,接下来我诚挚地向各位同道推荐一下作为第三方独立医学实验室的郑州金域临床检验中心及我们实施各种分子病理诊断的分子医学实验中心。

金域医学集团目前在全国分布有37家中心实验室,郑州金域成立于2008年,是华中大区中心实验室,2011年通过ISO15189认可,成为河南省首家通过该认可的第三方医学实验室,也是目前河南省规模最大的第三方独立医学实验室,提供检测项目2 600余项,服务网络覆盖河南所有县区,为全省1 300多家医院提供诊断服务。郑州金域是省高新技术企业,自成立以来先后成功获批和建立了河南省分子医学诊断工程研究中心,河南省企业技术中心,郑州市分子医学诊断工程技术研究中心,郑州市遗传性疾病基因检测公共服务平台等。

郑州金域分子医学诊断平台目前开展项目300余项,从最初的只能检测感染性疾病的PCR项目发展到目前可以进行血液病、实体肿瘤相关基因、各种遗传代谢病相关基因、神经免疫疾病相关基因、各种感染相关疾病基因及宏基因组等一系列项目的检测;涉及内外妇儿各系列疾病,预防筛查及健康体检等高端检测;检测平台包括PCR、一代测序、二代测序、三代测序、核型分析、FISH、染色体微阵列及飞行时间质谱等目前各种分子检测的高端仪器;郑州金域已建立起以博士、硕士为主体的分子医学诊断技术体系,为各级医疗机构、科研院所及实验室提供分子诊断的一站式解决方案。

衷心希望郑州金域分子医学实验中心成为我们临床医生的好助手、好朋友。

此致感谢!
谷晓辉(郑州金域临床检验中心有限公司 总经理)
2021年1月